新手爸爸系列

1

The Expectant Father
The Ultimate Guide For Dads-to-be

恭喜，你要当爸爸了！

［美］阿明·布洛特（Armin A. Brott）

詹妮弗·阿什（Jennifer Ash） 著

王卫群 译

写给
准爸爸的
孕期指南书

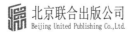

北京联合出版公司
Beijing United Publishing Co.,Ltd.

赞 誉

对所有准爸爸来说，这都是一本必读书。

——《出版商周刊》

布洛特的写作既诚实又认真。他的幽默感会让烦恼中的父母得到释放。

——《时代》杂志

……马上站出来……因为它可感知的洞察力。

——《旧金山纪事报》

对未来的爸爸和他的伴侣来说，如何度过 9 个月的怀孕期，这都是迄今最好的一本指南书……一本准爸爸的必读书。

——约翰·马德尔·罗斯博士，《人类、男人和孩子想要什么》
（*What Men Want and Father and Child* ）的作者

从父亲的角度来看，想从这本书中找出一个与生孩子有关而又无法处理的问题是很难的。

——《图书馆杂志》

对那些期待那个超级礼物——一个家庭新成员很快到来的爸爸们来说，《恭喜，你要当爸爸了！》是他们最好的朋友。

——美国有线电视新闻网

当你对男人有期待的时候，你在期待什么……如果你认识一个准爸爸，不论是不是头胎，确保他拥有这本书。

——《全职爸爸》

……超级有用……充满具体的建议。

——《波特兰俄勒冈人》

对那些将要成为爸爸的人来说，阿明·布洛特的《恭喜，你要当爸爸了！》是一个非常的礼物，它帮你更深地了解整个孕期以及为人父母的头几个星期发生的一切。

——宝宝中心网（www. BabyCenter.com）

一旦精子产生作用，男性总是在宝宝诞生的过程中被忽视。但是男性成为父亲会改变男性的人生，就像女性成为母亲会改变女性的人生一样，而且爸爸们应该知道该做些什么。当我的朋友告诉我她怀孕了，我做的第一件事就是为她的丈夫买一本《恭喜，你要当爸爸了！》。当我发现我的一位病人是孕妇的时候，我把这本书列入必读的书单。

——莉萨·兰金，产科医学博士，内科医生，
《女性生殖健康》（*What's Up Down There？*）作者

没有这本书就不要怀孕！准爸爸的高级指南。

——维姬·兰斯基，《宝宝饮食》（*Feed Me I'm Yours*）作者，
《家庭天地》和《芝麻街的父母》特约编辑

献给泰莉（Tirzah）和塔亚（Talya），是她们一次又一次地告诉我怎么做爸爸；献给佐伊（Zoë），是她提醒我当爸爸是多么有意思。

———阿明·布洛特

感谢乔（Joe）、克拉克（Clarke）、艾米（Emmy）、我的父母克拉克和艾格尼丝·阿什（Clarke and Agnes Ash），对你们我充满爱和感激。

———詹妮弗·阿什

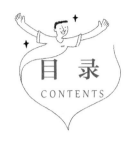

目 录
CONTENTS

引言

请让我来帮助你

当妻子怀上我们第一个孩子的时候，我体验到从未有过的幸福快乐。从怀孕、分娩到婴儿出生，整个过程充满着亲密、温柔和激情，令人不可思议。早在我们结婚之前，我和妻子就相互承诺要共同养育我们的孩子。共同承担父母责任应该从孕期开始，这似乎是很自然的事。

由于我们俩都没有生养过孩子，所以我们对怀孕准备得非常不充分。幸运的是，我妻子可以查看数百本指导孕期妇女的书和其他一些资源，帮助她了解了一些知识，并给她带来鼓励、支持和安慰。而正在孕期（尽管是以一种非常不同的方式）的我也在经受着一些我不了解的情感和情绪的冲击，我却找不到任何可以求助的资源。我想在妻子怀孕之类的书籍中寻求答案，但是有关准爸爸经历的内容（如果有涉及的话）都非常肤浅，大部分内容无非是对准爸爸提出的一些建议：怎么支持怀孕的妻子。更糟糕的是，我和妻子是我们朋友圈中第一对怀孕的夫妇，这意味着没有人可以和我谈论我正在经历的事，没有人能保证我的感觉是正常的、正确的。

迄今为止，对孕期准爸爸的情感和心理体验的研究还很少。检索早期出现在这一领域的文章，你就可以窥见当时医学界对怀孕对男性的影响的态度。威廉·H. 温赖特医学博士的一篇文章刊登在1966 年 7 月发行的《美国精神病学杂志》上，题目是："成为父亲是

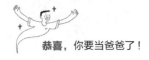

心理疾病的显影剂"。（几乎在同时，某杂志刊登了另外一篇文章，它的题目也很有代表性，是"丈夫的心理精神疾病与妻子怀孕生产的关系"。）

但是你很快就会发现，在向父亲身份转换过程中，准爸爸的心理历程并不单纯局限于兴奋——或者是心理疾病。如果是这样，这本书就不会问世了。事实是，男性对怀孕的心理反应并不亚于女性的心理变化，准爸爸会经历各种情感变化：担心、忧虑、否定、失意、生气、宽慰、安心、喜悦等。在妻子怀孕时，高达百分之八十的男性朋友存在身体上的反应（更多信息见 74~79 页）。

为什么对男人的经历没有进行更多的讨论呢？在我看来，这是因为我们这个社会相对于父亲身份而言更看重母亲的身份。我们自然而然地认为，怀孕、分娩、养育孩子都是女人的事情。但正如本书所言或者通过你的亲身经历就能知道的——事情并非如此。

是谁完成的这本书

最初我写这本书是为了帮助你——准爸爸——理解和弄清你在孕期经历的事情。理由很简单：对你所经历的了解越多，你就会准备得越充分，就越有可能对怀孕感兴趣并参与其中。研究表明：父亲参与得越早（还有比怀孕更早的吗？），就越有可能在孩子出生后参与孩子的抚养。这对你、对孩子、对你和孩子妈妈之间的关系都是有益的。

当然，一切都很美好，但很明显这一切取决于妻子正怀着孕。因此，从妻子的视角正确理解妻子在孕期情感及身体上的变化，是理解你将如何做出反应的关键。这是詹妮弗·阿什、我妻子还有我多年采访过的成百上千的准妈妈和新妈妈们告诉我的。在撰写这本书的整个过程中，这些女性朋友给我提供了非常有价值的信息和评论，其中包括孕妇的亲身经历、孕妇最希望丈夫参与的方式和丈夫的参与对整个孕期的影响等。

全书结构

我在本书中竭力以一种易于吸收的形式呈现一些简明、实用的信息。各主要章节均分为四个部分，分别如下：

你的伴侣的状况

虽然这是一本有关准爸爸孕期经历以及怎么当好准爸爸的书，但是如果你对孕妇什么时候经历了什么能有一个理解的话是非常关键的。我们觉得每一章从孕妇在身体上的变化和情绪上的波动开始是很重要的。

宝宝的状况

肚子里没有宝宝就谈不上怀孕，对不对？这一部分文字让你对宝宝的生长发育有一个了解——从精子和卵子的结合到一个活生生的婴儿，凡此种种。

你的状况

这一部分包含了你在孕期的某个时期很可能会经历的喜怒哀乐和冷漠等各种情感变化。这里描述了你可能会遇到的身体上的变化、你的梦境、你正在改变的价值观、你和其他人的关系以及怀孕可能影响性生活的方式，等等。

参与其中

在"你的状况"部分讲到怀孕对情感和身体的影响，这部分主要给你提供一些具体的事例和注意事项，建议你怎么做才能把怀孕变成你和伴侣的共同事情。例如，在本书中你会很容易找到：一些简单的营养食谱，如何为宝宝准备大学基金的信息，如何在分娩课程里获得最有价值的建议，宝宝出生前和宝宝最佳的交流沟通方式，工作和家庭的平衡点（我想说一下：其实就没有平衡这件事，但如

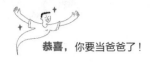

果你能悉心计划，或许会一点点接近平衡）。在本书的某一页，你可能会找到一些建议：如何支持你的伴侣，如何在怀孕的不同时期与她保持同步。

《恭喜，你要当爸爸了！》全面讲述了九个多月的孕期，包括顺产和剖腹产的详细过程。你要做好顺产还是剖腹产这两种分娩形式的准备，更好地帮助你的伴侣顺利通过生产。也许更为重要的是，这些章节能够帮助你平复伴侣生产过程中你可能会遭受的情感波折。

其中还包括了一个特殊的章节。你接孩子回家的前几周，有关照料孩子、认识孩子等方面，你可能要面临的几个主要问题，我们也都一一做了说明。如果还没有人为你购买相关书籍，我建议你赶快去买一本《恭喜，你当爸爸了！》和《奶爸育儿第二和第三年》。这些书籍给你提供了育儿知识和技能，给你信心和支持，使你有可能成为最好的父亲。这些书籍也有电子版。

最后一个章节是："今日父亲"。在你成为父亲的道路上，你会认识到你可能会遇到并且克服许多障碍。当你读完本书，请记住：每一个男人成为父亲的过程都是不同的，没有一个人会对同一情形同一方式做出同样的反应。你可能会发现，在第三个月"你的状况"这一节中所描述的情形到孕期第五个月你才感觉得到，或者你在第一个月就已经体验了。我尽量把这些想法和活动放到怀孕的具体阶段的"参与其中"这一节。你知道，这是你的宝贝，如果你想要按不同顺序行事，请君自便！

用词说明

妻子，女朋友，爱人，他，她……

为了尽量避免冒犯某些人（我已发现有一种避免冒犯别人的方法），我使用了"你的伴侣"（your partner）指称书中提及的孕妇。不管你伴侣腹中的孩子是男孩还是女孩，我有时使用"他"（he），有时使用"她"（she）（除过特指男孩或者女孩的地方）。

医院，医生……

并不是每一位孕妇都是在执业医生的照料之下在医院分娩的，虽然这是大多数孕妇和家庭选择的生产方案。我们使用的"hospital（医院）"是指婴儿出生的地方，参与分娩的人（当然除你之外），我们使用了"doctors（医生）"，"nurses（护士）"，"medical professionals（卫生技术人才）"或者"practitioners（执业医师）"，有时专门使用了家中分娩和 / 或助产士等字眼。

一般来说，今日的爸爸（和准爸爸）和他们自己的父辈相比更愿意参与孩子的教育。我坚信迈向全程参与教育的第一步就是在孕期积极参与。我们希望借着阅读本书——詹妮弗怀孕时想为她丈夫购买的书籍，也是我在当准爸爸时多么渴望拥有的一本书——你将会为你人生重要的新阶段做更为充分的准备。

为什么在你成为爸爸之前你就应该参与其中呢？理由很简单：有益于你的孩子，有益于你的伴侣，有益于你自己。正如以上所言，孕期的参与可以较好地预测孕后的参与。一个孩子如果在有爸爸陪伴的家庭中成长，他会更加擅长数学和科学，待人更友善，解决问题更坚决，对未来更执着；他几乎不可能会吸毒、嗜酒，也不可能十几岁就未婚先孕。

准爸爸在孕期就参与其中，他和配偶就更有可能一起参与孩子 3 周岁的生日。如果准爸爸参与产前活动，那么孕妇就更有可能得到产前照顾，抽烟的孕妇会戒烟。雅辛塔·勃朗特 – 特恩尤的研究表明，那些在孕期没有得到伴侣支持的孕妇"更有可能把怀孕看作是一件令人讨厌的事情"。最后一点就是，你现在的参与将更有可能让孩子的妈妈用母乳喂养孩子（我们后面会谈到母乳喂养的重要性）。

对你来说，参与其中将会减少你的一些冒险行为。你可能会开始更好地照顾自己。在你和准妈妈的相处中，你会感觉到更多幸福

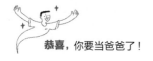

和快乐，你的工作也会完成得更好。

第四版新增内容

自从《恭喜，你要当爸爸了！》第一版出版以来，我收到了成千上万封信（是的，到现在为止，人们还在写信给我）和电子邮件。读者给了我许多评价和建议。我把其中的很多内容都补充到了第四版中，这一版因而得到了极大的完善和提高。扼要概述如下：

- **养父** 虽然你的伴侣可能没有怀上孩子，但是你们两个也会经历"心理上的怀孕"。事实上有许多研究表明，在准备领养孩子的几个月中，准养父也面临着和准生父同样的情感和心理问题。

- **多胞胎** 我们扩充了一些章节，使其适用于即将成为双胞胎、三胞胎等多胞胎爸爸的准爸爸们。

- **克服不孕不育** 随着生养孩子的父母平均年龄的增大，越来越多的夫妇不孕不育。为了增加你和伴侣怀孕的机会，在附录中我们提供了一整章的信息，希望能帮到你们。

- **辅助生殖技术** 越来越多的夫妇使用辅助生殖技术怀孕。辅助生殖技术包括体外授精、人工授精、精子捐赠、卵子捐赠和代孕。怎么处理因此产生的各种各样的问题，在本书中也多有涉及。

- **兵爸爸** 每年都有许多人千里迢迢从自己的工作单位和部门回家省亲，至少要花费一些时日陪伴已怀孕的伴侣。有许多人是回家探望还未谋面的孩子。我本人就是海军陆战队员（我很久以前就已经退伍了，但是我们都知道，根本没有"前海军陆战队员"这样的说法），我知道，我需要尽可能多地帮助这些人。基于此，这本书里包含了几节内容以期能帮助作为现役军人的准爸爸们参与孕前、孕期和产后的体验。这样他们就不至于回到家中手足无措、手忙脚乱。详情请阅读我的另一本书《军营里的爸爸：实践指南》。

我们需要你的帮助

很乐意听到你的经验之谈，以及你对本书的感觉、评价和建议。我会把它们补充到未来的版本中。欢迎给我发邮件，我的邮件地址是：armin@MrDad.com。在线请登录网址：mrdad.com。以下社交媒体也都可以联系我：

- Twitter：@mrdad
- Facebook.com/mrdad
- Pinterest.com/mrdad
- Linkdin.com/in/mrdad
- plus.google.com/+Mrdad

现在，请闭上眼，深呼吸，让我们一起开启美好生活的新篇章！

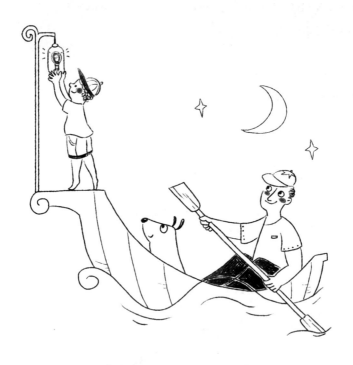

　　一个孩子如果在有爸爸陪伴的家庭中成长，他会更加擅长数学和科学，待人更友善，解决问题更坚决，对未来更执着。

重大决策

知悉你的伴侣怀孕后你们面临的重要问题是：到哪儿分娩？谁会帮助分娩？费用多少？在一定程度上，所有这些都是由你的健康医疗保险决定的，但是还是有一定的选择范围可供考虑。在衡量你的所有选择时，至少要给你的伴侣51%的决定权，毕竟最终的选择会影响到她而不是你。

在哪儿分娩和怎么分娩

医 院

对大多数夫妇来说——尤其是生第一胎的夫妇——医院是他们分娩最常去的地方，而且许多人认为医院也是分娩最安全的地方。为了防备一些意想不到的并发症发生，大部分医院有全天24小时的专科医生值班，配备了挽救生命必需的仪器设备和药物。

婴儿出生后的最初几个小时或者是前几天，值班护士会监测婴儿和产妇的各项生理指标，帮助新生儿父母解答可能出现的各种问题。他们会保护你，帮助你抵挡外界纷扰。如果在你周边有几家医院供你选择，在做出选择之前，一定要到各家医院进行实地考察。

多数时候你会选择一家你的伴侣的医生或者助产士所在的医院（或者你的医保中规定的定点医院）。有些人却相反：他们首先选好医院，再找在那家医院工作的执业医生。

现在很多医院都有分娩室（或分娩中心），通过精心装饰，它

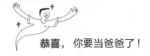

们看起来不像是无菌医疗间，倒像是家中的卧室，虽然效果真的更像漂亮的提供住宿和早餐的汽车旅馆套房。舒适的装饰应该让你和伴侣感到更贴心。但是木制家具内巧妙地隐藏着复杂的监测设备，橱柜内满是消毒物品，护士大约每小时给你的伴侣做一次盆腔检查——你要忘记你身在何处实在也是很难的。记住，一些医院的分娩室实行先到先得原则，如果你不能说服你的伴侣在别人进去之前去分娩，你就不要指望能够得到一间。在其他医院，产房也就是分娩室，所以这不是个问题。

医院是一个相当繁忙的地方，这是由它们的性质决定的。它们有各种各样的规则和政策，你可能理解也有可能不理解。在医院分娩一般很少会让你和你的伴侣来个私人订制，医院更多关注的是那些例行的程序（有时也很烦人）。

如果你的伴侣被认为是"高风险"（意思是她怀着双胞胎或多胞胎；年龄超过 35 岁；在以前的分娩过程中有过并发症；在怀孕期间有过并发症；有某种医疗风险因素，或者她的医生所提及的其他风险），选择在医院分娩将是也应该是你唯一的选择。

独立式分娩中心

大约有 1%~2% 的产妇在医院外分娩，其中约 30% 的产妇在私人分娩中心分娩。这些中心通常配备有注册助产护士（CNM）等医护人员，以及一些符合分娩过程需要的极具个性的设施。它们看起来让人更有家的感觉：好看的壁纸、热水浴缸，有的甚至还有厨房。他们一般没有医院那么严格刻板，更愿意提供满足你伴侣或者你可能提出的任何特殊要求的一些服务。例如，常规的医疗干预较少，可能会允许你的伴侣在分娩时吃东西（在大多数医院是绝对不可能的），允许她穿自己的衣服——医院的孕妇装可没人愿意穿。医护人员也将尽量确保你的伴侣和孩子待在一起。一个不利因素就是，生完了小宝宝的家庭需要尽快在宝宝出生 6~10 小时内结账离开。

私人分娩中心主要用来处理一些不复杂的、低风险的怀孕和分娩，你可以认真挑选其中的一家。也不必担心：如果有些事不能完全按计划顺利进行，分娩中心会配有一名专职医生来处理，而且中心通常是紧挨着一家医院或者离医院很近，救护车只要行驶很短的路程就可以到达。

如果你对这种选择有兴趣，请听听你伴侣的执业医生、朋友或者家庭成员的一些介绍。或者直接和美国生育中心联系，网址：www.birthcenters.org。

在家分娩

医院虽然具有高技术、高效率的特点，但是刻板、缺乏人情味，消毒条件千篇一律，并不适合所有人。因此，有些夫妇（不到1%）决定在家分娩。在家生产其实源远流长（1920年之前，家是大多数人出生的地方），但在美国在家分娩已有很长一段时间不受人们待见了。出于回归自然的考虑，越来越多的人（其中甚至大部分人不是嬉皮士）决定尝试在家分娩。

我和我妻子曾经想让我们的第二个孩子在家出生，但最终还是放弃了。我并不认为自己特别娇气，但是我无法想象妻子分娩时的混乱局面。真正让我们放心不下的是我们的第一个孩子是紧急剖腹产。由于担心我们可能会再次陷入困境，我们选择了在医院生产。

如果你正考虑在家分娩，就一定要做好准备。在家分娩和过去西部使用的分娩方式有相当大的差异。相比在医院分娩，你要承担多得多的责任，整个分娩过程你都要操心。它需要你做大量的研究和准备。你需要准备的不仅仅是干净的毛巾和开水。

做出在家分娩的决定并不意味着你的伴侣可以跳过产前保健，也不意味着你们两个应该独自做出分娩的计划。你们仍然需要与医疗专业人员保持密切的联系，以确保怀孕一切正常，确保在孩子出生时有接生经验丰富的人士在场（不是你的姐姐或你的岳母，除非

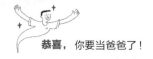

碰巧她们是合格的专业人士）。所以，如果你计划走这条路，请即刻开始挑选助产士。

统计数据表明，你不太可能走这条路。但是，万一你正在考虑，我想带你了解一些人们一般在家分娩的理由，以及在家生产所要冒的不必要风险。

自然分娩和药物催产

最近几年，自然分娩——非药物催产、无痛分娩或者无任何其他药物干扰的分娩——已经盛行起来。但是，流行并不意味着适合任何人。阵痛和分娩对于你们两人来说将是一种痛苦的经历，虽然是以不同的方式——许多夫妇决定利用已经取得的医药科学成果来缓解生产的疼痛和不适。无论是哪种决定，一定要确保这个决定是你的伴侣做出的。某些分娩方法（见第175~180页）支持者几乎是无药分娩的坚定支持者，在一定程度上，他们总是会让那些选择止痛药的妇女感觉她们似乎会失败。当新生婴儿父母亲本应该在庆祝小孩出生之时，其中许多人都感觉很糟糕，那种激进的态度简直可以说脱离现实。在全国范围内，大约一半的妇女使用硬膜外麻醉的方法（这是一种最普通的无痛分娩的方法）生产，在一些大城市，比例达到85%以上。

药物分娩和无药分娩都有利有弊。当你们的宝宝出生的日子接近时，我们再来讨论。现在最重要的事就是灵活应变，不要让你的朋友、亲戚或者其他任何人给你施压，让你做任何你不愿意做的事情。

你和你的伴侣也许正计划着自然分娩，但是各种条件可能会发生变化，使药物介入或使用成为必需。另一方面，你可能正计划着药物分娩，却发现你被大雪困在一个远离医院和止痛药的地方，或者麻醉师可能正在城镇的另一边处理突发的紧急情况。

谁会提供帮助？

乍看起来，似乎是你的伴侣应该独自挑选执业医生——毕竟她是那个将被戳刺的正怀着孕的人。但是考虑到目前 90% 以上的准爸爸们都目睹了孩子的出生，他们中的大多数人在孕期都以重要的方式参与其中，你也就应该花费许多时间和执业医生共同探讨。因此如果有任何可能，你也应该接受最终的选择。以下就是将给你提供帮助的主要的人。

私人产科医生

如果你的伴侣 20 多岁，那么她应该到妇科医生那里看过几年病了。因为许多妇科医生也接生，所以大多数夫妇选择妇科医生接生也就不足为奇了。

一般来说，私人产科医生或者妇科医生接生价格是最贵的，但是你们的保险公司会承担大部分费用。多数私人产科医生或者妇科医生严格意义上来说并不是私人的。他们有许多搭档，这就意味着你产前预约的医生不一定参与孩子的接生。因此，一定要确认你已

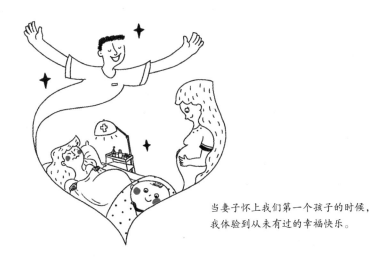

当妻子怀上我们第一个孩子的时候，
我体验到从未有过的幸福快乐。

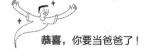

经做好后援准备，并坦然接受后援准备，以免某一天你的孩子突然要降生，你电话联系不上预约的医生。阵痛和分娩如果由一个你从未见过的医生来处理确实会令你紧张万分。

研究者桑德拉·豪厄尔–怀特发现，把分娩看作是有风险的事或者想要控制她们的疼痛或分娩时间的妇女，倾向于选择产科医生。

家庭医生（FP）

虽然许多家庭医生提供产科保健，但不是都会提供，因此要和

为什么在家里分娩？

- 环境更熟悉、舒适和私密。

- 不喜欢或害怕医院和医生。或者以前的分娩有过消极体验。

- 已经在医院顺产过一次或多次。

- 可以挑选陪伴你们左右的人。

- 你们想要分娩的地方正是在家里，而不是其他任何地方。这样你的伴侣不会受到医院里病人那样的对待。

- 你可能注重精神方面的一些感受。在医院里，分娩过程中的亲密举动可能会被阻止或令人尴尬。

- 医院到处都是病人，最好远离他们。

- 在家分娩费用低。

为什么不在家里分娩？

- 你的配偶超过 35 岁，或被医生告知"高危"。

- 她怀着双胞胎（或多胞胎）或者发现是倒胎（脚朝下而非头朝下）。

- 早产。

- 她患有先兆子痫，必须及早发现，及早治疗。先兆子痫会致大约 10% 的孕妇产生非常严重的并发症。（更多信息见第 62~63 页）

- 她有糖尿病或心脏或肾脏疾病，先前分娩有过大出血或者是剖腹产，或者她吸烟。

- 不在保险责任范围内。

你的家庭医生核对，看他／她是否会提供。如果不提供，他／她会向你的伴侣推荐其他人对孕期保健和生产提供帮助。拥有家庭医生最大的好处之一就是孩子出生后，他／她可以同时检查妈妈和宝宝的情况，这样就不必从一个医生转到另一个医生——节省时间，颇受人们的欢迎。

像大多数医生一样，家庭医生也会频繁参与团体实践，因此不能保证在你孩子出生那天你认识的医生能够接听到你的电话。如果可能的话，尽量多认识一些有实践经验的其他医生，最好是和你的家庭医生共事的产科医生或者妇科医生。（大多数家庭医生不能做剖腹产甚至助产都不会，因此需要有预选的产科医生和妇科医生。另外，因为孕妇保健和分娩医疗事故保险非常昂贵，许多家庭医生会建议孕妇到投了那些保险项目的产科医生那里就诊。一定要对他们感觉舒心，因为他／她在分娩出现复杂情况时可能会参与接生。）

助产士

虽然助产士在美国不像欧洲和世界上其他地区那样普遍，但他们越来越受欢迎。即使你的伴侣有一个定期来检查的产科医生，你也该考虑一下，在分娩过程中需要助产士的帮助。

在豪厄尔－怀特的研究中，希望准爸爸积极参与分娩的女性很想知道分娩过程的信息，她们更可能选择一个助产士。有趣的是，那些没有宗教信仰的女性也是如此。

注册助产护士的资格是在获得执业护士资格后，一般经过至少两年或三年的额外产科培训并通过了特殊的认证考试而获得的。他们可以在医院、分娩中心，或在家里接生。但由于他们的训练通常针对的是简单的、低风险的生产，因此注册助产护士必须在医生的手下工作，以免事故发生。

一些州已经创建了一个新的名称：注册助产士（CM）。它们允许执业医生而不是护士担任助产士，他们一般要经过与注册助产护

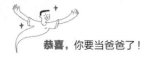

士相同的培训，通过相同的特殊认证考试。

许多合格的妇产科医生通过实践认识到一些产妇可能需要一个助产士帮助接生，现在有了注册助产护士（或在某些情况下是注册助产士）可供选择。然后，你的伴侣仍然需要一名正式的执业医生的照顾——其服务费用可以由保险公司承担——但她仍然会得到她想要的更加个性化的服务。记住助产士不是医学博士，他们不能做手术，他们只能处理低风险的病例。

如果你正在考虑聘用一位注册助产护士或注册助产士，美国助产护士大学（midwife.org）可以对你的搜寻提供一些帮助，它可以把你列入任何你适用的要求和法规，帮你和你所在地区的一位助产士取得联系。如果你已经找到一位助产士，但要确定她是否得到认证，请访问美国助产士认证委员会网址（www.amcbmidwife.org）。

也有许多助产士既没有得到认证也没有执照。这些非专业的助产士为孕妇工作，拥有丰富的经验，也参加过许多专业培训。但是他们不受规范的管理，甚至有可能没有通过具体的助产士考试，这就意味着在许多情况下，他们只能在孕妇家里而不能在医院或者是分娩中心工作。

和注册助产护士或者注册助产士一样，非专业的助产士必须和一位执业医生一起工作，以免有紧急情况发生。美国北部助产士联盟（MANA.org）可以帮助你找到更多助产士的信息，你可以和你附近的一位取得联系。

产妇临产特护（Doula）

"doula"实际上是一个希腊词，意思是"给予另一个女人照顾的女人"。许多临产特护都已经生过孩子，她们都经过强化训练，知道如何在分娩中给产妇和她的伴侣提供身心上的支持，为他们提供有关分娩的信息。多年来临产特护已越来越受欢迎，我们将在第184~185页详谈。但是现在，因为你刚刚开始怀孕，有一件非常重要的事情需要考虑。

产妇临产特护不是医疗专业人员，她们一般也不规范，因此也不可能在医院特别受欢迎。分娩教育家萨拉·麦克莫勒和我在我们的《最佳分娩》（*The Best Birth*）一书中描述道，临产特护和医疗专业人员有时可能发展成为对立的关系。"问题是，一些临产特护有她们的工作日程，认为她们的角色是保护妈妈和宝宝，使妈妈和宝宝免受她们所认为的不必要的干预。有时她们把她们的工作日程分成几个步骤，开始充当医生的角色，在以科学为基础的医院提出她们非医学方面的建议。你可以想象，这会造成紧张和混乱。而且，坦白地说，完全是不恰当的。"因为这种态度会干扰医疗团队的工作，全国各地的一些妇产科诊所和医院已经禁止她们进入分娩室。一些研究表明，有一个临产特护能缩短分娩的时间。但在你花掉存款之前，一定要和你的产科医生商量一下。

聘用妇产科医生、助产士等问题集锦

除了医学院的学位之外，产科医生和妇科医生可能没有多少共同之处。他们对于怀孕和生育的一些见解和方法也略微有所不同。助产士和他们相比，也是如此。所以，在做出谁将为你的宝宝接生的最终决策之前，你必须得到下列问题和其他你能想到的任何问题的满意回答。（如果有可能，你可以与他们进行单独约谈。你永远无法在15分钟内把一切搞定。不，这可不是开玩笑。以下是有关你的伴侣和婴儿切身利益的问题集锦。）

针对妇科／产科医生的提问

◎ 父亲参与产前检查和接生，你怎么看？你是热情支持还是平静对待？

◎ 你会推荐特别的分娩方法（无痛分娩法、布拉德利分娩法等等）吗？

◎ 你在哪家医院接生？

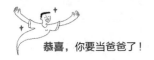

○ 你有专业认证吗？有专长吗？有没有受过特殊的培训？

○ 你有多少搭档？他们多久轮流一次？

○ 你为病人接生的百分比是多少？如果你不能在场，你的后援准备是什么？

○ 你更倾向于自然分娩还是医学分娩？

○ 关于剖腹产、引产、会阴切开术，你持什么观点？

○ 你的剖腹产比例是多少？你根据什么来决定进行手术呢？

○ 你允许父亲参加剖腹产吗？如果是，他们站在哪里合适（分娩女人的肩膀旁或手术端）？

○ 你如何定义高危分娩？

○ 你会推荐孕产妇做哪些体检？是必需的吗？

○ 如果母亲希望自己抱起婴儿，你觉得怎么样？

○ 你觉得父亲协助分娩如何？

○ 分娩时你经常吸出婴儿还是使用产钳？

○ 你通常把赤裸的婴儿直接交给妈妈吗？

○ 你允许母亲或父亲剪断脐带吗？

针对助产士的提问

○ 你持有助产士执照或合格证书吗？什么机构签发的执照或合格证书？

○ 你接生了多少婴儿？

○ 你和哪些医生和医院有联系？

○ 医生多久一次参与照顾你的病人？

○ 在你的实践中，医生担当什么角色？

○ 在第二产程中，你为之工作的大部分孕妇会采用什么体位？

○ 你在何种情况下会做出将病人转到医院或转给医生的决定？这样的情况多久发生一次？

针对妇科/产科医生和助产士都提的问题

○ 我们感到恐慌时，你有可以打进的咨询热线吗？

○ 你的收费是多少？付款方式是什么？

○ 如果投保，你会投什么保险？

○ 在过去的一年，你接生的自然分娩和非药物分娩的百分比是多少？

○ 你怎样定义"高危"？

○ 如果分娩开始，之前并没有和你预约，不管怎么样，你会参与接生吗？

○（除了爸爸之外）你会允许留下什么人或物（朋友、亲戚、临产特护，或者是照相机、摄像头等等）在产房？

○ 在你夹断脐带之前，你愿意等到脐带停止脉动吗？

○ 你会建议做什么产前检查？你要求做哪些检查？

○ 你通常会为女性做哪些测试（她的年龄、种族、病史和风险因素)？

○ 你一般会推荐做多少次超声波？

○ 产妇产后会自由走动、移动、洗澡吗？产后能让宝宝马上吃母乳吗？

○ 孩子一出生，你就调暗灯光吗？

○ 你有过多少接生双胞胎或多胞胎的经验？（如果你的家族和/或你伴侣的家族生过多胞胎，如果你怀疑你的伴侣怀的是不止一个孩子，这可是一个非常重要的问题。）

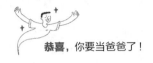

账单

生一个宝宝花费不菲。费用到底多少主要取决于怎么生、在何处生以及其他各种不定的费用，例如扣除的费用、共同保险、共付医疗费、你所拥有的最多现金等。据美国医疗保健研究与质量局（美国卫生与公众服务部的一部分）称，现今的顺产平均费用接近9000美元，几乎是1993年的3倍。剖腹产的平均费用大约在16000美元，比1993年高了2.5倍。私人保险包含80%的产前保健费和88%的分娩费用。但是，即使你有很好的保险，增加12%~20%的预算用来应急也很有必要。请记住，执业医生收取的费用总是比标价少得多。

在下面的章节中，你会得到这样一种概念，一次典型的或者不那么典型的怀孕和分娩的经历可能会导致成本的增加。仔细审视你所投保的政策、算出保险需要承担的费用、算出你将需要支付的其余费用，是一个很好的想法。哦，这些都不包括你可能已经支付的生育诊断费和治疗费。

我们这儿讨论的费用是你的伴侣怀孕后产生的费用。即使收养小孩，做好预算也是重要的。在许多情况下，养父母会和怀孕分娩期的生身母亲保持密切联系。你和你的伴侣可能会带她去看医生，做超声波，听婴儿的心跳，然后付账，其中大部分费用不会由你的保险公司偿还。如果你打算收养国外的孩子，你就不必操心生身母亲的医疗费用，但你可能需要预算一下几次海外旅行的费用。此外，你还需要考虑到许多其他与收养相关的费用，包括代理费、律师费和你必须经历的家庭学习费用。

怀孕和小孩出生

大多数医生会就你的伴侣整个怀孕期的护理向你收取一笔固定的护理费。这通常包括怀孕头两个月每月一次的家访，接下来一个月左右每两周一次的家访，然后每周一次的家访直到分娩。但不要犯这样的错误，认为这就是你要付出的一切。至少每月一次，你会收到一份邮件账单：血液和尿液检查费，超声波检查费，住院费和其他必需的费用。以下是你为了生一个宝宝将要支付的费用（在你的保险公司支付其所承担的部分费用之前）。

妇产科医生

没有意外的顺产大概要花 2500~6500 美元做普通的产前检查。剖腹产要增加数千美元。大多数医生将会与你会面，讨论他们的价格和他们提供的服务。你需要提问的重要问题，请见第 9~11 页。此外，一定要讨论他们参保的是哪种保险计划（从你的保险所覆盖的医生开始选择可能比较容易）。你也应该询问他们是否会直接给你的保险公司开账单或者是否会要你预存一笔款（多数会预先收取预估费用最高 25% 的费用）；是否能让你分期付款；以及他们是否希望他们的费用在分娩前全额支付。

助产士

助产士接生的平均费用是 2000~4000 美元，很大程度上取决于你住在哪里，你是要求她参与分娩的全过程，还是仅仅从事孩子出生之前的助产。如果选择在家里分娩，你还需要支付一些孩子出生时助产士会用到的必需用品（无菌垫、绷带等等）的费用。

实验室和其他费用

● 血检：在孕期，你可能会支付各种血检费用，费用在 200~1500 美元之间。

● 超声波检查：每次至少 250 美元。一般情况下，妊娠期做一两次就够了。

产前检查

如果你和 / 或你的医生决定做羊水穿刺或其他产前诊断检查，

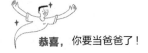

你大概要支付 1000~1500 美元。大多数情况下，遗传咨询是需要事先做好准备的，额外花费 400~600 美元。如果你已经做完了所有产前检查，只是因为你想对婴儿的性别做一个鉴定或想保证它的状态良好（而不是因为你处于高风险妊娠），你的保险公司可以不支付这笔费用。但是，如果你的伴侣年龄是 35 岁以上，他们可能会支付这笔费用。

住 院

● 如果是自己支付，没有意外的顺产，住院一天，你将要支付 4500~9000 美元不等。医院不同，价格也不一样。剖腹产的话增加 5000~7000 美元。

● 如果你计划晚上陪你伴侣住在医院，每晚增加 250 美元。

● 麻醉医师通常要收取 1000~1500 美元，取决于他们所做的事情和花费的时间。

● 有早产也有晚分娩的情况。如果你的孩子决定留在娘肚子里超过预产期 7~10 天，你的伴侣可能需要引产。如果发生这种情况，另外增加 1000~3000 美元。

● 如果你的伴侣早产（几个星期以上），你的宝宝需要留在重症监护室，这些账单，其中大部分是你从未预期看到的——可以达到数十万美元。

如果你的伴侣需要剖腹产

如果你的伴侣不得不做剖腹产（概率达到 30%——1993 年是 21%），世事难料，一切都不一样了。即使剖腹产经常在做，但它仍然被认为是一种大手术，费用昂贵。手术主要由你的妇科／产科医生完成，但不包括在她的固定费用内，你必须支付协助手术完成的至少两位医生的费用，再加上一名护士照顾宝宝的护理费。另外，剖腹产需要一个较长的恢复期——通常需要住院四五天——额外会增加护理、止痛药物、绷带和其他用品等各种费用。如果婴儿是健康的，你可以把他带回家而你的伴侣住在医院，但你可能想让孩子待在伴侣身边，孩子吃母乳的话更是如此。婴儿留在婴儿室的费用也比较多。

重要（和可能有益的）建议

你和你的伴侣一定要非常仔细地检查与分娩相关的账单。医院也经常出错——事实上，信贷巨头艾奎法克斯公司的一项研究发现，十家医院有九家医院的账单有误，这对你非常不利。见到我们剖腹产第一个孩子的费用（17000 美元左右）时，我们非常震惊，回过神来后，我们请了一位医生朋友去对账。他发现，我们一直在为各种没有的项目付费，许多做了的项目又多收了费。例如，我们账单上有一管药膏收费 25 美元，医院的药房只卖 1.25 美元。我们（实际上主要是我们的保险公司）最终支付了差不多 15000 美元。对于二胎，我们非常审慎地查阅账单，削减了大约 20% 的总费用。

寻找重复收费、你从未接受的服务项目（比如说，独立房间，实际上使用的是共用房间；品牌药，你得到的是非专利药/仿制药）和任何可疑的术语。美国广播公司新闻曾曝光过类似的事件，人们花费数百美元购买"一次性黏液回收系统"（79 美分一盒的棉纸）和"热疗法"（袋装冰块），令人捧腹。办理手续时留意那些没有发生过的项目收费。我听说过这样一个故事：一对新生了孩子的夫妇曾为他们宝宝的包皮环切术付费，而问题是宝宝是一个女孩。

这些看似愚蠢的事情还真不少，特别是当你结算一大笔账单时。艾奎法克斯公司的研究发现，平均误差为 1300 美元以上。一个由哈佛医学院和法学院进行的联合研究表明，几乎一半的美国人申请破产是因为医疗费用，其中约 10% 与分娩有关。

即使所有的账单都由你的保险公司支付，审查这些账单仍然是有益的。虽然大多数保险公司有自己的内部审计人员，他们审查的

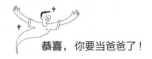

收费主要是超过"通常和习惯性的"收费和／或根本没有包含的程序收费。他们不知道上面提到的事情，如果你审查这些账单，为他们节省了金钱，他们会欣喜若狂。事实上，一些保险公司会按照你为他们节省费用的一个百分比返款给你（有时多达一半）。自然地你也可以向他们提出奖励的请求。因此，仔细阅读你的保险政策，如果有问题，和你的保险代理人或保险公司的工作人员谈一谈。

当你阅读你的保险政策时，以下条款值得警惕：

● 关于怀孕和预产期，分娩前多久需要通知保险公司？不遵守保险公司的指示，可能意味着保费的减少，他们将只支付怀孕和分娩有关的费用。

● 宝宝什么时候可以加入到保险中？孩子出生前，和妊娠及生育相关的费用都将记入你伴侣的账单中。

然而，孩子出生后，你的伴侣和孩子的账单将会分开列出（所有与宝宝相关的费用，如药物、儿科医生的检查、尿布、毯子和医院各种各样的其他费用，都将列入宝宝的账单中）。一些保险公司要求你把宝宝的保险添加到你的（或你的伴侣的）保险条款中，最早可提前到宝宝出生前的 30 天办理，大多数是在宝宝出生 30 天之后添加。再次提示：未能遵照保险公司的指示，可能会导致保险项目的减少。

低成本的选择

产科诊所

如果你住在一个拥有大的教学医院的城市，你的伴侣可能会在产科诊所获得产前护理。如果是这样，就会比你请私人医生少花很多钱。缺点是，你的宝宝可能会由经验不足但受过悉心指导的医生或医学生来接生。这并不是说你不会得到高质量的护理。诊所往往配备有国家最先进的设施和年轻的专业人士，这些年轻人总是会不断学习一些国内最佳医生讲授的最新方法。

你的权利和医疗补贴

如果情况变得越来越糟糕，即使你付不起费用，联邦法律也要求医院急诊室给你的伴侣做一个初步评估并且提供所需的紧急护理。但这不能代替正在进行的产前护理，它可以确保健康怀孕，生出健康的宝宝，也能保证妈妈的健康。

美国妊娠协会（americanpregnancy.org）规定，如果孕妇没有保险或者保额不足——13% 的怀孕女性是这种情况，她们只需要负担一些产前护理费用。你的第一步应该是找到适合她的医疗补助范围（如果你在这一类，就不会感觉太糟糕。在美国，将近一半的分娩是有医疗补助的），因为各州医疗补助有别，你应该联系你所在州的医疗卫生部门。你的大部分问题都能在医疗补助制度网站（medicaid.gov）找到答案。

1

你的伴侣的状况

身体上

- 早孕反应（恶心、烧心、呕吐）
- 食欲增强或厌食
- 头晕，烦躁，头痛
- 疲劳
- 乳房变化：压痛，肿大

心理上

- 激动，震惊，有点儿害怕，甚至沮丧、压抑（并不是所有怀孕都是计划中的）。有时这些情绪同时出现
- 更黏人
- 对未来九个月心怀忧虑
- 情绪波动和突然，不明理由地哭泣

宝宝的状况

这将是繁忙的第一个月。你们做爱后大约两小时，非常幸运的一个精子使卵子受精，也就是说，你们有了自己的受精卵。一天结束时，受精卵将分为两个细胞，严格说来，现在已发育成了一个胚胎。小小的细胞不断分裂，受孕后 4~7 天将自己舒适地植入到你伴

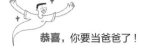
侣的子宫壁上，在那里待到出生。到这个月底，你的小胚芽将长到大约四分之一英寸（约0.64厘米，1英寸=2.54厘米）长——比受精卵大一万倍——心脏已经有了（但没有大脑），长出了小手臂和腿芽。

你的状况

激 动

那天早晨，我妻子和我发现我们第一次怀孕了，那天我穿着的白色浴袍我到现在还保留着。我记得我紧张地站在厨房里，台面上堆满了彩色的粉末、液体和滴管瓶，小容器内装满了我妻子的晨尿（幸运的是，现在自己做怀孕检测比过去要简单得多，但显然它们不像过去那样能够带来那么多的乐趣）。我感觉自己就像一个将要获得

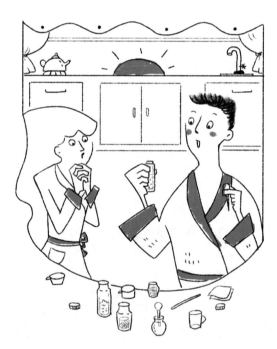

感觉自己就像一个将要获得诺贝尔奖的化学家站在发现的边缘，
这个发现将有可能改变整个世界的进程。

诺贝尔奖的化学家站在发现的边缘，这个发现将有可能改变整个世界的进程。我小心地把几滴尿滴入装有粉末的小玻璃瓶内，用特制的玻璃棒搅拌着混合物，然后把搅拌棒冲洗干净，慢慢把其他小瓶的内容物补充进来。

诚实地讲，20分钟后我们得到的结果并没有完全出乎意料。但是再没有比它更令人激动的了。我一直想有孩子，突然间，像中了头奖一样，我所有的梦想都将成真。

新鲜或冷冻

无论你的宝宝是否是人工受孕，都会以同样的方式生长发育。正常受孕几天后，胚胎（现在大约是八个细胞）可能已植入到你伴侣的子宫中。人工受孕可能还需等上几天，直至胚胎发育成胚泡才能植入子宫。原因就是受精通常发生在输卵管，受精卵通过输卵管，进入子宫直至着床在子宫壁需要几天时间。然而，并不是所有的胚胎都能发育成胚泡，所以一定得等到胚胎发育成具有强大生命力的胚泡才能植入到子宫。

如果你在做试管婴儿，你使用的卵子有可能是你伴侣的，也可能来自于别的女人。培育的胚胎既有新鲜胚胎也有冷冻胚胎。和冷冻胚胎相比，新鲜胚胎使怀孕成功的概率和出生婴儿的存活概率更大。然而，你并不总能保证胚胎是新鲜的（在你或你的伴侣经历过一次疾病治疗之前——例如化疗——卵子可能已经受精。此时，卵子或精子可能存在遭到潜在破坏的风险。或者捐赠的卵子来自于远方）。有趣的是，新鲜的可能并不总是最好的。在一些独立的研究中，芬兰、美国和澳大利亚的研究人员都发现，解冻后的胚胎导致较小的怀孕概率，但是冷冻胚胎发育成长的婴儿出现早产、体重不足或出生后不久死亡的可能性较小。没有人知道这是为什么。

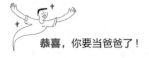
欣慰……骄傲

怀孕测试呈阳性的结果，使我充满了令人难以置信的欣慰感。内心里，我一直害怕我没有生育能力，不得不带别人的孩子去看马戏团表演或棒球比赛。一种自豪感也油然而生。毕竟，我是一个男人，一个功能齐全的男人——好吧，性感的大帅哥。为了让妻子怀孕，不管怎样我已经发挥了最大的潜力。

早孕反应（害喜）

50%~90% 的孕妇有"早孕反应"的经历。恶心、烧心和呕吐这些症状可能会在某天的某个时间突然出现。没有人能确定早孕反应的原因。有人认为是孕妇对激素水平的变化做出的反应，尤其是对人绒毛膜促性腺激素（hCG）的变化做出的反应。人绒毛膜促性腺激素是由胎盘的滋养层细胞分泌的一种糖蛋白，正是通过测试这种糖蛋白来判断是否怀孕。另外一些人，如研究人员玛吉·普罗菲特、塞缪尔·弗拉克斯曼和保罗·谢尔曼，认为早孕反应是人体自然保护胎儿成长的方式，以免胎儿致畸（毒素导致出生缺陷）和流产（毒素诱发流产）。早孕反应似乎伴随着厌食，很多孕妇都有。最常见的是厌食肉、鱼、家禽和蛋——这些食物都能迅速变坏并携带病菌。

不管什么原因，对大多数女性来说，早孕反应通常发生在怀孕后的 4~6 周，14~15 周消失。到那时，你可以做以下几件事帮助你的伴侣应对早孕反应：

◎ 带给她好消息。证明早孕反应实际上可能是一件好事。根据吉迪·恩科伦的研究，没有恶心或呕吐症状的孕妇流产的可能性比有恶心或呕吐症状的孕妇多三倍，超过 35 岁（或更高）的妇女的流产风险更大。此外，有早孕反应的女性不太可能早产、生出体重超低或有出生缺陷的婴儿。哦，有早孕反应的女性生出的婴儿智商更高。这些可能不会让你的伴侣感觉更好，但可能会逗笑正在马桶边呕吐的她。

○ 鼓励她喝大量的液体物质（尽管一些女性反应时很难容忍牛奶）。你可能要在床边放一个大水瓶。她不应该沾咖啡因，咖啡因往往会引起脱水。她可能希望喝少量的非酸果汁开始新的一天，例如吃点苹果、葡萄或喝淡苏打水；有点甜的液体物质可能会吸引她多喝一点。

○ 如果她对环境和气味比较敏感，容易呕吐，请让她远离这些环境和气味。脂肪或辛辣食物也会催吐。

○ 鼓励她少食多餐，每两个或三个小时吃一次。如果可能，让她在感到恶心前吃。低血糖会使她恶心得更厉害。高蛋白、高碳水化合物饮食对此有所帮助。基本的、清淡的食物如大米和酸奶特别好，和油腻食物比起来，这些食物不大可能引起恶心。

○ 出去散散步吧。一些孕妇发现锻炼可以减少恶心。

○ 如果医生要求她产前服食含维生素的食物，请遵医嘱。医生也可能建议她吃一些维生素 B 和 K。对一些孕妇来说，产前食用维生素可能会使早孕反应更厉害。产科医生丽萨·兰金常让她的病人吃可咀嚼的维生素。如果不起作用，她会让她们停服几个月。"更重要的是摄入某些营养素比维生素更能保持水分。"她说。

○ 把一些椒盐卷饼、饼干或年糕放在床边以供她消磨一天，这些都是低脂肪和低热量食物，容易消化。

○ 探索替代疗法。戴具有穴位按压功能的绷带、吃生姜或喝姜汤或补充维生素 B_6 等可减少一些女性的症状。另外，一些研究表明，嗅薄荷油和异丙醇（在发生症状前，搽在孕妇的手臂上）可以缩短症状持续的时间。在她们或嗅或吃或压之前一定要咨询她的执业医生。

○ 一定要认识到她需要足够的休息，鼓励她多休息。

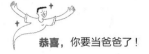

如果你不是孩子的亲生父亲（你的伴侣使用捐赠者的精子受孕），你可能不会有这些感觉。但是，这绝不意味着你是一个不那么有男子气概或者相比我们其他人不那么像父亲的人。许多通过辅助生殖技术获得成功的准爸爸们感受到一种非同寻常的欣慰：几个月甚至几年的不孕不育治疗带来的情感起伏——希望和失望——现在都已成过眼云烟。其他爸爸也许需要花更长的时间才能取得成功，有些人也许永远不会彻底摆脱不孕不育的心理阴影。

莫名的恐惧

在最初的兴奋过后的某个时候，相当多的男人发现自己产生了莫名的恐惧，他们害怕伴侣怀着的孩子不是他们自己的。心理学家杰罗德·李·夏皮罗采访过二百多个伴侣怀孕的人，结果发现百分之六十的人"承认他们有过一些稍纵即逝的想法或者幻想或者挥之不去的怀疑：他们可能不是孩子真正的亲生父亲"。实际上，这些人中的大多数相信他们的伴侣不会出轨。相反，夏皮罗写道，这种感觉是没有安全感的常见症状：许多人害怕他们根本就没有能力做一些令人难以置信的诸如创造生命之类的事情，比他更强大的人一定已经做了这项工作。当然，大多数人会很快克服这种感觉。

和宝宝没有血缘关系、使用捐赠者的精子受孕的宝宝的父亲也会产生一种莫名的恐惧。许多人担心，他们将无法与自己的孩子建立纽带关系，或者他们的精子样品已被调换，甚至他们会生一个不同种族的孩子。事实上，比起身体外表上的相似来说，种族问题并不是那么重要。大多数体外受精的夫妇并不想把怀孕的情况公开。而且，和其他的爸爸们一样，他们希望自己的孩子能够看起来像他们，至少能够足以使他们处理一些不可避免的诸如"哎呀，宝宝怎么一点都不像你"之类的评论。他们以后可能会选择告诉孩子真相。但这是我们将在这本书的续集中解决的一个主题，这本书就是《恭喜，你当爸爸了！》。

参与其中

锻 炼

如果你的伴侣在怀孕之前就经常锻炼的话，她可能不需要任何额外的鼓励就会锻炼。如果医生同意，她可以继续她的常规健身，做各种她想要做的任何类型的锻炼（例外请见第28页"锻炼禁忌"）。但要注意的是，一些健康俱乐部害怕被起诉，可能会要求孕妇提供医生同意她参加健身的证明。如果你的伴侣在孕前锻炼不积极，那么对于她来说参加攀岩或开始马拉松训练就不是时候。但是，这并不意味着，她应该把整个孕期都花在沙发上。锻炼是至关重要的（疾病预防控制中心建议每天30分钟的适度运动），有助于改善血液循环，使她的体能保持在高水平的状态。

孕期锻炼也可以帮助你的伴侣的体重保持在稳定、合理的范围，睡眠质量更佳，情绪得到改善，平常的孕期不适减少。锻炼还会使她的力量和耐力增强，这两者将在她待产和分娩时派上用场。研究人员詹姆斯·克拉普和伊丽莎白·诺贝尔发现孕期锻炼的妇女分娩时间会缩短，生出的宝宝更健康。包括布兰德利·普莱斯在内的其他人员发现，锻炼可以减少你的伴侣早产、分娩时出现并发症或剖腹产的机率。

最后，加拿大神经科学家戴夫·厄尔伯格发现，和喜欢躺在沙发上的懒散的准妈妈相比，参加每周三次每次20分钟的适度锻炼（到最后有轻微的呼吸短促）的孕妇肚子里的宝宝拥有"更成熟的脑激活"。也就是说，他们的大脑发育更快。厄尔伯格认为，这些宝宝可能"获得言语的能力更迅速"，更快到达发育的重要阶段。

但由于妊娠会让那些特别喜爱锻炼的女人感到疲惫，她可能总是不想锻炼。激励她参加适度锻炼的一个方法是和她一起锻炼（请参考下面一系列可以一起做的有益活动）。最重要的就是从容易的开始，如果你发现她感觉到疲劳或气喘吁吁，不要给她施压。如果你

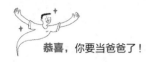

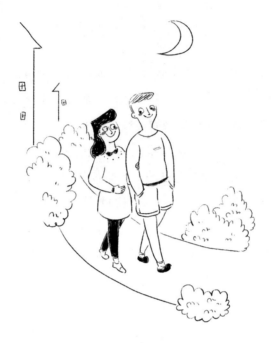

请记住，只要你尽可能多花一些时日进行至少每天 30 分钟有规律的锻炼，你和你伴侣一定会受益匪浅。

的预算不允许你们到健身房或健身俱乐部参加锻炼，你可以买 DVD 或者下载妊娠期锻炼的应用程序到你的手机上。

无论你做什么，请记住，只要你尽可能多花一些时间进行至少每天 30 分钟有规律的锻炼，你和伴侣一定会受益匪浅，当然也要保证把受伤的机会减至最小。这里有一些很好的一起锻炼的方法：

● 散步——无论速度快慢，无论是在小区、林间小道，还是在跑步机上都不要紧。

● 跑步——有益于你们自己和你们的膝盖：一定要有一双舒适合脚的鞋子，并在柔软的表面上进行。

● 低强度的有氧操，可以在冲击力小的楼梯踏步机、跑步机、自行车等健身器材上完成。

● 游泳、水上有氧运动，或是潜水。

● 骑行——健身脚踏车或在街道上骑行都可以，但你应该避免去颠簸的路上骑越野自行车。

● 网球或高尔夫。

● 轻量的举重运动。

● 瑜伽——但要避免极端的伸展，这可能会导致你伴侣的结缔组织损伤，会导致孕期结缔组织的功能减弱。

在开始任何一种锻炼计划之前，一定要与提供这份计划的人讨论各个细节，并得到他／她的批准。如果你做任何锻炼都会流汗的话，一定要补充足够的水分。你们两个都应该在锻炼前一小时喝大约一玻璃杯的水，锻炼时，每 15~20 分钟喝 4~8 盎司（约 113 克 ~ 226 克）的水。

营　养

虽然国家制定的食物指南名称不断变化（从前是"四种基本食物组"，然后是"食物金字塔指南"，然后是"我的食物金字塔"，然后是"我的餐盘"），但你在六年级时就学过的营养原则到现在为止改变的并不是那么多。一份健康的孕期饮食看起来很像一份健康的非妊娠期的饮食：多吃水果和蔬菜，全谷类，精蛋白，少吃肥肉和盐，多喝水。但有差异。你的伴侣怀孕了，她需要更多的钙、叶酸、铁和蛋白质（我们会在下面详细讨论）。总的来说，在孕期头三个月，她每天应该得到比以前多 300 卡路里（1 卡 ≈ 4.2 焦耳）的热量（如果她怀的是双胞胎则需要得更多或更好）。当然，如果她孕前低于标准体重或怀孕时体重成倍增加，她可能需要更多一点的热量。在这一点上要听从医生的建议。

如果她孕前超重，这时可不是节食的时候。事实是她现在可是

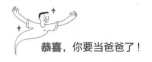
锻炼禁忌

- 剧烈运动。多年来，我和几十名妇产科医生谈到这样一个问题，没有人真正相信一般性跌倒可能导致流产，尤其是在妊娠前三个月。剧烈、突然的冲击，如车祸，有时会导致流产。同样，诸如过山车的突然启动和停止也会引致不良后果。就是说，要限制或避免像拳击、曲棍球、轮滑比赛等高强度的运动。可能会导致她重重摔倒的运动，包括骑马、单线滚轴溜冰、滑冰以及大约从妊娠第七个月开始的骑行。即使是未怀孕的人，做这些运动时如果跌倒也是很危险的。对于平衡能力差的人来说，这种危险会更大。

- 除非你是专家，即使很放松，你也不要去进行高山滑雪运动。我妻子怀孕七个月的时候滑过雪，但避开了最具挑战性的路段，否则，她就会冒着重重摔倒的危险。如果你伴侣的医生同意，越野滑雪应该没有问题。

- 潜水。胎儿不会像成年人一样可以自己解压。

- 举重会把不必要的压力加到内部器官上。

- 过度锻炼。如果锻炼时，她不能进行正常交谈，就说明锻炼过度了。

- 过热。你的伴侣不应穿戴过多，但要保持锻炼适度进行。运动之前、运动期间、运动之后，要提醒她有足够的休息并喝大量的水。

- 在怀孕的第六到第八周，最好远离那些可能引起孕妇体温高于102华氏度（39℃）的热水浴缸、蒸汽浴室、桑拿等。为了降低体温，身体自己会让血液从内部器官——包括子宫和子宫壁上的胎儿——流向皮肤。八周后就安全了。即便如此，如果她想泡热水澡，也得保证她喝足够多的水。

最后一个忠告：如果在你发现她怀孕之前，你的伴侣做了以上某些事，不要惊慌。首先，你对此已无能为力，折磨自己于事无补。第二，她做过的以上事情可能对胎儿的不良影响微乎其微，只是从现在开始要小心些而已。

"两个人在吃"，但这并不是说她可以吃任何她想吃的东西。事实上，越来越多的研究表明，孕妇所吃的食物能直接和永久影响宝宝的长期健康，有可能具有使他们罹患糖尿病、心脏病、肥胖和其他疾病的风险。她的医生无疑会向她提供一份她需要遵循的食谱，但这里有一些重要的营养基本原则，请记住：

钙

钙对婴儿的骨骼生成至关重要。因为你伴侣摄入的钙有许多直接转给了宝宝，她需要确保有足够的钙留给她自己——每天1200~1500毫克。如果不够的话，成长的胎儿会从你伴侣的骨骼中吸取，这样可能会增加她在以后的生活中患上骨质疏松的风险。钙的最佳来源是牛奶和其他乳制品。但如果你伴侣对牛奶过敏或有乳糖不耐症（影响所及多达五千万美国人），许多医生都会建议她远离牛奶——尤其是当她打算母乳喂养时（牛奶过敏可能会传给宝宝）。钙来源的良好替代品，包括粉红色的鲑鱼（罐装的带软骨头的那种就可以）、豆腐、花椰菜、强化钙橙汁、鸡蛋、牡蛎壳钙片。

叶酸

叶酸是一种 B 族维生素，对预防神经管缺陷起着重要作用，神经管缺陷主要是大脑或脊椎缺陷，这些缺陷往往发生在妊娠最初的几周——常常在一个女人知道她怀孕之前。由于大约一半的怀孕是计划外的，专家建议每一个育龄妇女服用叶酸补充剂，以防万一。你的伴侣应该在孕期每天吸收 600 微克左右的叶酸。一些医生建议妊娠头三个月每天吸收 800 微克。叶酸非常重要，许多谷物制品，包括面粉、意大利面、荞麦食品等都富含叶酸。另外，补充叶酸的食品还包括芦笋、鳄梨、香蕉、豆类、甜菜、西蓝花、柑橘类水果、深绿色蔬菜、鸡蛋、扁豆、种子、坚果和酸奶。

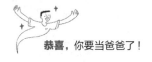

铁

你怀孕的伴侣每天需要 27 毫克的铁，几乎是以前的两倍多。如果没有得到足够的铁，她可能会贫血，并开始感到疲惫。她每天应该尽量吃三份富含铁的食物。菠菜、干果、瘦牛肉或家禽、强化谷物和豆类蔬菜都是很好的富含铁的食物。但由于你伴侣摄入的铁是用来制造胎儿血液的，单独从食物中获得可能不够，她需要得到更多的补充。这样的话，她的医生会开一些非处方药来补充，但可能要在怀孕第三个月后的某个时候。如果可能的话，你的伴侣应该就着一杯橘子汁吃点药丸——橘子汁（也含有维生素 C）将有助于她的身体吸收铁。警告：铁补充剂经常会导致便秘。

蛋白质

女性平均每天需要 45 克蛋白质，但孕妇每天应该吸收大约 70 克。如果怀了双胞胎，每天吸收的蛋白质需要再增加 20~25 克，直到她到孕期的第四个月或第五个月。当胎儿八周大，就约有 125000 个脑细胞神经元，然后神经元以超光速的速度增加——每秒产生 1000 个新的神经元。所以到第十九周末你的孩子将拥有多达 250 多亿个神经元。

许多营养学家认为，高蛋白饮食——特别是在妊娠的头十九周——支持着婴儿脑细胞的快速生长。幸运的是，大多数女人已经吃了足够的蛋白质，所以不需要鼓励你伴侣吃更多的蛋白质。但如果你还是觉得需要补充，精益蛋白质就是最好的选择。

低脂牛奶是获得蛋白质最容易的来源之一：一杯牛奶有 8 克左右的蛋白质。饮用牛奶还有其他一些好处。哈佛公共卫生学院的法里巴·米尔扎艾博士发现，妈妈怀孕时每天喝四杯牛奶所生的女儿和妈妈每月喝不超过三杯牛奶所生的女儿相比，罹患多发性硬化症的可能性会降低 56%。其他研究人员已发现准妈妈喝牛奶和她孩子的身高（他们更高）和智商（他们更聪明）之间存在积极的联系。

如果你的伴侣不能喝牛奶，高剂量的维生素 D 也有类似的效果。但在她补充之前，一定要与她的医生商量。去皮的鸡肉、瘦肉、低脂奶酪、豆腐、花生酱、熟鱼（但吃鱼要小心：请看第 33~37 页的"营养和化学药品禁忌"）都是补充蛋白质的好物质。吃鸡蛋（熟的，不是生的）也是不错的选择；煮熟的鸡蛋便于携带，随时可以拿来作为两餐之间的零食吃。

水果和蔬菜

"吃一道彩虹。"嗯，不是真的。意思就是你伴侣应该像你一样尽可能多吃各种颜色的水果和蔬菜。除了帮助血红细胞的形成，绿色和黄色蔬菜（奇怪的是，包括哈密瓜、芒果）还是铁和维生素 A 和 B 的良好来源，这有助于你伴侣的身体吸收所有她吃进去的蛋白质。维生素 A 也有助于预防膀胱和肾脏感染。另外，这些蔬菜富含叶酸，我们上面已经讨论过它的作用。颜色越绿的蔬菜，效果越好。

说到水果，它和蔬菜一样，颜色越多，效果越好。水果富含各种各样的维生素、矿物质和抗氧化剂，这些物质可以抵御各种大小疾病。维生素 C 对身体内的胶原蛋白生成至关重要。胶原蛋白具有结合组织的作用。它也有助于确保婴儿的骨骼和牙齿的发展。维生素 D 对人体很多的功能有重要作用。如果维生素 D 缺乏，就会引起各种各样的问题，例如增加你伴侣早产或者剖腹产的可能性，发生妊娠期糖尿病或先兆子痫，出生的宝宝骨骼有问题，等等。维生素 D 的最佳来源之一是阳光，是否需要补充维生素 D，要咨询产科医生。

总的来说，你伴侣应该每天至少吃七份水果和蔬菜。

碳水化合物

谷类（包括面包和谷类食物）基本上都是为你伴侣身体提供能量的食物，她应该每天至少吃四份。因为她的身体首先耗费的就是能量，如果她得不到足够能量，则婴儿的能量也保障不了。一般来

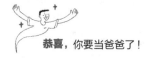

说，谷类食物卡路里低，但是富含锌、硒、铬、镁——所有必需的营养物质。纤维含量也高，有助于减轻因补充铁而导致的便秘症状。全麦面包包含这些营养物质比较多（如果可以的话，几个月内不要让她吃白面包和白米饭），还有糙米、新鲜的土豆、豌豆、干豆类和藜麦。

有机食品

杂货店货架上满是有机食品。但这种狂热的炒作，只是一个提高价格的借口吗？嗯，虽然没有办法给你一个确切的统计数据，但我们应该尽量少让杀虫剂、激素、抗生素和其他听起来令人恶心的黏性物质出现在我们的食物中，这似乎是有意义的。环境工作小组（ewg. org/foodnews/list.php）列出了一个完整的你和你伴侣需要避免食用的产品目录表，以及那些危害性小或根本没有危险的产品目录表（意味着为有机食物支付额外费用没有意义）。一般来说，你不吃带皮的食物就好了——选择果皮较硬的食物削皮食用更佳。以下我列举了12种有机食品和12种非有机食品的名称。如果你不可避免地会吃到那些含杀虫剂、激素、抗生素类等不好的食品的话，你至少要非常仔细地清洗干净。

不需购买有机食品		绝对购买有机食品	
鳄梨	芦笋	苹果	青椒
甜玉米	杧果	草莓	油桃
菠萝	木瓜	葡萄	黄瓜
卷心菜	猕猴桃	芹菜	圣女果
洋葱	茄子	桃子	豌豆
甜豌豆	哈密瓜	菠菜	土豆

水

如果你伴侣平常喝水不多，那么她就应该每天至少喝8杯8盎司（约226克）一杯的水（或不加糖、不含咖啡因的饮料）——如果她做大量运动或是夏天怀孕，则要喝得更多。这将有助于补充她出汗失去的水分（孕期流汗更多）和排除身体内的废物。记住，在任何一个特定的时刻，大约有一半的人走路时有点脱水，这会增加罹患各种疾病的风险，例如肾结石和尿路癌症。

脂 肪

尽管大肆宣传提倡低脂或无脂饮食，事实是和世界上的其他人一样，你的伴侣总是得消耗一些脂肪。她可能会从她白天所吃的食物中得到很多她身体所需的物质，但是她摄入的总热量的30%应该来自脂肪。脂肪太多的饮食对她和肚子里的宝宝不好。单元不饱和脂肪（鳄梨、花生、杏仁、橄榄油、芥花籽油）是最好的，其次是不饱和脂肪（人造黄油、沙拉酱、核桃）。最不好的类型是饱和脂肪（猪肉、猪油、黄油）和反式脂肪，这样，基本成分表标有"部分氢化或氢化"字样的食品你就不必食用了。

营养和化学药品禁忌

事情是这样的：一般来说，你的伴侣吃到、喝到、呼吸到、闻到的任何东西，你正在生长的宝宝也会同样收到。

● 香烟。当 位准妈妈吸入香烟烟雾，一氧化碳、尼古丁、焦油和合成树脂就会充满她的子宫，合成树脂会抑制氧和养分输送给胎儿。孕妇吸烟会增加新生儿体重轻和流产的风险。也有一些证据表明，父亲吸烟（你伴侣和你的宝宝面临着吸食二手烟）一样的糟糕。如果你认为胎儿待在娘肚子里在某种程度上吸食不到香烟，或者认为怀孕早期吸烟没关系，这是危险的错误想法。底线：如果你是一个吸烟者，请马上戒烟。如果伴侣吸烟，鼓励她戒烟，并以任

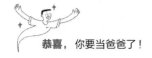
何你能做的方式帮助她戒烟。有趣的是，很多人推迟了戒烟或推迟他们伴侣戒烟——担心戒烟可能会导致婚姻紧张。好不明智的选择。宝宝的潜在危险远远胜过你们关系紧张的危险。哦，如果你想使用电子烟来代替（为什么不呢？在我们的生活中似乎在它前面加上一个"E"或"I"，它就变成了其他的东西了），请再思考一下。虽然它们的毒性没有香烟强，它们减少了二手烟的吸食，但是它们根本就不安全。大多数电子烟使用的液体尼古丁，它除了能让人上瘾，还会导致你伴侣高血压和其他与心脏相关的疾病，并使流向胎盘的血液减少，可能对你的宝宝造成永久损害。电子烟也可能含有丙二醇，加热时，可以变成强致癌物。它们还产生纳米粒子刺激肺部，加重哮喘和其他肺部问题。

以下这个例子能很好地证明当人们只对了一半时会发生什么。还记得我说的关于吸烟导致新生儿体重轻的情况吗？在英国，人们总是认为，较小的胎儿会使待产和分娩痛苦减少。他们不明白的是，新生儿体重轻仅仅只是开始。吸烟会增加流产、出生缺陷、胎死腹中和早产等概率。早产婴儿在以后的生活中面临罹患各种疾病的高风险：呼吸系统疾病、脑瘫、弱智、心脏问题，此处只是列举一二。他们出生后就离不开尼古丁了，就像毒瘾婴儿一样。吸烟对妈妈也有影响，有可能造成胎盘前置（胎盘覆盖子宫的开口处）、胎盘早剥（在分娩前胎盘脱离子宫壁）以及早产。我吓到你了？我当然希望如此。

● 酒。完全戒酒是最保险的选择（尽管你伴侣的医生可能允许她偶尔喝一杯酒放松身心）。经常大量饮酒可导致胎儿酒精综合征——一组不可逆的精神和身体损伤及异常。即使是适度的社交性饮酒也与新生儿体重轻、学习障碍以及怀孕早期流产有联系。"即使你零星分散地喝一杯白葡萄酒，你也是在冒险，"产科医生莉萨·兰金在她的《妇科医生问答》中写道，"偶尔喝一杯酒还好，但不顾危险饮酒（绝对禁止）和就餐时饮酒有很大的区别。现在还没有数据能够帮助我们提出安全的建议。"如果你发现你伴侣在你们怀孕之前喝过酒，一定要跟她医生说明。

- 禁食。如果你伴侣没有医生的批准，她就不应该 24 小时不吃东西。这点在怀孕的前十九周尤其重要，这一时期正是胎儿的大脑发育期。

- 非处方药或处方药。你伴侣在服用任何药物时都应该咨询她的医生，包括服用阿司匹林、布洛芬、感冒药——特别是那些含有酒精或可卡因的药物。最近抗抑郁药备受关注。最新的一些研究已发现，有一类抗抑郁药，亦即选择性复合胺再吸收抑制剂（包括百忧解、左洛复、喜普妙和帕罗西汀）与几种胎儿异常的情况有联系，让此类风险增加。还没有发现其他的抗抑郁药与胎儿异常有任何联系。但如你所认为的，未经治疗的抑郁症会导致很多问题。所以，如果你的伴侣患有抑郁症，你就要咨询她的医生：服用抗抑郁药的风险是否超过不服用抗抑郁药的风险。

- 咖啡因。在孕期的头几个月避免摄入过多的咖啡因是特别重要的。一些研究表明，每天喝三到四大杯咖啡的孕妇有流产、早产或新生儿体重不足的风险，而那些经过星巴克不进去喝一杯的女人则没有那么大的风险。大多数研究似乎表明，一天喝一两杯还过得去，但最终还是要与医生商量。

- 娱乐性药物。在孕期一定要戒掉，不然宝宝出生后就会上瘾。

- 某些食物。生肉和生鱼可能含有弓形虫，它能使胎儿失明或破坏神经系统。未经高温消毒的牛奶和软奶酪如布里奶酪可能含有危险的李斯特菌。生鸡蛋和生鸡肉可能含有沙门氏菌。但是医生对所涉及的风险大小意见不一。我妻子的第一个妇科／产科医生是日本人，她觉得吃寿司绝对没有问题。但是有些鱼，你就一定要小心。

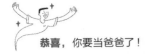

FDA（美国食品药品管理局）建议孕妇远离鲨鱼、旗鱼、鲭鱼和方头鱼，所有这些都含有高浓度汞。长鳍金枪鱼要少吃，限制在每周一至两次。如果她想要吃鱼或海鲜，可有选择地吃一些汞含量低的鲑鱼、鳕鱼、虾等。

● 猫的粪便。好吧，猫的粪便与营养没有多少关系，但人们发现猫粪确实含有大量与一些生肉相同的寄生虫。如果你们有一只猫，你想表现得有风度，在孕期就要承担清理垃圾盒的责任。实际上，垃圾盒并不会威胁到大多数女性。问题是当她在室外时，她有很多机会接触猫粪，有些猫会在花园中挖掘排便（在许多猫看来，那里只不过是一个巨大的垃圾盒）。

● 杀虫剂、除草剂等。如果你从事园艺业，一定要戴上手套，把大量的化学肥料和杀虫剂送到最近的有毒废物处理处（常规的垃圾处理公司不会帮你送过去，即使他们知道它的存在）。出生缺陷与长期反复接触这些有毒物质有联系。如果你真的需要杀虫剂和化肥，现在就要使用有机物代替。同时，让你的伴侣远离其他潜在的化学污染物，如二嗪农（一种常见的蟑螂杀手）、驱虫条、跳蚤喷雾剂和灭蚤颈圈及杀虫弹。尤其是另外两种化学物品 PCBS（多氯联苯）和 DDE［二氯乙烯（滴滴伊），杀虫剂的副产品］——具有一些非常消极的影响。曾在子宫内接触到这些化学物质的青少年往往比那些没有接触的身高要高（约两英寸，大约 5 厘米），体重更重（平均 11~15 磅，约 5.5~7.5 千克，1 磅 =0.454 千克），他们常常过早进入青春期。

● 染发剂。成年人长期使用染发剂，增加了罹患几种类型的癌症风险。染发剂可以通过孕妇的头皮，进入她的血管，伤害她肚子里的婴儿吗？关于这点现在尚无定论。美国妊娠协会认为染发剂（和其他某些化学物品）在孕期使用没问题。无论如何，你伴侣只是把它染在头发上，而不是喝进肚子里，这有什么不可以的呢？包括

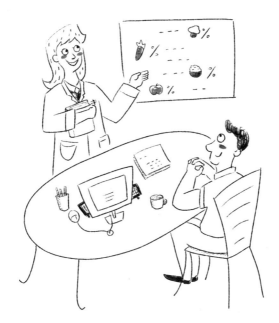

如果她是一个严格的素食者，你就应该咨询她的医生或较为出名的营养学家，请求给予特别指导。

乔安妮·佩龙在内的一些生殖健康专家指出，有研究表明使用染发剂会影响胎儿细胞生长水平，增加孩子发育和生殖障碍的风险。也许，可能，有点夸大其词。但是为什么要冒险呢？最简单的解决方案是你的伴侣避免孕期染头发——至少在婴儿的器官和神经系统正在形成的前三个月期间不要染发。如果你不能使她信服她的头发看起来很棒，唯一的办法就是从网站搜索"无毒染发剂"。

素　食

如果你的伴侣是一个素食主义者，就不需要什么理由来说明她和孩子为什么得不到他们所需要的营养——即使他们吃鸡蛋喝牛奶。但如果她是一个严格的素食者，你就应该咨询她的医生或较为出名的营养学家，请求给予特别指导。

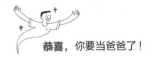

关于营养的最后提示

为了确保你有一个健康、快乐的孩子（和一个健康、快乐的伴侣），你可以做的最有意义的事情之一就是帮助伴侣健康饮食。但别对她太苛刻。怀孕足够辛苦，不能再让人监督批评她所做的每次选择。而她一直吃的都是健康食品，偶尔吃点薯条或糖果并不会对身体产生任何长期的损害。事实上，有证据表明吃黑巧克力有益于她的健康。人们通过一些研究已经发现黑巧克力和降低心脏病风险、控制体重及缓解压力相关。在一项研究中，孕妇每周（孕晚期）吃 5 份或更多巧克力将会减少 40% 患先兆子痫（一种非常危险的血压情况，更多信息见 62~63 页）的可能。

最后就是支持。这意味着你应该尽力和她一样吃健康的食物。如果你已经掰开了一个香蕉，又不打算分享，就自己找时间偷吃了它（而且不要炫耀）。

对抗饥饿

我妻子怀孕时，我一直低估的一件事就是她总是感觉饥饿，而且容易很快就饿。尽管她可能在离开办公室之前就吃了零食，但是一到家她又会狼吞虎咽。

如果你家的饭菜大部分都是你做的话，那么事情可能在妊娠期不会有太大的变化。但如果一直是你伴侣在做饭菜，你就要做以下几件事来简化她的生活：

● 学习烹饪简单的快餐。有很多专业烹饪的书籍，告诉你在 30 分钟之内（或者 20 分钟甚至 10 分钟）做好一餐饭。还有更容易的，有相当多的博客和网站提供帮助。你也可以储备一些健康微波食品或订外卖，非常快但很贵。

● 做膳食计划。这意味着你要花一些时间阅读食谱或浏览网站，寻找一些听起来不错的内容。阅读时，一定要写下你需要的食材成

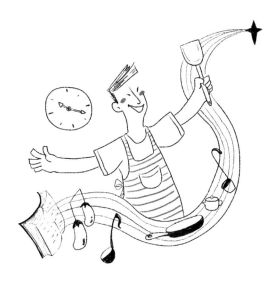

如果你家的饭菜大部分都是你做的话，那么事情可能在妊娠期不会有太大的变化。

分。尽管膳食计划听起来不是那么困难，但还是很耗时的，特别是你还需要把额外的时间花在杂货店里。

● 购物。如果你的伴侣依然负责膳食计划和列购物清单，你们一起去商店购物，每周会花费她大约一小时在地板上走来走去，即使没有怀孕的人对此也会感觉吃力。另外，晨吐严重的妇女如果身处挤满了食品的杂货店内也会反胃，那里的味道实在令人难以忍受。如果你伴侣孕前购过物，就请她把她平常所购的物品列出详单。

对非亲生准爸爸的特别提示

如果你是非亲生准爸爸，见过正怀着你要收养的孩子的母亲，或者你已经雇了一个代孕者，你要不厌其烦地做一切你能做的事情来支持她。鼓励她锻炼、戒烟、吃健康的食物、服食产前维生素，带她定期做医疗检查等等。

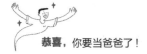
- 为她制作一份营养搭配均衡的奶昔（请见以下营养食谱）。早晨让她在床上再多躺会儿，好好放松一下。

- 一起外出时放一些零食在储物箱。她需要随时补充能量，一把坚果、一些葡萄干，或者一个格兰诺拉燕麦卷确实对她都很有帮助。

食谱

奶粉奶昔

½ 杯脱脂奶粉   12 颗草莓

1 个香蕉   2 个橘子打出的橘子汁

把以上食物混合放入果汁机或食物处理器内搅拌，加碎冰或直接冷饮。

基本快餐

- 胡萝卜削皮切成碎片加芹菜。作为伴侣第二天上班时的中餐，

备货

如果你手头储存了以下食材，你或你的伴侣应该能够随时做出健康餐或一些零食。

○ 不加糖的麦片	○ 可以生吃的新鲜蔬菜，包括胡萝卜、黄瓜、芹菜和番茄
○ 全麦面食	
○ 番茄或蔬菜汁	○ 冷冻草莓和葡萄
○ 全麦面包	○ 葡萄干等干果
○ 脱脂牛奶	○ 甜甜圈（好吧，不是很经常，但可以偶尔吃一点）
○ 脱脂松软干酪	
○ 低脂、天然甜酸奶	○ 新鲜鸡蛋（和一些煮熟的鸡蛋）
○ 天然花生酱	○ 纯水果酱
○ 瓶装水	○ 咸饼干

头天晚上准备好。

● 煮蛋：把几个鸡蛋放入锅中，加足够的水，蛋要没入水中，盖上锅盖煮。水开后，熄火，让蛋留在锅中 20 分钟，再用冷水冲洗，剥壳。

● 把一些含高能量的小食品（干水果、坚果、葡萄干和葵花籽）混合。

巧克力香蕉薄煎饼

$\frac{1}{2}$ 杯精白面粉	1 个鸡蛋
$\frac{1}{2}$ 杯全麦面粉	1 茶匙香草精（可选，非常不错）
2 茶匙发酵粉	1 汤匙菜油
$\frac{1}{4}$ 茶匙肉桂	1 浅杯牛奶
1 撮盐	$\frac{1}{2}$ 杯巧克力炸土豆条
$\frac{1}{2}$ 汤匙白糖	1 汤匙黄油或奶油
$\frac{1}{2}$ 汤匙红糖（如果没有红糖，或者 1 汤匙你手头有的什么糖都可以）	3 个香蕉，切片

把干的食材放在大碗里搅匀。加鸡蛋、香草、油和牛奶。混合成光滑面糊。加巧克力土豆条再搅拌。把黄油放入已经加热的煎锅中熔化。把 1 汤匙的面糊倒入煎锅。然后很快地在每个煎饼上放几片香蕉片。当煎饼表面形成的泡泡发出砰砰的响声时就翻面。第二面煎至和第一面一样的棕黄色即可出锅。

墨西哥露馅煎蛋卷

3 个鸡蛋	$\frac{1}{4}$ 杯绿和／或红辣椒，切碎
1 茶匙香菜，切碎	$\frac{1}{4}$ 杯红洋葱，切丁
1 个小番茄，切碎	调味黑胡椒粉

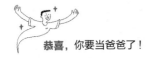

如果吃蛋黄加剧你伴侣的晨吐，就只使用蛋白。在碗里或量杯里搅拌鸡蛋后，倒入一口中等不粘煎锅内，调至低火。鸡蛋开始熟时，加入其他配菜，慢火煎至鸡蛋变硬。轻轻装盘就可以吃了。

微波燕麦粥

⅓ 杯燕麦	⅛ 茶匙香草精
⅔ 杯水	牛奶
½ 只香蕉，切片	1 汤匙麦芽粉
少许肉桂	

把燕麦装入 1 夸脱（约 0.9 升）微波专用碗，加入水、香蕉、肉桂、香草精搅拌。放入微波炉高火 2~3 分钟，或者直到混合物开始

阅读小标签

获得健康的食物似乎并不总是那么容易，即使标签要求越来越严格，但大多数食品生产商都不一定会遵照严格的标签要求来做。所以当你推着购物车在杂货店转悠时，一定要仔细阅读标签。特别要注意以下几点：

⊙ 成分。无论你买什么，排在最前面的成分总是含量最多的。因此，如果本应放在表格前面的健康成分（燕麦麸！！！）却放到了不起眼的成分后面，那还是试试别的产品吧。

⊙ 糖——以及所有糖的同义词。当心果糖、玉米糖浆、玉米甜味剂、蔗糖、葡萄糖、甘蔗糖浆、麦芽糖浆、蜂蜜等等。他们就用一个字"糖"。

⊙ 诸如"饮料""风味的"或"鸡尾酒"之类的词。尽管从标签上看起来是健康的，但大多数水果饮料或水果味的果汁饮料所含有效成分可能不到你通常想象的 10%，其他成分通常是水和……等一下——糖。

⊙ 分量。这是食品标签上最可能具有欺骗性的地方。大多数情况下，

冒气或冒泡。取出再搅拌。添加少量牛奶。撒上麦芽粉以补充额外的维生素和蛋白质。

下列沙拉可以作为午餐主菜或晚餐配菜。

番茄罗勒沙拉

番茄加上罗勒调味剂做出清新爽口的沙拉。如果使用新鲜的罗勒和本地番茄，则味道最佳。

2 个藤蔓上成熟的番茄	4 汤匙特级初榨橄榄油
6~8 片罗勒叶	少量新鲜磨碎的黑胡椒粉
4 汤匙香醋	

食品标签上会按照每份标明卡路里数量、脂肪含量和蛋白质等营养成分。要是都这样就好了。但是生产商并不都是使用相同的分量大小。例如，最近我看中了一包相当健康的 8 盎司冷冻烤宽面条，所标卡路里、蛋白质和脂肪含量看起来都过得去——结果却发现它是按照每份 6 盎司来标明的。这意味着，吃完整个 8 盎司面条（反正我会），真的会比预期多摄入 33% 的脂肪和卡路里。

◎ 来自脂肪的卡路里占比。大多数营养学家认为，孕妇应该限制吸收来自脂肪的卡路里，其所占比例不超过全部卡路里的约 30%。现在法律规定生产商在食品包装上标明"营养成分表"，所以一定要仔细查看食品包装上的这一项。

◎ 关于添加剂。关于成分，我一贯的经验是：如果看不懂，就不要吃它。即使容易看懂，它也不一定适合你伴侣的胃。所以如果她怀孕了，要让她远离人工甜味剂（阿斯巴甜、三氯蔗糖、糖精、甜菊糖和其他）、硝酸盐和亚硝酸盐（午餐肉、热狗和熏肉等含防腐剂的食品）、谷氨酸钠（味精，一种食品增味剂，常见于亚洲食品和鱼丸内）。所有这些可能对你未出生的孩子有负面影响。

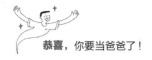

番茄切片装盘，把碎罗勒叶撒在番茄上。淋上醋和油，加上磨碎的新鲜胡椒粉。盖上盖子冷藏至少1小时。食用前半个小时从冰箱取出。

香醋蔬菜沙拉

结合不同类型的蔬菜，比如波士顿莴苣、红叶莴苣、菊苣、芝麻菜、莴苣等，做出的蔬菜沙拉实在有趣。生黄瓜、雪豌豆、四季豆、切碎的胡萝卜和煮熟的甜菜能做出色香味俱全又营养的混合沙拉。远离热量高营养低的油炸面包块。

把绿色蔬菜彻底清洗、控干后装盘，然后把你喜欢的蔬菜放在最上面。在吃之前每份沙拉倒上三汤匙香醋（食谱如下）。

香 醋

2 瓣大蒜，压碎	1 茶匙法式芥末酱
⅔ 杯香醋	½ 茶匙香菜，切碎
½ 茶匙香葱，切碎	⅔ 杯油
½ 茶匙罗勒叶，切碎	盐和胡椒粉

蒜、醋、芥末和香草一起搅拌。把油拌入醋的混合物中。加盐和胡椒粉调味。

黄瓜沙拉

2 根大黄瓜，切片	½ 杯脱脂酸奶
1 个大小适中的百慕大洋葱，切丁	1 茶匙新鲜莳萝，切碎
1 杯苹果醋	

如果黄瓜没有打蜡，就不要削皮，切成薄片（使用一种食品加工机切片最好）。把切碎的洋葱和黄瓜片一起装入一个可以用来冷藏的大碗里，淋上醋和酸奶，盖上碗盖，放入冰箱冷藏一晚。冷盘配菜以莳萝点缀。

低卡路里的比萨

新创自己的组合配料，包括洋蓟、橄榄、南瓜等配以各种奶酪，包括蓝色奶酪、切达干酪、瑞士风格的奶酪，甚至低脂白软干酪等等。

4 个软玉米饼（杂货店冰箱中有）

2 个新鲜的紫红色番茄，切片

3 瓣大蒜，碾碎或压碎

1 杯蘑菇，切片，清炒

1 个中等洋葱，切碎，清炒

6 茶匙新鲜草本植物（牛至、百里香和罗勒）剁碎（或 2 茶匙干的草本植物）

½ 杯碎奶酪或低脂白软奶酪

预热烤箱到 350 华氏度（约 176.7℃）。把玉米饼放到抹油的烤板上。玉米饼上铺上番茄、大蒜、蘑菇、洋葱和香草。涂上奶酪。烤 20 分钟直到玉米饼松脆。趁热吃。

快速、简单的素食意粉酱

2 个大洋葱，切碎

4 汤匙橄榄油

½ 磅蘑菇，切成薄片

2 瓶无肉意大利面条酱（1 瓶 16 盎司）

2 罐焖番茄（1 罐 14.5 盎司）

1 罐番茄酱（1 罐 4 盎司）

1 磅豆腐，切丁，½ 英寸大小

1 ½ 茶匙干罗勒

1 大撮胡椒粉

1 片月桂叶（香叶）

调味的盐、辣椒

1 茶匙糖

½ 茶匙大蒜粉

1 汤匙米醋

用一个平底锅，加橄榄油中火炒洋葱，直到洋葱晶莹透明为止。加入蘑菇清炒 5 分多钟（直到蘑菇开始出水）。添加其他的配料，炖 40 分钟。如果不立即用酱，让它变凉，倒进两个容器内，储存在冰箱里。根据需要解冻。

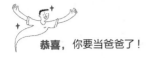

低热量奶油西葫芦汤

（西葫芦可以用胡萝卜、土豆、芹菜代替）

3 个中型的西葫芦，去籽切成¼ 英寸大小的片

1 汤匙新鲜莳萝

1 杯脱脂原味酸奶

1 个中型的白洋葱，切丁

盐和胡椒粉

1 小份鸡汤调味料（可选，调味料常含味精）

把西葫芦、洋葱、调味料放入平底锅，加入足够的水烧开，煮软（大约 10 分钟），冷却。转到搅拌机或食物处理器内，加入酸奶和莳萝，快速搅拌直到润滑。加盐和胡椒粉调味。

休闲薯片

3 个烤土豆，去皮，切成薄片 　　喷雾油

调味辣椒粉

预热烤箱至 350 华氏度（约 176.7℃）。把土豆切成尽可能薄的薄片（使用食品加工机切片最好）。用喷雾油喷洒烤板，把土豆均匀铺在锅里。撒点辣椒粉，大约烤 15 分钟，直到酥脆。

花生奶油意大利辣面

1 磅天使面（意大利细面） 　　½ 杯奶油花生酱

1 汤匙芝麻油 　　6 汤匙米酒醋

4 汤匙花生油或红花油 　　6 汤匙豆酱

6 瓣大蒜，剁碎 　　4 茶匙白糖

⅛ 茶匙红辣椒片 　　1 根黄瓜，削皮，去籽，切丁（可选）

10 段葱，切碎 　　调味的香菜（可选）

根据包装上的说明煮意大利细面，沥水，滴几滴芝麻油，放置一边备用。在一个大煎锅里放点花生油或红花油爆炒蒜和辣椒，加

葱，调大火，炒一分钟，熄火。加上其余的配料，用搅拌器搅匀成黏稠状。趁热把酱汁淋到意大利细面上。如果需要，再搭配些黄瓜或香菜加以点缀。

大蒜烤鸡

1 只烤鸡（3 磅左右）	2 茶匙橄榄油
5 个大蒜瓣	½ 杯白葡萄酒（可选）
1 个胡萝卜，切片	¼ 杯水
2 根芹菜茎，切片	调味的盐和辣椒粉
4 个小白洋葱	

预热烤箱至 450 华氏度（约 233℃）。用水将鸡肉彻底清洗干净。抹干。内外撒上盐和辣椒粉调味。在鸡皮下塞满大蒜。装入深盘。将胡萝卜片、芹菜片和洋葱塞到鸡肚子里，在鸡身上洒上一些橄榄油，淋上白葡萄酒和水。450 华氏度烘焙 10 分钟至外焦里嫩。然后把温度降到 350 华氏度（约 177℃），烘烤 30~40 分钟，或者用叉子刺一下鸡腿，有鸡汁溢出即可。

羊　排

（容易准备的节日美食）

¼ 杯面包屑	3 瓣大蒜（压碎）
1 块小羊排（请售肉摊主或	2 茶匙香菜
者自己剁开，去掉多余的肥	盐和辣椒调味
肉，切成法式肋排）	5 茶汤匙芥末酱

热烤箱到 450 华氏度（约 233℃）。把面包屑、大蒜、香菜、盐、辣椒放入一小碗搅拌。把羊排放到烤盘，肉面朝上，铺上芥末，烘烤 10 分钟。从烤箱取出。用叉子按压面包屑、大蒜等混合物使之和芥末混合，烤箱降至 350 华氏度（约 177℃），大约烘烤 20 分钟，五成熟。

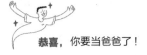
奶油酸奶水果沙拉

爽口、低热量。可作为早餐、午餐配菜或甜点，四人食。作为午餐的主菜，两人食。

1 个绿苹果，去核，切丁	2 个猕猴桃，削皮，切片
1 根香蕉，切片	1 杯低脂香草酸奶（或脱脂原味酸奶）
1 个酸橙打成汁	
1 小串红或绿的无籽葡萄	1 茶匙肉桂
5 个草莓，每个对半切	½ 杯椰丝（可选）
1 个无籽脐橙（或其他柑橘类水果），切分	4~8 片清爽薄荷叶（可选）

把香蕉和苹果一起放入一个大碗，倒入酸橙汁搅拌均匀。再添加剩余的水果搅拌混合。另用一只碗装酸奶和肉桂。就餐之前，把酸奶和椰丝加到水果里。如果有新鲜的薄荷，每份加上一两片点缀一下。

2

第二个月 看医生

你的伴侣的状况

身体上

- 仍感疲劳
- 仍感恶心
- 尿频
- 手指刺痛
- 乳房疼痛，乳头变黑

心理上

- 对怀孕产生一种矛盾的心理，既高兴又失落
- 不能专心工作
- 害怕在你眼里失去魅力
- 持续的情绪低落
- 害怕早期流产，如果你使用了辅助生殖技术怀孕的话，就更加害怕

宝宝的状况

这个月，宝宝正式从胚胎发育成胎儿。月底，他／她（太早，还不能判定性别）有杏仁大小，有短而粗的手臂（有手腕但没有手指），脸的两边长有耳朵和没有开缝的眼睛，和一颗小小的、跳动的

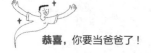
心脏（在身体外部）。如果在一条黑暗的小巷中，你遇到一个 1.8 米高的你现在宝宝的翻版，你会转身逃跑的。

你的状况

努力建立联系

几乎所有的研究表明，女性通常比男性更快进入怀孕的状态。虽然她们还不能感受到婴儿在肚子里踢来踢去，但是她们经历的身体变化让怀孕更真实。对大多数男人来说，怀孕两个月仍然是一个很抽象的概念。对于我来说——得知怀孕的时候我是多么兴奋——我们真的一直期待的怀孕是如此难以把握，以至于我真的有好几天把怀孕这件事都给忘了。

兴奋与恐惧

想起我们即将当爸妈的时候，我发现自己充满了矛盾——一方面担心怀孕会困扰我们好几个月，另一方面，我又那么兴高采烈，几乎要忘我了。我想象着和我的孩子在沙滩上散步、做追逐游戏、看书、帮助他／她做家庭作业。我想在街上拦住陌生人，告诉他们我就要当爸爸了。另一方面，我又有意识地努力扼杀我的幻想和兴奋，不让自己有这些想法。这样，如果我们流产或其他一些方面进展不顺利，我也不至于感觉天塌地陷。

先前有过伴侣流产经历的爸爸或者接受过几次辅助生育技术的爸爸尤其容易受到这种自保性的否定（这是完全可以理解的）的心理影响。

增加或减少性欲

正当我沉浸在自己即将成为父亲的兴奋中时，我注意到妻子和我的性生活正在发生变化。也许是因为我还陶醉于我的男子气概最近得到了确认，也许是因为我感觉到我和妻子之间产生了一种更新

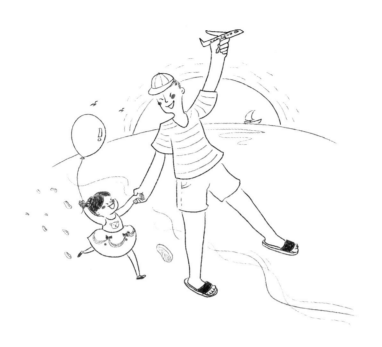

我想象着和我的孩子在沙滩上散步、做追逐游戏、看书、帮助他或她做家庭作业。

鲜、更紧密的联系。我们甚至可以不用操心避孕的事情了，自由的感觉扑面而来。不管什么原因，性在怀孕的最初几个月比以前变得更狂野更热烈。但并不是所有的男人都会经历孕期性欲增加。有些是因为伴侣身材的改变，有些人是害怕伤害到胎儿（在这个阶段，性生活是不会伤到宝宝的）。还有一些人可能觉得他们已经怀孕了，对做爱没什么感觉。

　　不管你的感受怎样——关于性或其他——一定要与你的伴侣谈谈。可能她正在经历——或很快将会经历——和你非常相似的感受。你可能不想与你伴侣讨论的一件事就是你的梦。根据加州大学伯克利分校的心理学家艾伦·西格尔的研究，很多准爸爸做过这样的梦：

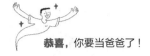

与他们的搭档、前女友甚至是妓女做爱。对一些人来说，这只是用来表达自己忧虑——担心怀孕会扰乱他们的性生活的一个梦。大脑可能对自己说："嗯，不错的家伙，如果你肉体得不到什么，你仍然可以有一些疯狂的幻想。"对有些男人来说，性梦是安慰自己的一种方式，初为人父的多愁善感和自我保护意识丝毫不会减少他们的男子气概。

参与其中

去看妇产科医生

一般规律就是女性比男性更快地与怀孕建立联系。但有一个例外：早期即参与并坚持到最后的男人被证明是与其伴侣同时与孩子建立联系的。在这个阶段，参与的万全之策就是尽可能多地陪你的伴侣去看妇产科医生。

我总是喜欢有人说我健壮得像匹马一样，我也从未真的想要去看医生，陪别人去看医生对我更没有多大的吸引力；但在过去的三次怀孕过程中，我想我只错过了两次产科医生的预约。诚然，有时我对我的想法感到很无聊。但总的来说，这是一个找到问题答案的很好机会，也能够满足我的好奇心：我妻子的子宫内究竟发生了什么。

毫无疑问，通过阅读大量的专为女性所写的妊娠和分娩方面的书籍你至少可以得到一些基本问题的答案。但也有其他一些更重要的原因需要去看医生：

- 你更是一个怀孕参与者而不是旁观者。也就是说，它使怀孕成为"你自己的"。

- 它会解密怀孕的过程，并使过程更加清晰明确。第一次听到胎儿的心跳（在第三个月），在超声波屏幕上看到他／她的小身体在蠕动（在第五个月）使怀孕的事实真实、清晰可辨。在一定程度上，这种体验只可意会不可言传。

● 随着妊娠的发展，你的伴侣会越来越依赖你，你需要更多地向她表明，你一直在她身边。陪她去看医生似乎不像在月色下散步或送一打玫瑰给她那么浪漫。但是除此之外，没有更理想的方式来提醒她你爱她，来安慰她她不是独自面对这件事。

● 你陪在她身边的时间越多，医生和其他工作人员就会越认真地对待你们，让你参与的机会更多（更多信息见第75~76页）。

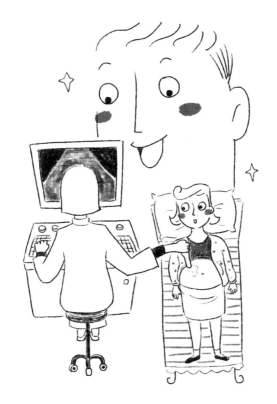

在这个阶段，参与的万全之策就是尽可能多地陪你的伴侣去看妇产科医生。

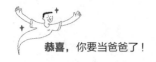

领养确认

如果你决定领养孩子，从决定领养到实际领养到孩子的这段时间可能会被认为是一个"心理怀孕期"。与生理怀孕不同，在大多数情况下，从领养开始到最后完成，你并不知道需要多长时间。但有趣的是，大多数准养父母经历的情感过程类似于准亲生父母，教育家卡罗尔·哈伦贝克说。第一步是哈伦贝克所说的"领养确认"，基本上意味着你想通过领养而不是"正常"怀孕成为父母。在养父母心理怀孕期间，他们经常经历我前面所描述的那种否定的心理，不让自己过于激动，因为担心收养可能需要比他们预期更长的时间或收养完全不成功。

如果你和你的伴侣已经物色了代孕者，你也会经历一个生理怀孕过程。不像养父母，你能更清楚地知道宝宝什么时候出生，但你仍然得通过"代孕确认"。

领养或代孕看似简单，但通常并非如此。研究人员雷切尔·莱维-希夫认为，选择领养（或代孕）只是夫妻花费昂贵的医疗费用、经过多年的怀孕尝试、遭受多次失败后所做的退而求其次的决定。不孕不育会让你质疑你的自我形象、破坏你的男子气概（如果不能让我的伴侣怀孕，我怎么能算一个男人？），迫使你面对支离破碎的梦想，为你们的关系付出高昂的代价。如果你难以接受你不会有亲生孩子的事实，我希望你和其他一些人谈谈你的感受。你的伴侣当然有权知道——她也许会有许多类似的感受。另外，收养机构可能有一些收养方面的信息提供给养父，让他们帮你找一找。

如果你计划陪你的伴侣做健康检查，你最好安排好自己的日程。标准的时间表看起来是这样的：

月份	如果是一个宝宝	如果是多胞胎
1~5	每月一次	每月一次
6	每月一次	隔周一次
7	隔周一次	隔周一次
8	隔周一次	每月一次
9	每周一次	每周一次

当然，从工作中抽出时间参加所有的检查可能是不现实的。但在你取消检查之前，咨询一下医生——许多医生可以预约清晨或晚上的时间。

筛查和检测

孕期是你和伴侣之间情感最为亲密的时期，也是你的伴侣承受针刺、针戳的一个时期。她需要做大部分的检查，如每月测血糖的尿检和其他问题的季度血液测试，这些纯粹是一些例行检查。不过，有些检查可不是例行检查，甚至还有点吓人。

最可怕的是检测出生缺陷，最普遍的是唐氏综合征和染色体异常。你可以要求对你们两人的检查写出详细的病历，医生可以据此评估你的孩子是否会患有严重——或者不是很严重的疾病风险（见第57~59页）。如果风险较高，医生可能会建议你做一些额外的产前筛查。

筛查和检查这两个词往往交替使用，实际上它们之间有很大的区别。使用非侵入性检查，如超声波和血液检测可用来评估潜在风险。如果风险足够高，医生会要求你做确认诊断检查。这些检查通常是侵入性的（对你的伴侣和你的孩子），涉及一些风险。产科医生会帮助你判断检查的益处（知道你的宝宝是否健康）是否大于潜在风险（导致流产）。如果你做了 ART（辅助生育技术）和 PGD（胚胎植入前的基因诊断，见 340~341 页），你和你伴侣就不必做所有的

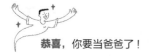
检查——实验室对胚胎本身做过 100 多种疾病和异常测试。如果发现胚胎有异常，这个胚胎就不会植入。然而，因为 PGD 有可能呈假阴性，具有一定的风险，很多不孕不育科医生会推荐孕妇做一些额外的检查。

非侵入性检查

超声波（声波图）

这种非侵入性检查对妈妈来说是无痛的，对胎儿来说也是安全的，怀孕的第五周后就可以进行。通过胎儿子宫声波弹回，超声波产生胎儿和胎盘的图像。在未受训者的眼里，标准的 2D 图像（二维或平面图像）看起来非常像没戴眼镜、没有胡子的土豆先生。三维超声装置能够生成一个更完整的胎儿形象。4D 超声装置（有时被称为动态三维）可以让你看到宝宝吸吮拇指、打盹、游泳、做其他胎儿会做的事情来消磨时间。

在妊娠的前三个月，如果有点不正常的事情发生，医生可能会建议你做超声波检查。最常见的原因是子宫的大小与上次测量的胎儿大小不相符合。你伴侣有过出血，对胎儿的数量有疑问，怀疑宫外孕（妊娠发生在子宫外），医生也会要求做超声波。在此阶段，超声波可以确认胎儿的心跳，并可以测量宝宝的大小（从迷人的名称"顶臀径"开始，可以很好地预测预产期）。

依据你伴侣的风险，医生会提供或推荐颈下半透明超声波（NT扫描）——一种特殊类型的超声波，用来测量颈下褶皱的液体，即对宝宝的头的根部进行检查。在这个地方多余的液体通常与染色体异常和一些心脏病有关。此检查需要在 11~14 周做，通常作为所谓的妊娠早期筛查的一部分，其中的血检用来测量你伴侣怀孕的血浆蛋白水平和一种名为 hCG 的激素水平。妊娠早期筛查的准确率大约是 85%，假阳性率为 5%。

还有一个综合筛选，即使用联合筛选的结果加上我下面描述的四联筛查结果，这一般在 15~20 周完成。这些一起来做，就增加了检出率，降低假阳性率到约为 1%。

中期妊娠超声波检查通常是那些低风险的夫妇首先要做的。他们用来确定宝宝的性别（这是可选的），得到更准确的预产期，或仅仅因为对宝宝的样子感到好奇。如果这是第一次做超声波，医生想要证实子宫内宝宝的数量，看看他们的活动状态，并确定所有的身体部位和器官大小正常，所处的位置也都正确。检查还可用于确定预产期、确认任何其他产前检查可能已经发现的问题，其中包括三联筛查或四联筛查，羊膜穿刺术以及 CVS（绒毛活检，见第 60-61 页）。

在怀孕的后期——尤其是当宝宝超过了预产期——医生会要求额外做一次超声波，以确定胎儿的位置，确定胎盘仍在起作用，或者确认还有足够的羊水滋养胎儿。

三联或四联筛查

三联筛查主要用来检测出现在你伴侣血液中的三种化学物质：AFP（甲胎蛋白）、hCG（人体绒毛膜促性腺激素）和雌三醇。四联筛查再增加一种物质检测，这种物质就是抑制素 A。实际上还有一个五联筛查，包括对另一种物质 ITA（侵入性滋养层抗原）的筛查。它们用于警示潜在的腹壁异常和各种神经管缺陷（相关的脑部或脊柱缺陷），最常见的是脊柱裂和无脑畸形（大脑完全或部分缺失）。你是否做三联、四联或五联筛查（听起来像是在奥运会体操赛场做裁判吗？还是只有我这么想？）将取决于医生的要求。从理论上讲，检查越多，假阳性概率越低。

这些简单的血检都是在你伴侣怀孕 15~18 周时进行。通常一周之内出结果，有时甚至第二天就可以出结果。重要的是要明白，一个"阳性的"结果并不一定表示异常，仅仅表示可能存在问题。大

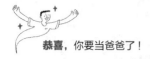

多数结果出来都很完美，但如果你伴侣又确实得到了一个阳性的结果，医生就会要求她再做额外的检查，如超声波、羊膜穿刺术等。做了这些检查应该能够消除你的任何怀疑。因为这些筛查都是真正用来让你伴侣清楚她是否需要做额外的检查的，如果她计划做羊水穿刺或深入超声波检查，也就不要费心了。

你必做的检查

不，你又没有怀孕。为了确保你的宝宝一切都好，你还是需要做一做血检。例如，各种遗传基因缺陷会对族群繁衍有影响。所以，根据你的家庭病史，医生可能会要求你们两个中的一个或两个做一下额外的血检。产科医生苏·韦瑞伯告诉我："世界上的每个人估计都携带成千上万的潜在有害的突变基因，这就意味着每对夫妇所生的孩子都有可能患某种遗传病，而他们自己并不知道他们携带了这种疾病的遗传基因。"好消息就是，现代科学已经能够鉴定出某些族群经常发生的一些疾病。因此，不要认为这些族群的基因不如别人，而要认为他们是幸运的，他们可以做检查，以免这些基因影响他们。每天都有新的检查在进行。最普遍可鉴别的情况如下：

- 镰状细胞贫血。如果你是非裔美国人或你的家人来自加勒比地区、意大利或印度，不管你的医生是否建议，你都要做这一项检查。如果你的伴侣知道她的这项呈阴性，也要问医生你是否需要做这项检查。

- 家族黑蒙性白痴和卡纳万病（海绵状脑白质营养不良症）。如果你或你的伴侣是德系犹太人（东部欧洲）后裔，就要检查。一些非犹太法裔加拿大人身上也发现有家族黑蒙性白痴。有趣的是，一旦你的伴侣怀孕了，你做这些检查比她做这些检查得到的结果更准确。如果你的结果呈阳性，那么她也需要检查。

- 囊性纤维化。美国妇产科医师学会现在建议产科医生提供囊性纤维化常规检查。

● 地中海贫血。主要影响亚洲人、东南亚人、非洲人、中东人、希腊人或意大利人后裔。

如果你的伴侣血液 Rh 因子（Rh 为 rhesus 的缩写，恒河猴）呈阴性，你还必须做一项检查。如果你的是阳性（我们大多数人都是），你的宝宝也可能是阳性。如果是这样，你伴侣的免疫系统有可能认为 Rh 阳性的胎儿是入侵者，并竭力攻击它。这会导致胎儿脑损伤，甚至死亡。幸运的是，这是可以预防的：在怀孕的第 28 周，你的伴侣就要开始注射一些抗 Rh 的药物。

侵入性检查

羊膜穿刺术

羊膜穿刺术（Amnio）通常在孕期 15~18 周进行，非常准确，几乎能识别所有可能的染色体疾病，包括唐氏综合征。然而，它不能检测腭裂等畸形。如果你的宝宝存在其他遗传疾病的风险，医生会要求你们做额外的检查（属于非常规检查）。妊娠晚期，如果医生担心胎儿的肺有问题，他们会要求孕妇做羊水穿刺，以帮助他们确定胎儿的肺部是否足够成熟到胎儿即便突然早产也能存活下来。检查主要是用针穿过腹壁羊膜囊，收集大约一盎司的液体加以分析。通常一到三个星期出结果。除非你的伴侣高危（见第 60 页），或者你们两个中的任何一个想确保你家宝宝是健康的，就没有其他真正的理由去做这个检查。可能在 500 个 25 岁的孕妇中，通过穿刺会检出一例有缺陷的婴儿。但是穿刺过程导致流产的概率可能是两百分之一。羊膜穿刺术在统计上的意义表现为：对于 35 岁以上的女人来说，染色体异常的概率大约是 1/190，并且随着年龄的增加，概率也会稳步上升。40 岁，概率是 1/65，45 岁是 1/20。

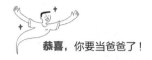

考虑基因检测的原因

◦ 你的家族成员之一有出生缺陷史，或者你知道你携带有遗传性疾病基因如囊性纤维化、肌肉萎缩症、血友病。

◦ 你属于高风险族群成员，如非裔美国人、本土美国人、东欧血统的犹太人、希腊人，意大利人，和其他人（见第 58~59 页"你必做的检查"）。

◦ 你的伴侣已满 35 岁或超过 35 岁。

◦ 你的伴侣有过几次流产经历。

◦ 你的伴侣三联（或四联或五联）筛查呈阳性（见 57 页）。

◦ 你俩其中一人可能携带某些与出生缺陷有关系的特定基因。

其他产前检查的原因

有些人并不认为产前检查是在冒险，而是认为产前检查还有其他一些原因。最常见的原因如下：

◦ 心态平和。羊膜穿刺术或绒毛膜绒毛取样（CVS）测试可以消除许多人对孩子染色体是否健康的怀疑。对某些人来说，安安心心地怀着孕就变成了一种没多少压力又令人愉悦的体验了。如果检测表明确实存在问题，你和你的伴侣将会有更多的时间提前来应对艰难抉择（更多信息请见 71~72 页）。

◦ 鉴定宝宝的性别（或者，在某些情况下，确定孩子的亲生父亲）。

绒毛膜绒毛取样（CVS）

检测染色体异常和基因遗传性疾病通常在 9~12 周进行。检测有两种方式，一种是用针穿过腹壁进入子宫，另一种是用导管通过阴道和宫颈进入子宫。无论哪种方式，都是将小块绒毛膜——与胎儿基因构成相同的一块膜——剪下或吸入注射器，对它进行分析。

胎儿游离 DNA（无细胞胎儿 DNA）

孕前检查最令人兴奋的进步之一就是胎儿游离 DNA 检测（也称为 cfDNA 或 cffDNA）。该检测可能会减少绝大多数的侵入性检查诊断。怀孕 10 周时就可以做这种检测了，主要是通过分析准妈妈外周血浆中游离的胎儿 DNA 小片段来达到检测的目的。根据塔夫茨医学中心的儿科遗传学家戴安娜·比安奇博士的实验结果，其预测唐氏综合征的准确率是以前的 10 倍，预测其他几种基因疾病的准确率则是以前的 5 倍。cffDNA 检测排除问题的准确率几乎达到 100%，这意味着呈阴性的检测结果应该能够减轻你的担心和焦虑。但有时检测结果呈假阳性，因此要确诊阳性的话还需要做羊膜穿刺术、绒毛膜绒毛取样或经皮脐血检测。尽管如此，根据比安奇的结论，"目前十个孕妇中有九个不需要做侵入性检测"。cffDNA 检测费用昂贵，不是哪里都可以做，也不在保险范围内，如果你感兴趣，请咨询医生。

CVS 和羊膜穿刺术具有相同的风险，两种检测可以确定几乎相同的潜在异常。但是 CVS 的主要优势是它可以在怀孕早期做，给你和你的伴侣更多的时间来选择。这是为什么羊膜穿刺术的检测数量正在下降而 CVS 正在上升的原因。

经皮脐血检测（PUBS）

PUBS 通常是在孕期 17~36 周，通过羊膜穿刺或 CVS 检查，确认可能患有遗传和血液疾病后的某个时候进行。过程几乎和羊膜穿刺是一样的，只不过 PUBS 是用针插入脐带血管。一些医生相信这会使检测更加准确。怀孕后期，PUBS 可以用来判定胎儿是否有水痘、刚地弓形虫（见第 35 页）或其他危险感染。三天之内提供初步结果。PUBS 具有一定的风险，除了有可能引起并发症或流产外，也增加了早产或脐带凝血的可能性，因为它不能早于 17 周进行，这项

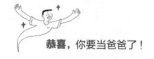
检测并没有羊膜穿刺或 CVS 那么普遍。

意外处理

对我来说，怀孕就像坐着众所周知的情感过山车。前一分钟我发现自己异常兴奋，梦见了新生婴儿，后一分钟，又充满了厄运即将来临的感觉。我知道我想要宝宝，但是我也知道如果我情感上太过强烈，万一真有任何意想不到的事情发生——像宫外孕、流产或出生缺陷——我就会伤心欲绝。所以，我并不是完全享受怀孕带来的快乐，而是花大量的时间阅读，总是担心可能发生糟糕的事情，过着煎熬的日子。

子宫外孕 / 异位妊娠

大约 1%~2% 的胚胎不嵌入子宫，而是开始生长在子宫外，通常在输卵管内，而输卵管无法充分扩张来容纳不断生长的胎儿。未经确诊的宫外孕最终会导致输卵管破裂，严重出血。幸运的是，绝大多数的异位妊娠能够检测得到，并可以在怀孕第八周之前切除。超过这个时间的话就会变得很危险。不幸的是，没有办法把胚胎从输卵管移植到子宫，所以除了终止妊娠别无选择。不过，我相信随着科技的快速发展，在不久的将来，移植会成为可能。

先兆子痫

这是最常见的妊娠并发症之一——大约 10% 的孕妇会发生这种并发症，大部分人的年龄在 18~30 岁之间。而风险最高的人群是十几岁和 40 多岁的女性。先兆子痫有时被称为毒血症或蛋白质诱发高血压——因为症状之一是尿液高蛋白。基本症状就是怀孕后期孕妈的血压增加。这会夺走胎儿的血液和其他营养物质，孕妈也会有中风或癫痫发作的风险。患过高血压或血管畸形的女性更易发生这种并发症。生下的女儿也会如此。挪威研究人员柔夫·斯科扎尔文和拉尔斯·法登发现，"母亲怀孕时有先兆子痫并发症出生的男性一定程度上增加了下一代患这种并发症的风险"。但大多数时候，这种病的到来都被当作是令人不快的意外。

在初期阶段，通常没有任何症状，但它可以通过常规的血压测量检测到。如果情况恶化，孕妇可能出现头痛、水潴留、呕吐、腹部疼痛、视力模糊和癫痫发作。有趣的是，研究人员现在怀疑先兆子痫实际上是一种扰乱，即母亲的免疫系统拒绝接受胎儿细胞里父亲的基因。他们怀疑，女人怀孕前如果经常受到伴侣精液的"骚扰"，已经具有了耐受性，就会使自己"免疫"。这就解释了为什么先兆子痫在第一次怀孕时或至少在新伴侣第一次怀孕时更容易被发现。这也解释了为什么30多岁的女性较少发生这种情况。（尽管如此，它也可发生在年龄稍大的或怀有多胞胎的孕妇身上。）

没有可以用来预防先兆子痫的保险方法。但是有几件事情可以减少风险。保持水分，减少盐的吸收和足够的锻炼可能会帮助你的伴侣控制她的血压。也可以增加纤维摄入量。一项研究发现，女性每天吃超过25克的膳食纤维会降低50%的风险。给孕妇最大的一个好消息就是，伊丽莎白·特里谢和她的同事们发现，"在妊娠晚期，每周吃5份或更多巧克力的女性是那些一周吃巧克力不超过一次的女性患先兆子痫可能性的40%"。显然，巧克力中的化学物质可可碱，可扩张血管，降低血压。但是你真的认为你的伴侣需要找个借口多吃巧克力吗？

流　产

有一个令人悲伤的事实——尤其是像我一样的悲观主义者——就是流产发生得相当频繁。一些专家估计1/5~1/3的怀孕以流产（有时也称为"自然流产"）告终。事实上，几乎所有性活跃又不采取避孕措施的女人都经历过流产。（在大多数情况下，女性还不知道她已怀孕，流产就发生了——诸如微小的胚胎被定期的月经冲走。）

在你恐慌之前，有几件事要记住：第一，超过90%的夫妇经

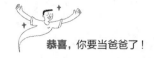

历过一次流产后依然怀孕生了健康的宝宝。第二，许多人认为流产——大多发生在怀孕的前三个月——符合达尔文的物竞天择理论。有些人甚至认为他们是"因祸得福"。在绝大多数情况下，胚胎或胎儿有某种灾难性缺陷会使它难以生存。不过，如果你和你的伴侣有过一次流产，你可能不会找到任何特别让人放心的理由，而且再也经受不起一点点的伤害了。

直到最近，流产像结束妊娠一样，仍被认为是女性的专属情感领域。事实上，它不是。虽然男人不需要忍受身体疼痛或不适，但是他们的内心和伴侣一样经受着痛苦的煎熬。他们对未出生的孩子抱有同样的希望和梦想，当这些希望和梦想都破灭时，他们会感到深深的悲伤。怀孕过早结束时，很多男人和他们的伴侣一样，会产生深深的内疚感，觉得自己能力不足。

我的好朋友菲利普和伊莲，几年前大约怀孕 12 周后有过一次流产的经历。对他们两人来说，这次流产是毁灭性的。流产后的几个月里，他们被深表同情的朋友和亲戚所困扰，他们中的许多人都是在他们突然流产后才知道他们怀孕的。他们询问伊莲的感受，去探望她，对她表示同情，经常讲述他们自己的流产故事。但没有一个人包括他的妻子——曾经问过菲利普的感受，对他所经历的事情表示任何同情，或给他一个哭泣时可依靠的肩膀。

心理学家和社会学家对人们失去胎儿的伤心情感历程进行了许多研究，但绝大多数研究仅仅停留在对女性的反应上。那些包括对父亲的情感研究普遍认为，男人和女人悲伤方式不同。克里斯汀·哥德巴赫博士发现："女性更可能公开表达自己的悲痛，而男人则对他们的悲痛表达很少，他们总是以更坚强的方式应对他们的悲痛。"这并不是说男人不表达自己的悲痛，也不意味着他们没有女人悲伤。相反地，它只是强调了这样一个事实，在我们的社会中，男人——像我的朋友菲利普，几乎没有机会来表达他们的感受——至少

怀上双胞胎

如果你们怀的是双胞胎（或多胞胎），流掉一个"似乎对幸存胎儿的健康或基因健全没有不好影响"，医生康妮·阿格纽和艾伦·克莱恩说。然而流掉一个可能使早产风险增加。

如果你们怀的是三胞胎或多胞胎，不得不面临"选择性减少胎儿"的问题。基本上，胎儿越多，早产、体重偏低和其他潜在的健康风险越大。简单——也是严肃地说，所有这些风险可以通过减少胎儿的数目来降低。这个只能由你和你的伴侣痛苦地做出抉择。自1980年以来，双胞胎出生的数量已经翻了一番，意料之外的三胞胎、四胞胎甚至多胞胎的数量翻了两番。幸运的是，随着辅助生殖技术的提高，这一趋势将会慢慢减缓，越来越多的夫妻将不用面临这令人心碎的抉择了。

不是用"传统"的方式。许多男人竭尽所能使生活恢复正常来平复他们的悲痛心情。他们通常加班加点，一心扑在工作上。因为他们不知道如何安慰他们的伴侣，他们只得以此作为摆脱自责和无助的一种方法，避免脑海中的宝宝形象时不时浮现在眼前。这是一种应对他们悲伤的方式，不幸的是，也是一种无视痛苦的方式。

再次尝试

如果你已经流产，并决定尝试再次怀孕，你的目标就是为胎儿在肚子里创设一个健康的环境来防止出生缺陷或其他并发症。

怀孕最关键的时期是在孕后17~56天之间。这时正是胎儿器官开始发育成长的时期。但是因为这个阶段发生在怀孕早期，你的伴侣完全有可能不知道她怀孕了。发现怀孕的时候，她可能已经做了各种各样可能影响胎儿的事情——这时她多么希望她没有做过这些事。

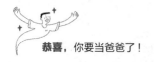
流产后再孕

流产后再孕会给你和你的伴侣带来一种纷繁复杂的心情。例如，再孕后，你一会儿觉得难以置信无比快乐，一会儿又忧心忡忡，担心会再次流产，不能真正参与其中享受怀孕的快乐——至少要等到上次流产发生的那个时间点后才能有所释怀。如果你的伴侣有所感觉的话，她可能会存心不让自己怀孕，以免再次伤心欲绝。如果流产后已有一段时间，你知道妻子这样做，你可能会生气——以莫名的方式发火——你仍然期待怀孕，你觉得你应该拥有把一个婴儿立即抱在怀里的所有权利。但是，如果你的伴侣马上又怀孕的话，你可能又感到内疚，为什么不能再等一等，等到更合适的（不管那是什么意思）时候不好吗？

不同的人应对流产的方法不同，但是有些事情可能会使应对更容易些：

出于这个原因，尽你所能提前做好怀孕准备非常重要。提前准备六到九个月就太好了，即使提前一两个月准备都能产生很大影响。

孕 前

本书的剩余部分致力于如何健康、安全地怀孕，如何确保妈妈和胎儿的健康。但是现在，我们讨论的是在你的伴侣孕前你能够采取的措施，这些措施可以增加怀孕的概率，减少事故，有可能帮助你减少生育费用，避免生育诊治过程中的情绪波动。

你永远不知道你的伴侣什么时候会冲出浴室挥舞着白色小棒宣布："亲爱的，我怀孕了！"所以在你们两人从床上跳起来之前，有几件她应该做的事、你应该做的事和你们两个应该一起做的准备。

◎ 不要担心。流产可能以前已经发生过，但也有可能这种事不会再发生了。大约 200 个妇女中只有一个被称为"复发性流产者"，意思就是有过三次流产的女性就不会再生孩子了。

◎ 不要关注别人的恐怖故事（你会惊讶于某些人的无动于衷）。

◎ 在你完全准备好之前，别告诉任何人有关怀孕的事。只告诉那些当糟糕的事情发生时给予你支持的人（更多信息请见 83~85 页）。

◎ 多看超声波图、多听胎儿心跳——这可能会使你感觉良好，使你安心。

◎ 得到一些支持。如果你的伴侣可以帮助你，那就太好了，但是她可能会专注于自己的想法。没关系，找你身边的人倾诉吧。

◎ 支持你的伴侣。鼓励她谈论她的感受，对她所说的不做任何评价。尽力让她保持平静。例如，随着妊娠的推进，她能感觉到宝宝的运动，她可能会一心扑在计算他们运动的次数上——会担心胎儿运动次数太多或太少。如你所知，一天 50~1000 次都是正常的。

她应该做的事

● 孕前约见保健医生。医生会：

＊ 评估你的伴侣正在服用的任何药物，确认是否会影响孕期的安全。

＊ 可能开产前维生素和叶酸补充剂（叶酸会降低某些大脑和脊髓出生缺陷的风险）。

＊ 讲述一些疾病，如糖尿病、哮喘、高血压、抑郁症、癫痫、肥胖或任何与先前怀孕相关的毛病。所有这些疾病会降低怀孕的概率，如果已怀孕，会增加妊娠并发症和流产、早产及出生缺陷的风险。

＊ 核实她的免疫接种是最新的，特别是水痘、德国麻疹（风疹）和乙型肝炎。

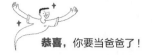

　※ 筛选是否患有性病。

　※ 了解说明她一直在使用的避孕方法。如果她一直在吃药，
　　可能需要停药几个月才能尝试怀孕。

● 保持健康。据美国疾病预防控制中心（CDC）称，11% 的女
性在怀孕期间吸烟，10% 的喝酒。这些怀孕的女性中，69% 不会服
用叶酸补充剂，31% 肥胖，约 3% 会服用处方药或非处方药致畸剂
（会干扰胎儿发育或导致出生缺陷的物质）。保持健康的意思是：

　※ 限制咖啡因。一些研究表明，咖啡因会降低女性的生育能
　　力、增加流产或其他风险。另有一些研究发现它们之间没
　　有联系。不过，为了安全起见，最好少饮咖啡，每天不超
　　过两到三杯咖啡，或喝不含咖啡因的咖啡。

　※ 锻炼。对孕妇来说，最好是继续她平常做过的日常锻炼，
　　无须开始新的锻炼项目。如果你的伴侣没有经常锻炼，那
　　就需要咨询一下她的健康保健医生。

　※ 观察体重。如果她超重（医生会告诉她超重是否存在问
　　题），现在是开始瘦身的时候了。她绝对不想怀孕期间节
　　食。根据疾病预防控治中心的说法，"在孕前达到健康的体
　　重会降低神经管缺陷、早产、糖尿病、剖腹产的风险"和
　　其他与肥胖有关的问题。

　※ 注意饮食和营养。伴侣怀孕前、怀孕最初的几天和几周吃
　　的东西对胎儿的生长和长期健康会产生重大影响。更多信
　　息请参阅 27、29~38 页的饮食和营养部分。

　※ 戒烟酒。两者都会降低生育能力，增加早产儿、体重不足
　　婴儿和妊娠终止的可能性。

　※ 远离热水浴缸。医疗保健巨头恺撒医疗机构最近的一项研
　　究发现，孕后用热水浴缸的女性流产的概率可能是不用热
　　水浴缸的女性的两倍。其他的研究还没有找到许多相关联

系，但这家医疗机构的首席研究员李德坤建议，"妇女在怀孕早期——那些可能已怀孕但不确定的妇女——可能要在孕期的头几个月谨慎行事，远离热水浴缸"，从而减少"不必要的流产风险"。

你应该做的事

● 和你的医生讨论。告诉他你的病史、你准备做爸爸的计划。在计划不要采取避孕措施的烛光浪漫之夜前，你想弄清楚是否还有一些你需要解决的问题。你想讨论的一个特别重要的话题就是如何确保你的精子是健康的。这里有一些可供参考的方法：

＊ 使睾丸保持凉爽。精子对热很敏感，这就是为什么你的睾丸——那些小小游泳者生存的地方——会露出身体外的原因；外面要低几度。加热几度（例如：热水浴超过 5 分钟、长时间双腿交叉坐、穿着睾丸紧贴身体的紧身内裤）可导致精子量减少或精子异常。我们都知道女性有生育周期，但是你意识到我们也是如此吗？精子的生长周期是 90 天，这意味着无论今天精子发生了什么，影响大约在三个月之后才会显现。

＊ 请求刑警队帮助。吸烟、使用非法毒品（或合法的药品使用不当）、喝酒等都会降低生育率，导致流产和出生缺陷。

＊ 小心毒素。危险化学品、农药甚至有毒气体可能会损害精子。如果你无意中把它们带回家（例如，沾在你的衣服上），它们也可能会伤害你的伴侣。

＊ 减肥。苏格兰阿伯丁大学的海耶斯·沙耶布博士发现，肥胖男性精液（带有精子的液体）量少，不正常精子的比例较高。"正要怀孩子的男人与他们的伴侣首先应该达到一个理想的体重。"沙耶布写道。

＊ 稍微多玩玩。传统观念认为如果你想提高你和伴侣的怀孕

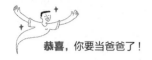

机会，你不应该在尝试怀孕的几天之前射精。但是澳大利亚产科医生大卫·格林宁不同意此说。格林宁对精子DNA受损的男性做过研究。在每天都射精的七天后（怎么射并不重要），受损的精子比例显著下降，运动性——精子直接和迅速游向那些难以捉摸的卵子的能力——增强了。

＊ 和一些父亲出去逛逛。问问他们当爸爸的情形、他们面临的挑战以及他们是如何克服困难的。问一大堆问题吧。

你们两个应该做的事

● 确认你们已经与一位合格的卫生保健医生讨论过任何可能的医疗问题。如果还没有，你们应该讨论任何与妊娠相关的风险因素。包括：

＊ 她的年龄，35 岁及以上年龄怀孕会增加某些遗传异常疾病如唐氏综合征的风险。

＊ 你的年龄。（更多信息见第 336~337 页）

＊ 家族病史。你们两人之中可能有一人有一些遗传疾病、出生缺陷吗？或患有囊性纤维化、血友病吗？

＊ 高风险族群。非裔美国人可能需要检测镰状细胞性贫血；非洲或地中海血统的人可能需要检测地中海贫血；德系（东欧）犹太人后裔可能需要检测家族黑蒙性白痴和 / 或卡纳万病。

● 查看你们的人力资源手册，仔细研究你的家庭和职业选择。更多信息请见第 145~155 页。分析你自己和你雇主的特点，花的时间越多越好。

● 检查你们的经济状况。你打算如何支付所有费用？有保险吗？ 如果存在问题，查看免赔额和共付医疗费——无论你是否有生育医疗保险。如果你或她刚刚开始工作，保险单有缴付受益时间限制吗？如果你没有保险，你的选择是什么？你有资格申请医疗补助吗？

● 坐下来与你的伴侣一起对你们的计划进行认真的讨论。希望她在绝佳时间怀孕。如果做不到，你如何看待生育治疗？你会考虑用你的精子进行人工授精吗？你会考虑使用捐赠者的精子吗？体外受精（试管）怎么样？使用捐赠卵子怎么样？如果你使用任何一种技术，你准备好养育双胞胎或多胞胎吗？不要试图在一次谈话中解决任何问题。

出生缺陷

如果在本章前面讨论的某种检测表明你的宝宝将出生畸形或有任何类型的严重障碍，你和你的伴侣要提前进行严肃认真的讨论。有两种基本的选择处置胎儿出生缺陷：保留胎儿或者终止妊娠。幸运的是，你和你的伴侣不需要自己做出这个决定。执行诊断测试的每一家医院都有受过专门训练的遗传顾问帮助你通过选项进行筛选。

毫无疑问，基因测试的可用性已经改变了与出生缺陷有关的状况。最近的两项研究分析了历经 15~20 年的出生数据。其中一项研究发现唐氏综合征婴儿的数量略有增加，另一项则略有减少。正如我们已经讨论过的，越来越多的女性推迟生育。鉴于 35 岁以上的妇女怀有唐氏综合征婴儿的概率很有可能是那些 20 多岁妇女的 5 倍左右，研究人员本来预期推迟生育会使唐氏综合征患儿数上升两倍。事实上并没有出现这么多唐氏综合征婴儿，原因很简单：在怀孕早期用基因检测能够识别唐氏综合征婴儿，许多夫妻选择堕胎。如果因为遗传原因你正在考虑终止妊娠，记住：在这紧张的时刻，与你的伴侣清晰、有效地沟通，可能是你可以做的最重要的事情。你不应该轻率做出决定——这是一个影响终身的抉择——你和你的伴侣必须完全同意这一种选择。但最终，决定权还是应该交给你的伴侣。

应对悲伤

如果你和你的伴侣选择终止妊娠、减少胎儿的数量，或者自然流产，心理上的打击可能是无可比拟的。这就解释了你们俩尽可能

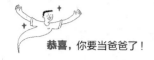

快地寻求精神支持是至关重要的。虽然没有什么事能用来让人预备好或阻止流产，但告诉你的伴侣你的感受——你一个人，或是和一名神职人员、治疗师或亲密的朋友一起——还是非常重要的。不要坐等她告诉你她的感受。主动给予支持，询问需要解决的问题。

避免做于事无补的事。你无能为力。不要试图用"我们可以再要一个"诸如此类的话安慰你的伴侣。你的意图是好的，但它不尽如人意。你和你的伴侣没有必要自己应对悲伤的事：因为流产、基因问题终止妊娠、有选择地减少胎儿数目等导致失去胎儿的男性和女性，可对外寻求咨询和支持。寻求团体支持可能是男人们特别重要的经历——尤其是对那些没有得到他们朋友和家人支持的人来说。许多男人在听取团体报告直至加入此类团体之前，没有人问过他们失去孩子的感受。团体环境使人摆脱孤独和落寞，暂时不必在伴侣面前表现坚强，可以为自己伤心一会儿。如果你要找一个这样的团体，你的医生或遗传咨询医生可推荐一个离你最近的团体——或对男人遭遇最具同情心的团体。

然而，一些人并不喜欢与一大群人待在一起。他们除了相同的遭遇之外没有多少共同点。如果你有这样的感觉，一定要巧妙地向你的伴侣表达出你的感受——她可能会相当强烈地觉得你应该和她一起待在那儿。如果你不讲，你伴侣可能会觉得受到了排斥。如果你最终决定不加入团体，也不要尝试独自面对。你可以跟你的伴侣、你的医生、你的牧师或有同情心的朋友聊聊，或阅读一些从父亲角度怎么应对悲伤的博客，这些博客也许有助于你。掩藏悲伤只会妨碍愈合的进程。

3

发布怀孕消息

你的伴侣的状况

身体上

- 疲劳、恶心、乳房胀痛和其他怀孕的早期症状开始消失

- 继续喜怒无常

- 不显怀，但穿合身的衣服有困难

心理上

- 听着宝宝的心跳，怀孕的真实感增强

- 继续对怀孕存有矛盾的心理，不知怎么度过未来的六个月

- 腰部变粗让她又沮丧又兴奋

- 开始关注身体内部的变化

- 开始和宝宝培养感情

宝宝的状况

　　现在，小小的胎儿看起来非常像一个真正的人——不过他／她（很厉害的超声技术人员也很难告诉你这个小人的性别）其实只有两三英寸（约5~7厘米）长，重量不到一盎司（约28克），半透明的皮肤和一个巨大的头（尽管说它"巨大"，其实大致只有一粒葡萄大小）。所有的内部器官都有了。牙齿、手指甲、脚趾甲和头发正在生长，大脑也不落后。到这个月底，胎儿已经能在羊水里呼吸、翘脚

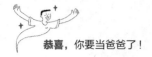

趾、转脑袋、闭嘴张嘴，甚至开始皱眉。

你的状况

真实感加强

第三个月，怀孕的感觉变得更具体、真实。到目前为止，对我来说最大的真实感受是听胎儿的心跳，虽然它听起来不像真正的心跳声（更像是浓汤快速沸滚的声音）。不管怎样，医生告诉我们，我们所听到的是一个让人放心的、健康人的心跳。

矛盾的心理

准爸爸会有一段时期——几周或几个月的时间达不到完全兴奋状态。有些人特别害怕可怕的事情会发生在伴侣或宝宝身上，担心他们在去医院的路上碰上塞车不得不在路边自己生下宝宝。有些人认为整件事会带来不方便，会花费无尽的时间和金钱。还有一些人不想失去性生活，失去青春、自由、朋友、积蓄，失去在伴侣心目中梦寐以求的位置。很多时候，矛盾心理或缺乏兴趣使你感到愧疚——感觉自己对伴侣没有给予更多支持，或者感觉自己不是一个好配偶——或者害怕那种令人不爽的感觉预示着你将是一个糟糕的爸爸。让自己休息一下，好吗？

这些矛盾心理的增强或减少受很多因素的影响：

- 你的伴侣是你的梦中情人还是你迫于压力和她在一起的？同样地，你们之间的关系是一种终生的关系，还是你感觉这种关系不会持久？

- 你完全做好了当爸爸的准备，还是觉得是被迫怀孕？在你人生的这个阶段，你完成了你想要完成的一切，还是有一堆未曾实现的梦想？

- 将为人父的你在经济上做好了准备（不管对你意味着什么），

还是在为钱担心？

可以推测，矛盾越多，你对怀孕后期和婴儿出生后的投入就会越少。

受冷落的感觉

意识到怀孕变得越来越真实的时候，另一种不好的感觉又涌上心头。孕期的第三个月末，你的伴侣可能会开始花大量时间专注于她身体内部发生的变化，经常想她是否会成为一位足够好的母亲，并开始与宝宝培养感情。她可能担心宝宝的健康，稍感一点点疼痛，就觉得这是可怕疾病的前兆。她可能会把这一切藏在心底，可能变得有点自私。如果她与她的母亲关系密切，他们的联系会更为频繁，你的伴侣可能会把她妈妈作为她行为的榜样。

她此时经历的一切是完全正常的。然而，当你的伴侣变得内向，更多时间和她的闺蜜待在一起，和她的母亲和宝宝联系更多，这就危险了。你可能觉得受到了冷落、拒绝，甚至有可能被排除在外的感觉。这可能让你特别痛苦。但不管伤害多大，你都不应该产生"报复"她的冲动。你可以安慰她，以非对抗性的方式让她知道你的感受（参见第88~92页"你们的关系"部分）。幸运的是，这段感受不会一直持续下去。

医生对待你的态度——排斥或欢迎

对有些男人——特别是被伴侣冷落的那些男人来说，伴侣的医生对待他们的方式真是让人伤心痛苦，这种痛苦已经超出了怀孕真实感所带来的快乐。护士兼怀孕领域专家帕梅拉·乔丹发现，大多数男人觉得他们出现在产前检查现场被认为是"可爱的"或"新奇的"。我经常收到准爸爸们的来信说：医学专家总是把他们看成是"旁观者"或"爱管闲事者"，把他们的伴侣看成是唯一值得打交道的人，在检查的过程中也只是与他们讨论怎么支持他们的伴侣之类的话题。准爸爸们非常具体的、独特的、重要的需求和关心似乎总

75

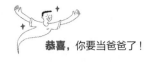

是得不到满足。

如果你有兴趣参与，而你伴侣的医生又不是那么欢迎你，我可以保证，你的整个孕期都将会受到影响。不管你是否意识到，关于怀孕和生育，你可能有相当清楚的概念。如果你被降为一个旁观者，你不会得到你想要的，你会有压力并产生不满。这也会影响你在怀孕后期的参与程度，使你很难适应父亲角色带来的改变。

我不想表明这种事情无时无刻不在发生，也不想说全是医务人员的错。许多哥们儿对妇科问题讳莫如深。他们躲在角落，不敢直接面对。如果你伴侣的妇科医生是男性，有一双手插到你认为除了你之外禁止其他人入内的地方，你会产生奇怪的感觉。（是的，如果你有足够的机会陪妻子做骨盆检测，你会适应他们，但还是……）

幸运的是，越来越多（但不够）的医疗专业人士欢迎爸爸们的参与。在我的经历中，我妻子三次怀孕，每次检查，妇科医生都让我陪在妻子身边。谈到我妻子和孩子的状况时，他们看着我，鼓励我就某一特殊的情况提问，并一一做出回答。

部分原因是，从一开始我就明确表示，我想参与其中。我问这问那，所以他们几乎不可能忽视我。我建议你也这样做，特别是当你稍稍有点怀疑伴侣的医生忽视你或者没有认真对待你的时候。

我甚至第一次被妇科医生邀请看我妻子的子宫颈。我有点迟疑，看到子宫颈——我宝宝六个月后出生经过的地方——在某种程度上感觉妊娠似乎不那么神秘了，也使我真实感觉到整个事件的一部分。（与此同时，我必须承认，这种经历有点奇怪。）如果你的妇科医生不让你看，你再找一个——有些是不会同意的。不过，一定要先问问你伴侣的意思。她会觉得自己被打扰——尤其因为这是她自己从没看到的身体部分。另外，她可能只是不希望除医生以外的人看到。这一点你不能怪她。

拟娩综合征

尽管孕期会经历许多的心理体验，但是如果你的身体开始出现一些症状，不要惊讶。各种研究估计，多达 90% 的美国准爸爸患有拟娩综合征（couvade，来自法语单词，意"孵化"）或"同情怀孕"。拟娩综合征的典型症状习惯上与孕妇是一样的——体重增加、恶心、情绪波动、对食物的渴望——以及一些不一定与怀孕有关的症状：头痛、牙痛、瘙痒、腹泻甚至囊肿等症状——如果所有这些症状都有——通常在怀孕第三个月出现，随后的几个月逐渐减轻，然后在婴儿出生之前的一两个月会再次发作。但是，不管哪种情况，在宝宝出生时，症状都会"神秘地"消失。下面是准爸爸可能患拟娩综合征最常见的原因：

同情或内疚

男人一直被认为，他们遭遇疼痛和不适时会咬紧牙关。当我们的爱人遭受痛苦时，我们无能为力，我们的自然（有点非理性）本能是尽力消除她们的痛苦，让我们来承担痛苦而不是她们。确实如此，即使我们稍微有一点点这样的感觉——无论多么疯狂——我们也会觉得首先应该为她们的疼痛负责。如果你的伴侣正感恶心或有其他与怀孕相关的困难，你（和她）可能会觉得这是你的错。如果她的症状特别严重，她可能首先会说你是使她变得如此的人，来加重你潜意识里的内疚感。

嫉　妒

毫无疑问，你的伴侣在孕期将会比你得到更多的关注。一些患有拟娩综合征的男性无疑在潜意识里试图将怀孕的焦点转移到自己身上。他们好像会说，"嘿，她不是这儿唯一扔饼干的人"或"对不起，我的裤子穿着不合身了"。当我妈妈生我的时候，我的父亲在产房外踱来踱去，突然大出鼻血，几秒内产房里就只剩下我的母

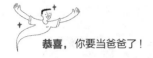
亲——因为三个护士和两个医生跑去照顾我那可怜的喷着鼻血的父亲了。我相信他不是故意这样，但是在生产这一简短的时刻，爸爸完全成了被关注的中心。类似地，身体症状可能是一种主张父权的公开方式。

虽然这不完全是拟娩综合征，但很多准爸爸也染上了一些毛病，他们也要像他们的伴侣一样受到人们的关注。

激素水平

是的，我还没有落后那么多。当她怀孕的时候，她的几种激素水平逐渐上升，其中包括泌乳素和皮质醇。泌乳素有助于分泌乳汁（产奶），皮质醇是建立亲子关系的纽带。过去，每个人都认为这些激素的变化是由发育中的胎儿引起的。但在一些有趣的研究中，研究人员安妮·斯托里和她的同事发现有些事可能会使人们改变这些想法。斯托里在准妈妈和准爸爸妊娠期不同的时间点提取他们的血液样本发现：准爸爸的皮质醇水平和泌乳素水平（你甚至不会想到男人也会有）和准妈妈的是平行的。"妈妈的表现更剧烈，但模式是相似的。"斯托里博士说。斯托里博士是加拿大人——当之无愧的"妈妈代言人"。

有些人似乎比其他人更容易受到这种事情的影响。在她研究的男性中，斯托里发现，经历过疲劳、体重增加、胃口变化或任何其他拟娩综合征的准爸爸和没有经历这些症状的准爸爸相比，他们的泌乳素水平高于平均水平、睾丸素水平低于平均水平。幸运的是，这并不意味着你的乳房会长得很快。和你的伴侣一样，你的激素水平在宝宝出生后不久就恢复正常，你的阳刚之气依然完好无损。

这些激素的变化也会导致一种非常常见的、非身体方面的症状。大多数准爸爸们发现自己比孕前对孩子的兴趣更浓。仅仅只是好奇，还是准爸爸以身体变化的方式为他责任的改变在做准备呢？很难说。但研究表明，准爸爸的拟娩综合征越严重，他就越会好好照顾新生儿。也许分享（稍稍地）怀孕时的身体部分，有助于发展亲子关系。如果这一点恰好击中你的要害，在让你的伴侣阅读这页之前——尤其是你一直在取笑她失控的激素，你可能要三思而后行。如果没有击中要害也很好。你的感受并没有一定之规。

习惯性压力

研究人员罗伯特·罗德里格斯引用证据证明，老婆意外怀孕的男性似乎比其他人出现的症状更多，而工薪阶层（据推测更有可能担心钱）比中产阶级的父亲出现的症状更多。

表现爱的自然方式

一般来说，女人怀孕时和生育后比男人更脆弱。你可以逃避，而她却不能。（冒着政治上不合时宜的风险，大量的研究人员推测，这正是为什么女性寻找"乐于奉献"的传统男人的原因。）因此，孕妇往往特别关注她们的伴侣是否会陪伴她们，是否真的做好了当父亲的准备。在某种程度上，你可以向你的伴侣保证，告诉她你爱她，会陪她做所有的产前检查，自我培养当个好爸爸，尽自己所能全身心投入。但是言语往往是不够的。最近一些进化心理学家推测，准爸爸的拟娩综合征可能是以化学驱动的方式在自己伴侣面前表现自己真正的付出。毕竟，当你告诉她说，你爱她，当爸爸让你很兴奋的时候，你可能在撒谎。但你对她们的爱是很难通过装作出鼻血或背痛或体重增加来表现的。简而言之，你的身体症状可能是以一种自然方式向你的伴侣表明你对她和孩子的真实感受，表明你为人父为人夫的可靠性。

拟娩小史

今天大多数研究人员认为，在西方社会，拟娩综合征是无意识地出现在经历过这些症状的准爸爸身上的。但早在公元前 60 年（今天在许多非西方社会继续存在），拟娩就被特意用在为父亲设计的参

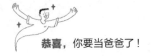

与妊娠和分娩的仪式上。然而，并非所有这些仪式对女性都是友好的。W.R.道森写道，在公元 1 世纪，母亲分娩时经常被忽视，而她们的丈夫则躺在床上焦急地等着。就是在最近，在西班牙和其他地方，母亲还经常在她们工作的田里分娩，然后回家照顾孩子的父亲。

但是在某些地方，男人们尽力做着他们今天尽力做的同样的事情：他们分担伴侣的痛苦。例如，在法国和德国，孕妇生产时拽着丈夫的衣服，她们相信这样做会把妻子的痛苦转移给自己的丈夫。我曾经遇到过最稀奇古怪的拟娩仪式就是准爸爸真实地分享生育的痛苦。最明显的例子是，墨西哥的维乔人过去常常让爸爸爬到妻子分娩地所在的树上或者屋顶上，用绳子的一头系着他的睾丸，妻子通过突然地拉拽另一头，让他感受她正在经历的痛苦滋味。对我来说这似乎有点过头，我肯定许多女性也不会赞同这样做。

也许拟娩仪式最有趣的方面是出于对父亲和未出生孩子之间的超自然关系的重视。人们相信爸爸在妻子孕期做的任何事都会对孩子产生直接影响。在婆罗洲，准爸爸除了吃大米和盐之外，其他都不吃——据说这样的饮食能避免婴儿的胃肿胀。在其他国家，人们认为，男人在妻子怀孕时，用锤子钉钉子将会给她带来长久、痛苦的分娩。如果他劈了木头，所生的孩子肯定会是兔唇。害怕生下盲孩的，准爸爸不会吃动物肉，因为这样会使孩子致盲。而且也不吃甲鱼——为了他的孩子不会先天失聪、肢体畸形（鳍状肢）和无脑畸形（甲鱼锥形头）。

有人认为拟娩仪式可以减少孕妇分娩疼痛或预防畸形。虽然这种说法很值得怀疑，但它说明了很重要的一点：数千年来，男人一直试图参与妊娠和分娩。马林诺夫斯基在他 1927 年出版的《野蛮社会的性和性压抑》一书中写道：

明显荒谬的拟娩思想具有深刻的意义和重要作用，对由父亲和母亲组成的人类家庭具有很高的生物学价值：如果传统习俗和规则

非亲生父亲也会患拟娩综合征吗？

考虑到拟娩综合征似乎是父亲的一种欲望的表现形式——想要确认他们在孩子生活中的特殊地位，养父们也常常会经历这些症状，这就一点都不会令人奇怪了。事实上，根据收养教育工作者帕特里夏·欧文·约翰逊的说法，"同情怀孕的症状"相当普遍。"夫妻一方或双方可能会反复经历这些症状，甚至可能会预见恶心发生的时间。"约翰逊说，"对食物的渴望和体重的显著增加并不少见。一方或双方可能会抱怨睡眠障碍或情感的跌落起伏。"

通过体外受精和辅助生殖技术当上爸爸的男性也会患拟娩综合征。事实上，一些研究表明，经历过不孕的父亲（或其伴侣）可能比自然受孕的爸爸更易受感染。婴儿时就被人收养过，现在就要当爸爸的人也是如此。

是为了在父子之间建立一种道德情境相近的社会关系，如果所有这些习俗旨在吸引他对后代子孙的关注，那么使男人模拟生育阵痛和孕妇疾病的拟娩具有重大价值，并为准爸爸们提供了必要的刺激和表达方式。拟娩以及与此相关的所有类型的风俗习惯都在强调一个正统原则，孩子需要父亲。

参与其中

透露信息

使怀孕显得更真实的另一件事（本月无论如何要做）就是将怀孕的消息公之于众。到第三个月结束的时候，我已经完全忘记了流产或其他一些妊娠灾难。我们确定安全了，可以把消息透露给我们的家人和亲密朋友了。不管怎样，只是说"我老婆怀孕了"（没多长时间，我就改用"我们正期待着一个小宝宝"）就能帮助我意识到这是真的。

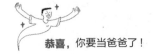

决定什么时候让别人知道你们已怀孕是一件大事。有些人因迷信而选择尽可能推迟宣布。有些人在验孕棒上的尿液还未干时就急于通过电话或电子邮件、短信、微博、更新脸书页面来发布怀孕消息。即使你属于第一类，你迟早也会发布这一消息，而妊娠的第三个月末是一个最佳的发布时间。

当然，早或晚发布消息各有优缺点。例如，如果提前告诉人们，你可能会得到很多的支持、安慰、参考和半新的衣服。但是一段时间后，你可能又得考虑如何收回消息了。如果你早点发布消息，妊娠出现问题的话你会得到支持。另一方面，收回已发布出去的消息可不是一件容易的事情。

如果你决定推迟告诉别人，你就对信息流拥有完全的自主权。你可以避免淹没在建议里，虽然有些建议可能是好的。如果事情变糟，你也不必操心怎么收回消息了，但是你也得不到那么多的支撑网可以依靠。

最终，你决定告诉什么人，以什么样的顺序告诉，是你自己的事情。但是这里有一些想法你可能要记住了。

家 庭

除非你有令人信服的理由，你应该首先告诉家人。如果亲密朋友从你艾达姨妈那里听到你怀孕的消息，他们会原谅你的；如果相反，艾达姨妈可能真的就会生气了——她为什么比这个家庭外的朋友更晚知道？然而，某些情况下，首先告诉你的家人可能不是一个好主意。我们认识的一对夫妇，怀孕五个月了，朋友们都不知道，他们的家人则更迟才知道——丈夫的哥哥和嫂子多年来一直希望怀孕，他们希望哥嫂在他们宣布怀孕之前能怀孕成功。

朋 友

如果你决定先告诉朋友，不要指望你的秘密能保持很长时间——

好消息或许传递得比你想象的要快得多，而且没有什么比微博和脸书状态更新传播得更快、更深入了。至于亲戚、体贴周到的朋友，他们虽然会尽力为你们保守秘密，但总是不会和你一样成功的。

办公室

大约在你告诉你朋友的同时，你可能会告诉你的同事、你的老板（如果有）。但请记住，社会对于男人有非常严格的工作／家庭准则，所以有些人不会有热情的回应（参见第145~155页"工作与家庭"部分完整的讨论），你要做好心理准备。无论你做什么，尤其是你打算在宝宝出生后请假或对工作进度做出改变，都不要等到最后一分钟才告诉他们。

你的孩子们

如果你们有其他的孩子，要给他们足够的时间来适应。但是不要等到其他人都知道的时候再告诉他们。6岁以前，孩子们是不懂"保守秘密"这个概念的。我们的大女儿4岁的时候，激动地在你耳旁低语的事情就称为秘密了。在她看来，低声耳语实际上并不算是说了什么。

在孕期体验中，要特别努力尽可能多地让你们的其他孩子参与进来。我们的大女儿和我们一起去参加大多数的检查，她有时会手持多普勒超声波听胎儿心跳，帮助医生测量我妻子隆起的腹部。

最后，请记住，哥哥姐姐坚持认为他们也怀孕了——像妈妈一样是完全正常的。坚持不让他们感到受排斥和厌恶，特别是对小男孩，更要如此。

一些特殊情况

如果你的伴侣有过流产又再次怀孕，告诉家人和朋友的原则（在某种程度上算是原则吧）就要做些改变。你可能想立即告诉你想要告诉的人——你可能会渴望得到家人或朋友的支持，或者你可能

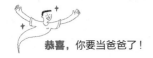
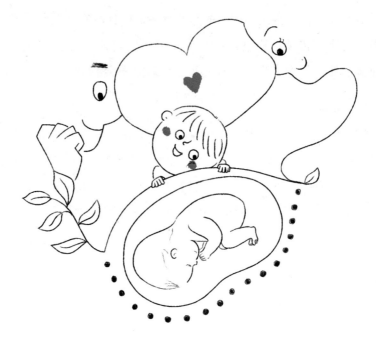

如果你们有其他的孩子，要给他们足够的时间来适应。

只是需要有人为你高兴。不过，大多数人则想尽可能推迟告诉（虽然在下个月左右就很明显了）。推迟的一些常见的原因如下：

- 你可能担心又会流产，不想把自己的痛苦带给每个人。特别是因为你的伴侣有过不止一次流产经历的时候。

- 如果你的伴侣流产后不久怀孕，你可能会担心，别人会认为你这么快就忘记悲伤而不值得受人尊重。

- 你可能想要等到你跨过了上次流产的那个坎儿之后——过了上次流产发生的那个时间点。如果你有其他孩子知道前面流产的情况，等久些再告诉他们是个好主意。他们可能会担心你的伴侣或者宝宝，他们甚至会害怕他们做了什么事才导致了第一次流产。即使你有过最轻微的暗示——事情跟他们有关，也一定要花些时间温和地向孩子们解释，事情跟他们没有一点关系，有时候发生的事情我们也无法解释。

告诉家人和朋友你们决定收养孩子，你们正在做辅助生殖技术，或者你们正在使用代孕。这可是一件相当棘手的事情。有些夫妇觉得这些想法相当不错。但对大多数人来说，这就相当复杂了。首先，你或你的伴侣可能会对你们不能自然怀孕深感愧疚。然后你们会感到悲伤。这取决于你们正在做出的选择，你可能不得不接受失去你拥有血缘关系的孩子、让你的遗传基因存活下来的梦想，或对被剥夺了怀孕和生育的经历而感到失望。

尽管你认为人人都会为你的领养决定（或者，告诉人们你们正在使用捐赠的精子或卵子）狂喜，但事实并非总是如此。一些人，尤其是亲属对你把"局外人"带到家里可能会不太高兴。你有充分的权利期待家人尊重你们的决定，用尊重来对待你和你的伴侣。同时，帕特里夏·欧文·约翰逊指出，你的家庭有权对你的某些事情寄予期望：

● 信息。他们对不明白的东西不敏感。你可能要推荐一些领养方面的书籍。

● 敏感。你必须承认，领养决定可能会使一些人感到痛苦。例如，你的父母可能会感到失望，他们认为他们当不上"正宗"的祖父母，家族的遗传基因中断了。和你一样，他们可能需要一些时间来缅怀他们希望和梦想的破灭。

● 耐心。即使他们有领养的信息并很理解，他们的知识仍然会滞后于你和你的伴侣。所以给他们一些时间，别指望他们会给予即时的支持和理解。如果有人就领养或捐献精子之事说了一些冷漠无情、令人目瞪口呆或诸如此类的话，一定要克制住把他的头咬下来的冲动，把他拉到一边并尽可能恰到好处地指出他的错误。

无论你怎么发布消息，什么时候发布消息，你一旦告诉人们你

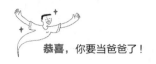
未婚先孕怎么办？

即使在 21 世纪，夫妇俩婚前同居是正常的，但未婚先孕，在某个范围内还是会让人惊讶不已。最开明的亲朋好友可能会提出一些令你吃惊的建议，建议你生孩子前一定要"明媒正娶"。对这些事情，尽量保持幽默吧。你和你的伴侣已是成年人，能做出你认为最好的决定。无论如何，大多数未婚先孕的准爸爸准妈妈们发现他们的亲戚会满怀喜悦地期待着小侄女、侄子或者孙子孙女的降生，他们对你们没有领取结婚证也就不那么耿耿于怀了。

们怀孕了，祝贺和建议就会如同打开的闸门一样一发不可收拾；几周之后，你可能很都想不起来别人过去常常在聚会前谈论些什么。他们可能会对你说，你们怀孕了，现在应该做什么和不该做什么。你会听到一些令人愉快的、恐怖的故事，还有一些关于妊娠和分娩的平淡无聊的话。你可能不得不忍受那些无休止的关于你男子气概的"笑话"，谁是"真正的"父亲之类的猜测，以及对邮递员或送奶工外表的质疑。很不幸，这些都是来自于其他男人。有了诸如此类的态度，你对至少有 60% 的男性对他们是否是孩子真正的父亲有过短暂的怀疑这个事实还会有疑虑吗？

怀孕消息发布给我们的朋友和家人后，我的妻子和我立即开始感觉我们与他们之间的关系发生了一些细微的变化。曾经是我们私人的秘密现在已经众所周知，每个人都想与我们分享。人们不打招呼就会来访，又送礼物又提建议——想看看事情的进展——电话一直响个不停，真让人不胜其烦。

几天之后，你和你的伴侣可能开始觉得患了幽闭恐惧症。如果发生这种情况，不要犹豫，立即建立一些基本的规则。例如，你的朋友和家人来访之前，要他们先打电话，或者设置——让每个人都知道的——具体的来访时间。你也要做好思想准备，可能你会产生被忽视的感觉。大多数人会问你的伴侣感觉如何，状态怎么样等等。很少，如果有的话，也问你同样的问题。

　　如果你开始觉得别人把你当旁观者对待，而非参与者，有三种基本的解决方案。首先，你可以忽略整个事情——没人会故意排挤你；大多数人不会想到妊娠——至少在这个阶段——对男性的影响那么大。第二，你可以生气。这可能不会让你得到你渴望的关注（尽管有时令人满意）。第三，你可以采取先发制人的方法，主动提供妊娠对你产生影响的信息。告诉别人你有多兴奋，你体重增加了多少斤，你的胃有多疼。向你的朋友透露你的希望和恐惧——尤其是那些已经有孩子的、可以给你提供建议的人。如果幸运的话，他们就会开始询问你们的最新进展。

保守秘密

　　尽管你试图隐瞒消息，但如果你不小心做了什么，你的朋友尤其是你的亲密朋友一定会猜测。如果你希望滴水不漏，你得牢记以下几件事：

　　避免说像"她不舒服"或"我想她真的需要休息"之类的话。一个朋友曾问我们为何喜欢在健身房班霸机上健身，结果无意中我就泄露了消息。

　　如果你们改变一些习惯，一定不要引人注目。如果你伴侣孕前常喝酒或者抽烟，你的朋友和家人会对她与过去相反的新的生活方式做出反应，这样的话你就得好好想一想了。（这可不能成为不戒烟、不戒酒的借口。）我的妻子怀上第二个女儿的时候，我们俩一致同意在每个周六的晚上，约几位好友到酒吧聚一下。没有人真正注意到我妻子用矿泉水代替她一贯喜欢的啤酒。但当她要了一杯冰牛奶时，就露馅儿了。

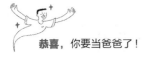

你们的关系

彼此之间

妊娠期不仅是一段充满巨大喜悦和期待的时期，也是承受巨大压力的时候。即使你和你的伴侣同时知道你们已经怀孕了，但你们不会以完全相同的方式或同时体验妊娠。这可能会导致越来越多的误解和冲突。

杰罗德·夏皮罗写道，当一对夫妇变成了一个家庭，"一般来说，好事会变得更好，坏事会变得更糟"。随着妊娠的继续，那么，学会互相之间如何说话和倾听是关键，还要找到方法帮助对方渡过这个非凡的、颠簸坎坷的情感难关。

作为男人，我们已经习惯了尽力保护我们的伴侣不受伤害。当我们的伴侣怀孕时，保护她们可能意味着尽力把她们生活的压力降到最低。我们力求不谈论自己的担忧。一路走来，我们得出这样的结论，为伴侣而变得坚强意味着不要承认生儿育女的花费和父亲角色的转换正在影响着我们。

研究人员卡罗琳和菲利普·考恩发现，对伴侣过分保护的大男子气概有一些非常消极的副作用。首先，因为我们从来没有给自己机会谈论我们的恐惧和担忧，我们永远也不会知道我们正在经历的是正常的和健康的。第二，我们的伴侣永远不会有机会发现我们理解她们的感受、和她们拥有相同的体会。结果，在家里不是减少了压力，而是为她和我们自己增加了压力。

危险的猜测

我在海军陆战队的时候，最喜欢我的操练教官说的一句话："永远不要猜测任何东西。猜测会使你和我都变成笨驴。"尽管中士的拼读水平有问题，但他的这个观点是对的。

有一些重要的事情你可能认为没有问题，但是最终可能会让你感到尴尬。并不是所有这些问题对每个人都很重要，但是如果你还没有探讨过这些问题，现在就要行动了。很多夫妻避免提出这些问题，因为他们害怕会引起争斗——没有人愿意打扰一个怀孕的女人，对吗？好吧，在我看来最好是现在就谈论这些事情，一次一点点，这比闹腾六个月，然后来一次大爆发要强好多。因为这些问题是如此重要，建议你按照第 91 页的家庭任务分配去做，每天腾出 15 分钟进行沟通，给自己增加点信誉分。

● 参与妊娠。凯瑟琳·安特尔博士发现，父亲参与妊娠有三种基本风格。观察型父亲会保持一定的情感距离，很大程度上把自己看作是旁观者；表达型父亲情感上积极参与，将自己视为伴侣的全部；帮助型父亲把自己视为怀孕的管理者，他可能觉得有必要对每一次体检、每顿饭、每次去健身房锻炼做出计划。无论你是哪类父亲，一定要和你的伴侣商量一下。毕竟，她也怀孕了。根据迪堡大学社会心理学家苏珊娜的建议，一定要明白你参与妊娠（你的伴侣感觉到的）的程度和你的伴侣对你们关系的满意度直接相关。也请弄清楚，她对参与的定义可能和你的不一样。例如，你认为的参与可能就是为正在壮大的家庭提供经济保障，而她则不会这样认为。

● 承担家庭责任。婴儿出生后你计划花多少时间照顾小孩？你的伴侣希望你做多少？你希望她做多少？这听起来很刺耳，但现实情况是，你可能要按照伴侣希望的那样照顾孩子。如果她要你在照顾孩子方面起积极作用，很有可能，你也是这样想的。但如果她想你以同样的方式对她，你可能会做得少些。此外，考恩夫妇发现，"在操持家庭和抚养子女方面扮演更积极角色的男人与较少参与家庭事务的男人相比，往往自我感觉更好"。

● 宗教。你和你的伴侣可能从未考虑过宗教教育——如果有的话——你要做好计划。如果你考虑过，一定要确定你们想法一致。如果你还没有考虑过，这可是开始的好时机。

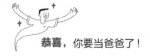

- 管教风格。你打孩子吗？从来没有？有时？她对此感觉如何呢？父母亲怎么抚养你和他们是否打过你对你抚养自己的孩子有很大影响。

- 睡觉的安排。尽早考虑宝宝睡觉的地方：在你的床上？你旁边的摇篮里？在单独的房间吗？一定要做好准备，虽然宝宝出生后，事情会有改变。

- 工作和育儿期望。你的伴侣生完孩子再去工作前，是否计划请一段时间的假？多久？你想要请更多的假吗？多久？你和她计划对育儿做出什么样的安排？

- 经济。你们需要两个人的工资支付抵押贷款吗？如果一个就够，会选择谁的呢？

在整个孕期，不要忘记你的感觉——好的、不好的、漠不关心的。高兴地谈论你有孩子的兴奋，你的梦想，你对未来的计划，你的恐惧，担心和矛盾的心理，你多么满意你在孕期的表现，等等。别忘了问问你的伴侣对同一件事情的感受。定期地讨论——你们两个在第三个月的所想所感会与你们在第四、第六或者第九个月的完全不同。这看起来似乎很难，但现在学会相互沟通将有助于你们未来好几年的生活。

得到独处的时间

也许有时候你发现怀孕的压力是如此难以招架，以致你需要逃离一段时间。如果是这样，你还是有一个优势的，就是怀孕的毕竟不是你，那就给自己放一段时间的假吧，到一个可以集中思想的安静地方或者做一些事使自己从无休止的有关孕妇和婴儿的谈话中脱身。你走之前，一定要让你的伴侣知道你要去的地方。无论你做什么，都不要让别人难堪；她可能会放手让你得到从怀孕中喘息一会儿的时间——即使是几小时。这里有一些你在自由时间里可能想要

重要的家庭任务

研究人员杰·贝尔斯基发现，在宝宝出生后的第一年，90% 的夫妻沟通质量下降、沟通次数减少。有的夫妇从此以后相互沟通减少了一半。

如果你考虑过这个问题，事情就好办了。在此之前，你和你的伴侣除了在一起，还有各自的生活、爱好、朋友、工作和利益。你们俩作为个人和夫妻，都在成长和发展。这就是为什么你们相互爱慕相互吸引的原因。但是一旦你们有了宝宝，你们的所想、所言和所为就会突变成一切为了宝宝。至少在一段时期，个人成长会被置之脑后。

解决这一问题的方法是每天预留 15 分钟谈论婴儿以外的一些事情，任何事情都行。我知道这听起来很简单，但如果你们现在养成了这一习惯，而你们的生活依然相对平静，那么你们就开始迈着阔步朝着爱情保鲜的道路前行了。它真的管用，做出承诺，每天这样做绝对是至关重要的。研究人员李志远和威廉·多尔蒂称，在你生孩子之前，你越对你们的关系感到满意，生完孩子的第一年你就会在孩子身上花越多的时间。

做的事情：

- 和一些没有孩子的朋友一起玩。
- 看一场电影或戏剧。
- 阅读。
- 开始写博客：写你在孕期的所想所感。如果你正在写一些你不想让伴侣知道的事情，你可以把你的帖子设置为不公开。
- 去网球场发泄一下。
- 驾车长途旅行或在沙滩上、树林里散步。

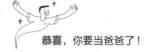

● 像孩子一样花几个小时玩玩电子游戏。如果你没有游戏机或家用电子游戏机，就从你最喜爱的游戏网站下载几款，或者抓住机会，前往离你最近的游戏厅玩一玩。

● 睡觉（祝你好运，做个好梦）。

● 如果你正在放松，而你伴侣却没有，你觉得内疚的话，可以花时间为家庭做些什么，如更新你的博客或建立一个脸书粉丝页面，并将所有可爱的超声波照片发布出去。

4

钱，钱，钱——经济预算

你的伴侣的状况

身体上

• 乳头颜色加深；斑和痣色素沉着更明显（皮肤色素不断沉着的正常副作用）

• 早孕反应渐渐消失，食欲和性欲开始恢复

• 笨拙——经常掉落、撒落东西

• 感觉到一些细微的动静（除非她已经有过一个孩子，不然她是不会把这些动静和肚子里的孩子联系起来的）

• 视力莫名衰退；戴隐形眼镜却会让她心烦

• 可能会得牙龈炎（即牙龈红肿、出血）——60%~75% 的孕妇都会这样

• 腹部开始隆起。对大多数人来说这没什么，但如果她是那种能上《人物》杂志或者《美国周刊》封面的名人，她隆起的腹部绝对会招来许多的指指点点

心理上

• 看到声波图特别兴奋

• 渐渐不再担心流产

• 担心不能胜任好母亲的角色

• 健忘并且情绪不稳

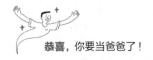

- 越来越黏你——想要你陪在她身边，知道你依然爱她
- 平日穿的衣服开始不合身时，会变得极度沮丧，反复纠结于自己的容貌

宝宝的状况

这个月，孩子会长到差不多 3~4 英寸（10~12 厘米）高，重达 4 盎司（约 113 克）。他的心脏已发育完全，每分钟胎动 120~160 次——几乎是你心跳速度的两倍——整个身体完全包裹在柔软的胎毛内。胎儿能够——常常做——踢腿、吞咽、吸吮手指。你的伴侣吃甜食或酸食时，他可以分辨出来并有相应反应（甜食时吞咽多，酸食时吞咽少）。他对光亮以及黑暗也会有反应——如果你用强光照你伴侣的肚子，胎儿会转过身去。

你的状况

怀孕的感觉增强

到伴侣怀孕四个月的时候，大多数男人可能还处于凯瑟琳·梅所说的休憩期状态——理智上我们知道她已经怀孕，但是我们仍然没有任何"实证"。哦，当然，有孕检、血检、盆骨检查，有妻子隆起的腹部和胸部，有妻子的狼吞虎咽，并在一个月前听到了孩子的心跳声。尽管如此，我一直怀疑这一切只是精妙的设计，不可能完成的使命——假的。或许这一切只是她编造的借口，以此逃避洗衣服。嗯，一定是这样。

但是陪我妻子做了超声波之后，一切都变了。不知道为什么，看到宝宝小小的心脏在妻子腹中砰砰跳动，小胳膊往外伸，腿也跟着蠕动，我开始相信我们真的将有自己的孩子了。

如果你们怀了双胞胎（或者多胞胎），你们可能要多做几次超声波（你可能想知道在接下来的几个月是否可以多预约几次超声波检查），因为胎儿在子宫里的动静可以让你洞察他们出生之后的情形。根据亚历山德拉·佩达灵所做的研究，从刚受孕起，双胞胎便有了自己的气质特征，建立了自己独特的行为模式。所有这些气质特征和行为模式在出生后可以保持至少一年。甚至更奇怪的是（假设可能的话），有研究人员发现在三胞胎中，会出现其中两个胎儿彼此互动而忽视另一个胎儿的情况。他们出生以后，这两个宝宝仍然会孤立另一个宝宝，这种动态会持续一年左右。

当然，看超声波只是诸多让你感觉怀孕真实性的其中一件事。但这是一件好事，因为对你来说越真实越重要，你就越投入。正如前面谈到的，你现在的投入直接导致你未来的投入。

那么，除了超声波，你还能做些别的什么让你更深地感受到这种真实性呢？研究人员雅辛塔·勃朗特－特恩尤和艾利森·霍罗威茨归纳出以下五件事：

- 和你的伴侣讨论怀孕。必做（希望你早就已经这样做了）。
- 听宝宝的心跳。必做。
- 感受宝宝的一举一动。他即将进入你的怀抱。
- 参加分娩准备培训班——接下来几个月的时间。
- 给孩子买东西。坚持不懈地努力。

给你一个提示，所有这些都是领先的理念——勃朗特－特恩尤和霍罗威茨写道："爸爸在孩子出生前的参与度越高，越可能积极参与认知刺激活动（比如，给孩子读故事），温暖孩子（比如，拥抱孩子），与孩子交流沟通（比如，安慰沮丧的孩子），照料孩子的身体（比如，给孩子换尿布），看顾孩子（比如，给孩子洗澡）。"

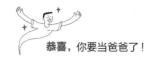

委托关系

对于大多数准妈妈来说，怀孕时并不需要太多怀孕真实感的想象——她们必做的就是关注自己的身体变化。准爸爸们则可以通过陪伴孕妇左右，照做本节列出的所有事情来感受怀孕的真实性。但是如果请人代孕的话，情况怎样呢？和那样的怀孕建立联系将会带来一些挑战。

英国研究人员菲奥娜·麦克卡勒姆和艾玛·莱西特对委托夫妇和代孕母亲之间的关系做过研究。他们发现无论代孕母亲是朋友、亲戚或不曾相识的人，他们三者必须建立某种联系（有人称为"被迫的友谊"）。

在麦克卡勒姆和莱西特的研究中，98%的委托母亲和90%的父亲与代孕母亲的关系被认为是"和谐的"。当然，会有这样那样的问题，有的夫妇认为代孕者要求过分，也有人发现关系有点冷淡——但几乎每个人都对事情的进展感到满意。

79%的委托母亲至少每月与代孕母亲见面一次，并且往往会一起去看产科医生。只有55%的男性这么做，但在很多情况下，代孕者要求爸爸不要去。宝宝出生时，81%的妈妈在现场，而只有31%的父亲出现。在很大程度上这也是代孕者的要求。

我们生得起孩子吗？

看超声波让我觉得有趣，而且还让我长吁了一口气。数完宝宝的手指和脚趾（要数清又小又动个不停的手指和脚趾，真不是易事），我终于可以不用担心孩子是否健全了。

但是我并没有轻松多久。我突然被一种想法困扰：我们可能生不起一个孩子——有这种想法的准爸爸们不能说不普遍。不足为奇的是，20~25岁左右的准爸爸们的经济压力比起年龄超过32岁的准爸爸们要大得多。这些"老"点的爸爸们大多有稳定的工作，赚的钱也比年轻小伙要多。

尽管已迈入 21 世纪，比起感情投入，美国社会依然更重视男人们对家庭的经济投入。人们不想看到他们表达强烈的焦虑、害怕的情感——尤其是在他们的伴侣怀孕的时候。因此，随着妊娠的发展，大多数准爸爸们会回到表现他们阳刚之气的传统方式来表达他们对伴侣和胎儿的关心：他们愁钱。

一些人表示担心钱不够用，房子不够大，因而拼命地工作，拼命地赚钱，甚至还会关心利率的高低。准爸爸们频繁地加班加点，或者找两份工作；其他人则想着买彩票赢钱，想要一夜暴富。显而易见，生一个宝宝（妈妈没有工作，家庭收入相对减少）会给家庭经济带来巨大影响。如莉比·李和亚瑟·科尔曼——后者是《怀孕：心理体验》（*Pregnancy:The Psychological Experience*）一书的作者——所言：这些问题是那么真实，男人们对经济状况的担忧"通常与家庭的实际需要不成比例。经济问题成为焦点，因为那是人们指望男人们能解决的问题。对能力和安全问题的担心可能隐藏得更深"。我告诉你，保持冷静。

从某种意义上讲，工作与父亲的角色是不可分割的。但是几乎没有人（除了这位父亲本身）把养家糊口看作是付出。肖恩·克里斯蒂安森和父道研究先驱罗伯·帕科维茨为人们的这种有选择的盲区给出了四种解释：

● 有人认为男人理应承担养家糊口的责任。我们应该这样做，爸爸承担家庭经济开销是理所当然的事。

● 付出不可见。部分原因是因为他们经常在外工作。克里斯蒂安森和帕科维茨写道："当家庭成员没看到父亲付出的行动时，他们可能不会清醒地意识到父亲为了养家糊口所付出的辛勤劳动、默默做出的奉献和牺牲。"

● 传统的父亲角色中隐含着消极的一面。爸爸们花在工作上的

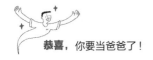

时间越多，花在家里的时间就越少。因而人们经常觉得他们不参与，不关心，甚至感情淡漠。

● 人们对养家的错误认知。我们总是倾向于在工作与家庭之间建立一种非此即彼的动态机制（更多信息请见第145~156页），好像认为不是工作就是家庭。但是男人们会把挣钱养家看作是成为一个好爸爸的一部分。

伴侣与宝宝的安全

似乎是担心经济问题还不够，许多准爸爸发现自己不知不觉关心起正在成长的家庭成员的身体健康与安全（而不是他们自己的——研究表明男人们在伴侣怀孕时，和往常相比较少去看病）。在有些情况下，男人们的健康与安全会发生一个相当奇怪的转变。例如，精神病学家马丁·格林伯格发现，"相当一部分人会在妻子孕期买一些防身武器"。他们中的大多数则会在孩子出生之后丢下这些武器。

我已看过超声波，知道我的孩子一切正常，而且我还读了一些书籍，知道在这个时候，怀孕的女性很少会流产，但我仍然很担心。我曾测试过妻子，看她是否清楚她所吃的食物含多少蛋白质，我曾提醒她去体育馆做些锻炼，我甚至曾经担心她的睡姿。总而言之，我当时真是操碎了心（但是关于睡姿的问题，我是正确的：仰卧是不合适的。怀着胎儿的子宫压迫主静脉——即下腔静脉——会导致痔疮，甚至阻碍妻子和胎儿体内氧气或血液的流通。这种情况很少会出现，但不管怎么说，在造成伤害之前，大多数女性已经会感觉到很不舒服，因而会挪动身体。但如果你是成心想找些担心的事儿，那恐怕只会使情况更糟）。

建议：如果你感觉到对妻子和孩子过分地关心和保护，请保持温柔，放松点儿。她可能和你感受相同。骑牛——即使是一头机械公牛——一样是完全不可取的。在不伤害孩子的情况下，她可以随意使用电脑（虽然打字会导致腕管综合征）。机场的金属探测器和行李扫描仪不会影响孕妇，除非你的妻子试图爬进机场或车站。你可以做的最重要的事情就是，鼓励她饮食正确、锻炼、喝大量的水。其他的则顺其自然。如果你仍旧担心，那就在下一次约见她的医生时，将你的忧虑和盘托出，但是，记得把枪留在家里。

表达关怀的方法

以下近百种表达关怀的方法——没有特殊排序——会让你处处受欢迎（也会受到你妻子所有朋友的嫉妒——怀孕的、没有怀孕的）。如果你想出了哪怕一个不在此列的方法，请发电子邮件给我们。我们将把它添加到下一个版本中。

- 给她搓背和足部按摩。

- 送她实实在在的专业按摩礼券。许多水疗馆有为孕妇设置的产前大礼包。

- 做一些宝贝出生后不易做的活动，比如去看电影或听音乐会。

- 无须理由带玫瑰回家。

- 写爱心小纸条，并藏在她的钱包里或家里，以便她能看到。

- 主动用吸尘器清扫房间和床下。

- 多拥抱你的妻子。研究表明，她被拥抱越多，以后她拥抱孩子也会越多。

- 去商店给她买那种小女孩用的、有保湿泡沫的沐浴用品。

- 如果你在出差，安排朋友带她去吃饭。

- 经常深情而长久地吻她。

- 给宝宝朗读（请参阅第125~131页）。

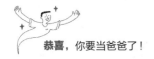

- 下班回家途中给她带一块比萨和一品脱她喜爱的冷冻酸奶，让她惊喜一下。如果你也想吃点，就带两品脱。

- 给她买孕妇枕头。

- 在她要求你之前，主动跑腿（如搞卫生、购物、跑药店等等）。

- 带她去修指甲、做足部护理。重要的是陪她时顺便请人修一下自己的指甲。

- 当她原因不明地突然掉泪时，帮她擦干。

- 别让衣服堆积如山再洗，衣服干后折叠收藏好。

- 告诉她，你认为她将会成为一位伟大的母亲。

- 为某件事道歉——甚至你根本没做错。

- 装裱宝宝的第一个超声图片。如果已公开了怀孕，可以在社交媒体上分享图片。

- 外出散步时，牵着她的手。

- 如果你先到家，给她准备烛光晚餐以及冒着气泡的苹果汁。

- 当她向你诉说，她是如何度过痛苦的一天时，专心倾听——哪怕你比她过得更糟。

- 给她电视机遥控器，观看她喜欢的节目。

- 拆卸并组装洗碗机。

- 给她写情书并发邮件给她。

- 设计并一起度过一个浪漫愉悦的产前周末。在很长一段时期，这可能是最后一次了。

- 给宝宝买玩具或衣服，并把它们打包成礼包，请她打开。

- 感谢她让你成为世界上最幸福的男人。

◎ 满足她的渴望。

◎ 给她买一套漂亮的孕妇装。甚至连"圆形马戏帐篷"这个词都不要想。

◎ 陪她散步，走得长一点。

◎ 在卧室与她轻歌曼舞。

◎ 安排并接她和她的闺蜜见面，带她出去参加晚会（当然，不能喝酒）。

◎ 为宝贝起名设计仪式。

◎ 着手整理所有当地外卖餐馆名单。

◎ 学习婴儿心肺复苏术。

◎ 再次给她按摩背部。

◎ 戒烟。

◎ 做些爆米花，两个人蜷缩在一起边吃爆米花边看言情片，即使不喜欢也要强迫自己和她一起看。

◎ 跟她说她很漂亮。每隔几小时就说一次。

◎ 两人外宿或徒步旅行之前，特别注意一定要带上足够她吃的零食。

◎ 在孩子出生前为她组织一场特殊的宝宝派对。

◎ 列出你最喜欢的名字或者给她买一本关于名字方面有趣的书。

◎ 给你未出生的宝宝画一幅画，或者写一封信。

◎ 和将来可能照看孩子的人见面。

◎ 即使是 11 月，也给她买母亲节和情人节礼物。

◎ 陪她做产前检查。

◎ 留下她怀孕期间你的所思所感（书面日记或录音）。

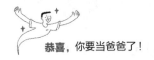
- 和她做一些她认为你绝对不愿意做的事情。

- 参观你们待产的医院。

- 两人一起签约参加分娩准备类培训班。

- 帮她填写、寄送宝宝出生喜讯的信封。

- 连线社交媒体，这样当宝宝一出生你就可以广而告之了。

- 学习准备一些简单的食谱（见第40~48页）。

- 当她说"你不知怀孕的感觉"时，请脸带微笑点头赞同，你知道她是对的。

- 如果你们已经有了孩子，带他们去公园玩，让你的伴侣有独处的时间放松或做那些被推迟做的事情。

- 在慵懒的星期天，把早餐送到床上，给她惊喜。或者工作日，提前5分钟起床，跟她用力握手使她惊喜。

- 下次再吵架让她赢，之后15或20次都让她赢。

- 请假陪她在家闲荡。

- 在火车和公共汽车上，给其他孕妇让座。

- 捐助当地儿童医院或学校。

- 别提醒她她看起来很疲倦或需要休息。

- 和伴侣讨论你的担心和恐惧。也听听她的，但不要取笑她的担心和恐惧——不管它们对你来说是多么的微不足道。

- 把在这本书里你读到的很酷的东西讲给她听。她真的很想知道你对怀孕感兴趣。

- 在宝宝房间绘画或贴上壁纸。

- 赠送巧克力、鲜花或珠宝给她。精确地说，这并不过分。

- 帮助她把尿布和婴儿床放在一起，或是你自己做这些。

- 倾听她的抱怨并给予她支持，偶尔对她说"你真了不起"或"这一定非常不舒服"。

- 在你的房子里安装烟雾和一氧化碳探测器。

- 如果她以前生过孩子，即使她的肚子看上去比上次的大，也不要告诉她。

- 立一个包括你的宝宝在内的新遗嘱。

- 她还在怀孕时，不要因为自己身体不适而发牢骚。

- 一起加入健身俱乐部。

- 告诉她，她很性感。

- 整理衣柜，为孩子腾出空间。

- 不要对她评头品足，比如"几分钟前你没吃或没哭过？"。

- 在白天打电话或发短信给她——只是告诉她，你爱她。

- 替她拿包。

- 不要告诉她，你认为安吉丽娜·朱莉照看那么多孩子真了不起。

- 在产房里放她最喜爱的音乐给她听。

- 她问你她的行为是否有点疯，或者无论她穿什么衣服是否看起来都很胖时，一定给她否定回答。

- 不要问晚饭做什么，自己做就是。如果有必要，学学烹饪。

- 随着妊娠的进展，帮她把东西从地上捡起来。对她来说弯腰变得越来越困难了。

- 发一点色情短信给她。

- 给她买一些孕妇杂志。

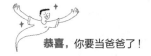

参与其中

专注于她

每个孕妇都会有不同的需要和爱好，有许多你可能想象不到但又非常常见的原因。一般来说，她需要从你身上得到三样东西，此刻——孕期剩余的时间（甚至更久）——比以往任何时候都需要：

- 表达你对她的爱、倾慕以及支持（口头和身体上）。
- 敏感于她身体发生的变化（饿了、累了、肌肉酸痛，诸如此类）。
- 表达对宝宝的喜爱以及即将成为爸爸的兴奋。你的支持至关重要。

根据心理学家爱德华·哈根所言，这三种需要会对你的伴侣的身心健康产生具体的影响，同时还会影响她未来母亲的角色。

资金储备 *

大学基金计划

现在似乎还很难想象，还在娘肚子的孩子在大约 18 年后，可能要高中毕业，即将进入大学。过去人们认为，父亲就是在孩子的生活里充当提供经济来源的角色，因此，我们现在就沿用这一传统观念来谈谈孩子的教育费用。在过去大约 20 年的时间里，大学学费与日常支出，比如食宿费，每年平均增长约 6%~8%——比通货膨胀的增长速度还要快——许多专家认为，在可预见的未来，大学学费与日常支出几乎会持续以同样的速度上涨。这里的意思就是，等你的孩子拿到了高中毕业证时，州立公办大学的学士学位将花费大约 24 万美元，含学费和食宿费；而私立学校要花费 54 万美元以上。这也就不难解释为什么越来越多的美国人认为大学教育不值得花费这么

---

* 本部分与国内情形差距较大，读者仅作参考。——编者

多。恐慌之前先挺一挺，事情也不是那么糟糕。请好好考虑以下几个重要的因素：

- 以上数据是以平均价位为基础的。许多费用较低的教育机构同样可以让你的孩子受到良好的教育。

- 2/3 的学生可以获得一些经济资助（包括助学金、贷款、奖学金和半工半读计划），这能抵消多达 50% 的学杂费（当然，尽管只抵消了一半，其数目也是十分惊人的）。

- 你不必——可能也不应该——用现金支付孩子的教育费用。你不可能用现金买房子，对吗？所以你为什么要用现金支付教育费用呢？这两个事花的钱几乎是差不多的。

- 投资大学教育是个不错的选择。根据旧金山联邦储备银行最新报道，有学位证的大学毕业生每年工资比高中毕业生多 61%，甚至更多。硕士毕业生的工资几乎是高中毕业生的两倍，每获得一个专业证书，工资翻三倍。麻省理工学院的经济学家大卫·奥特尔用另外一种方式说明了这种情况：大学学位实际花费了 -50 万美元。也就是说，尽管花了很多钱，但有大学学位的人一生赚的钱将比那些没有大学学位的人多出 50 万美元。还有一些隐形的经济福利。例如：比起高中毕业生，有大学学位的人更有可能找到雇主支付健康保险和养老保险的工作。

- 读大学也有一些非金钱的利益。比起高中毕业生，大学毕业生更健康（他们运动得更多、烟抽得较少、肥胖情况也较少），在社区更活跃（做义工、选举投票、献血）。

还是重点谈谈金钱吧！如果你的孩子没有获得全额奖学金或入读军事学院，你还得想办法支付他的学费。第一步就是，开始往你的退休账户里存尽可能多的钱。等等，什么？不明白为什么这么做会有助于孩子读完大学？

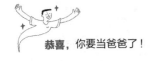

理由如下：

● 投资到退休账户的钱经常有一部分是可以减税的，在你领取退休金之前，免税的部分还会逐渐增加。这会降低你调整后的收益总额（AGI），意思就是在财政援助部门看来你的收入减少了。与此相反，以孩子的名义投资是税后资金，利息和红利与收入和资本收益一样，按利率收税。

● 孩子名下的资产越多，越没有资格获得经济援助。学校会认为孩子名下资产的20%可以用来支付教育经费，只有6%的资产是属于你的。而退休账户里的资金根本不计算在孩子名下的资产内。

● 许多财政资助方案可供选择：学生贷款（常低于市场利率）、助学金、奖学金、半工半读，等等。

● 你可以通过抵押房子或退休账户借款。

● 孩子读大学时，如果你的年龄超过了59岁半，你就可以从你个人退休账户或者其他退休账户中把钱取出来，不需要付任何罚金。如果你还没有59岁半，你可以把免罚的钱取出来用于合规的教育目的。不过记住，取钱仍旧需要交税。

正如执业理财规划师杰基·维茨伯格所做的精确说明：底线就是"你可以为大学筹措资金，但是你不能为你的退休筹措资金"。

当然这个方法不可能对每个人都行之有效。你可能已经用完了用退休账户来筹措教育经费的方法，或者你足够富有，你的孩子根本不满足获得经济资助的条件。再或者你只想把钱留给子女，以备日后之需。在这些情况下，你仍然还有很多选择。现在不可能把所有这些情况一一陈述，但是我们会就其中最常见的几种情况进行分析。在你做出重要决定前，我建议你先找一个理财规划师，或者一个会计，或者跟二者一起讨论一下，以确保你的计划与你的整个财政目标相符。

摆脱经济上的危机

在开始担心怎么为未来筹划时，花时间弄清你目前关心的问题至关重要。如果你有巨额债务，那就开始偿还吧。例如，收养一个孩子或者人工受孕，需要花费一大笔钱——25000~50000美元都不罕见。如果你使用你的退休账户借款，用它做抵押贷款，或者把钱存到你的信用卡，开始那样做之前或至少在同时，你就要开始为孩子储备教育经费。你有责任使你的孩子、你自己和你的家庭保持在经济状况良好的状态。但巨额债务尤其是高利率信用卡会长期破坏你整个家庭的经济健康。

如有需要，请咨询一位专业人士，他可以帮助你做一个包括偿还债务和储蓄的经济预算（要多信息请见第114~115页）。养成每月储蓄的习惯，哪怕只是几美元。最好的方法是定期定额投资。这意味着定期每周、每月、每季投资固定数额于共有基金或其他投资上。根据价格涨跌决定买或者卖，价格上涨就少买，价格下跌时，多买。

问题就是要记住投资或储蓄的固定时间和固定数额。如果手头变得紧张——在我们家大部分时间是这样的——教育经费储备可以"忽略"或者"重新安排"。让它自动定期从你的工资中不那么痛苦地扣除是一种行之有效的方法。如果你现在可以掌控你的经济，说不定，你可以再生一个孩子。

529计划

该计划创造性地按照美国国税局的规定命名，对很多人来说，这项计划会是最好的选择。529计划有两大类：储蓄计划，可以存入只用于大学经费的一个账户；预付计划，可以以较低的价格预付未来学费的一部分或者是全部。下面就这两大类进行细节分析。

529储蓄计划

有关529计划的规定，每个州都不一样，但是总体差不多。就

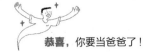

罗斯个人退休账户来说，只要是用于合规的教育经费（通常包括学杂费、食宿费），你就可以把税后资金存入账户，但是收益在联邦范围内是完全免税的。每个州至少有一个529计划，你可以注册任何一个你喜欢的计划。至于存款限制，每个州有每个州的规定，有些州会给居民提供减免收入税和其他福利（大学储蓄计划网www.collegesaving.org有每个州的详细计划说明，供直接比较）。

这些计划特别吸引人的原因在于它们没有收入限制。另外，只要是在国内，这些钱可以在任何公认的大学教育机构使用，包括州立、私立大学、社区大学和职业学校。如果你的孩子不读大学，你可以把钱转到任何一个家庭成员名下——包括你自己。

有了529计划，钱虽然是在你的名下，你的孩子却是受益者。这就意味着如果有需要，你可以取款（当然得支付罚金）。因为529账户确是父母的资产，所以比起用孩子本人的名义开立的账户，529计划对孩子获得经济资助的影响较小。要想确保529计划丝毫不影响孩子获得资助资格，你可以让祖父或祖母或任何一个可信赖的亲戚开立这个账户。任何人都可以往里缴费，但那是在别人的名下，金额不计入你的资产。

在每一个州，529计划由不同的金融服务机构管理——如：Fidelity，Schwab，Vanguard——从激进型投资到稳健型投资，在这里你将有诸多投资选择。这儿还有一个根据年龄投资的项目。比如说，一个新生儿的账户可能有90%成长型股票基金，5%国际股票基金，5%债券。等你的孩子16岁的时候，这个组合就会转变为15%成长股票基金，5%国际股票基金，45%债券，还有35%投放于金融市场。先查看你所在的州计划，因为它会给居民提供福利。但是如果你不喜欢这个计划，你可以到另外一个州投资。一定要查看管理公司收取的费用。529计划比比皆是，但是差别巨大。

529 预付学费计划

有些州提供这项计划——允许你预付孩子全部或者部分州立大学费用。至于支付多少则取决于孩子上大学的时间以及现行的利率。有些私立学校也会提供类似的项目。

这些计划经常承诺很优厚的回报，但是其中也有不少漏洞——如果你的孩子根本不去读大学，或是决定去其他地方就读，就读成本就会增加，返还你的钱也会相应减少。

如果你考虑私立学校，可以考虑私立学校 529 计划（privatecollege529.com）。有了这项计划，你现在就可以在将近 300 所私立学校中购买一张一学期（或不到一学期）学习的证明书。该计划担保，无论目前价格如何，你都能用现金支付未来 30 年之内任一学期的费用。买下证明书并不保证你的孩子最终会被这所大学录取，你的这项投资也不在联邦储蓄保险公司的保险范围内。

其他大学储蓄选择

科弗代尔教育储蓄账户（或称作科弗代尔 ESAS）

如果你和你伴侣年收入 22 万美元或少于 22 万美元，你可以每年为每一个孩子存进账户最多 2000 美元。存款不像定期个人退休账户一样从收入里扣除，但是它们会使免税部分增加。分配得到的资产只要是用来支付与教育相关的食宿、书籍等费用也会免税。如果最终你根本没有使用这笔资金，你可以把这些钱转到另一个家庭成员的新账号。科弗代尔账户还有一个有趣的优点——如果有需要，你可以用这些钱支付中小学的学杂费。如果你年薪超过 22 万美元，你可存入孩子科弗代尔储蓄账户的金额就会减少，但是年薪没有超过 22 万美元的其他人可以以你孩子的名义开立这个账户存款。

但是请注意：如果你觉得你需要经济援助，这个账户会被当作是一份资产，你的孩子所能得到的援助金额会减少（根据《赠予未

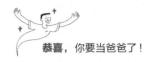

> ## 谨防好心的亲戚
>
> 因为国税局对科弗代尔账户、预付学费计划有规定，在日常生活中，往往会出现混乱和矛盾，这样极有可能让自己陷入很大的税务麻烦。一定要让你的父母和其他可能慷慨的亲戚和朋友知道，在他们以你的孩子的名义开立账户之前，要和你商量一下。如果你不确定要做什么和如何做，请会计或理财师看一看。

成年人统一法案》和《财产转让未成年人法案》的规定，因为资产是在你的名下，比起在孩子的名下，影响较小，下文有详细说明）。更重要的是，不能在同一年既在科弗代尔账户存款，又参与预付学费计划或者由州赞助的储蓄计划，不然会被重金罚款。考虑到其他计划存款限额高得多，你还不如把钱存到那些账户，而不是这里。

监护人账户

有两种监护人账户：UGMA（赠予未成年人统一账户）和UTMA（财产转让未成年人统一账户），二者基本没有区别。这些账户最大的优势就是，对于赠予人终生没有存款限制或年收入限额，虽然可以逃过国税局每年对赠品的收税，但是会给赠予者和受益者带来其他补税后果。和科弗代尔一样，在UGMA和UTMA中的钱可以用作中学甚至小学教育费用。

这些账户也有一些缺点。第一，不像其他账户，该种账户收益每年都要向联邦缴税——按成年人的利率——直到孩子满18岁（如果他/她是全日制学生，无法独立生活，可超过18岁）。第二，无论你往里面存入了多少，都会变成送给孩子的赠品，无法撤回——并且不能再转给另一个孩子或另一个受益人。作为监护人，你可以以任何方式存款，但你不能取款，除非是用于某些使孩子直接受益的事，比如教育、夏令营等。把钱用在自己身上会把你送上法庭。

第三，当孩子到了"法定年龄"（通常指18岁，或21岁，具体依照各州规定）时，钱就成了孩子自己的，他可以任意使用，你不能再加以控制。最后一点就是，因为账户里的钱一般认为是属于孩子的，因此日后获得财政资助的数目便会有所减少。如果你已经开了UGMA和UTMA账户，你可以把钱转入529计划。

人寿保险

如果你觉得现在考虑人寿保险未免为时过早，那你就大错特错了。因为你有许多人寿保险的选择，并且每一个选择只在特定情况下有用，在这里就不细谈了。可以说的是，你和你的妻子如果没有人寿保险，现在就应该买了。或者咨询你的代理人，新生儿是否会改变你的保险需求，该怎么投保才好。这样做的原因在于，如果——希望不会发生——你或你的妻子意外死亡，幸存者不用担心自己是否一定要找到一份好工作，以支付贷款或私立学校学费。

因为保险代理人都是保险产品推销员，你可能需要一个中间人（比如理财规划师）估测你首先需要买多少保险，以及买什么样的保险，这样你就可以镇静地与保险代理商谈。

人寿保险有两种基本类型：定期人寿保险、现金分红人寿保险。这两种类型都可再次细分。

定期人寿保险

此项保险具有以下特点：

- 可持续的（死亡抚恤金不变，保险金上涨，但是如果你有健康问题，所有保险将会一并取消）
- 平稳的（你可以锁定死亡抚恤金和保险金标准，时间可达30年）
- 不断减少的（死亡抚恤金逐年减少，保险金保持不变）

定期人寿保险，正如其名，只在一定的期限内生效。这些保险

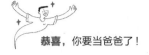

可能十分便宜，尤其是在刚开始的几年。如果你还年轻，没有太多资产，担心自己会出现什么意外无力照顾家人，买平稳的定期险是个不错的选择。等你年长些，如愿变得更富有时，你就会发现你对保险的需求不是那么大了——也有可能需求更大。当然，在做重大决定前你会咨询理财顾问，对吗？

现金分红人寿保险

现金分红人寿保险产品越来越多，这些产品主要是将定期险和投资相结合。保险金的一部分用来买定期险，剩下的用来买基金。根据计划，你多多少少可以控制如何投资基金。积累的投资免税，而且有需要的话，你还可以借钱投资基金——通常是以极具竞争力的利率。

你可以设定保险金的级别，但是因为定期人寿保险费每年都会上涨，保险费支付可能不够。如果这种情况发生了，这个缺口就要从你的投资基金中提取，这样就会相应减少现金分红。

现金分红人寿保险最大的缺点就是佣金与专业服务费昂贵。佣金——属于你支出的一部分——按常规会达到第一年的全部保险费。管理费用常比产业平均水平高得多。对了，不要忘记早期的取消费用，如果你购买了这种保险，不过十年就退保，你就会损失惨重。

所以，哪个最佳呢？经过和保险推销员以及理财顾问长期的讨论，我得出如下结论：买一项有保证可持续的、水平平稳的、十年或者更久的定期人寿保险。这样就算你生病了，保险单也不会被取消，你也不用每年体检。然后为你的家庭制订一个合理的储蓄、投资、退休计划。如果你自己具有足够的专业知识，那就最好。但如果没有，找位专家帮你制订（见第114~115页）。

有一个例外：如果你有一份大资产（包括房地产、退休账户），需要帮你的儿女偿清联邦房产税，现金分红人寿保险则是不错的选择。可惜"大资产"很难界定，因为国会总是改变规定以及限制。

不管你选定期险还是分红险，在付保费前，一定要到你信赖的承保人处投保。传统做法：选择大的评估机构排行榜首的保险公司签约——著名评估公司如：贝氏（ambest.com）、惠誉（fitchratings.com）、穆迪（moodys.com）。不幸的是，最近几年，这些机构可信度开始降低，他们对保险公司的实力进行评估并从这些保险公司处收取金钱。不管怎样，得到评估机构打出高分的保险公司一般都会万无一失。

伤残保险

脑袋上了保险后，你就得多花点时间，仔细研究伤残保险。如果你的老板给你购买了长期的伤残保险，立即签字。如果没有或者自己就是老板，和你的保险代理人好好商谈后购买一份。在许多情况下，长期的残疾比死亡给家庭经济带来的打击更致命。

孩子的人寿保险

给孩子买人寿保险很简单。许多情况下，办理孩子的人寿保险完全是浪费钱。保险只提供给生存者。给孩子购买的人寿保险可以帮助他们克服未来的困难，但那是几乎不可能的。你最好还是给你自己买份保险吧！

到哪儿投保

如果你在一家大公司上班，或者加入了工会组织，你可能已经有人寿险以及伤残险。在你的保险范围内，你甚至可以得到利率优惠，并且无须体检这样额外的待遇。如果你是某一机构的成员，在恰当的地方开立了银行账户等，你就有可能得到小件小额保险。但是在你购买"保证险种"（你在深夜电视广告里见到的那种不需要体检的保险）之前，先货比三家可能是个不错的选择。通常你需要支付保证险种一大笔保费，事实上保证险种有很大的漏洞（例如，如果在投保后两年内过世，你能得到的就只是保费返还）。你可能花不

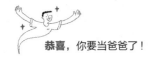

专业人士的建议

在接下来的 20 年左右，你会把辛苦赚来的很多钱花在健康、人寿和伤残保险，以及大学投资计划、退休计划等上面。所有这些钱的花费方式对你及你的家人将会产生巨大、长期、深远的影响。所以，如果你不是理财规划师、股票经纪人或保险代理人，没有别人的建议，你将难以做出重大的经济抉择。

找到能给你正确建议的专业人士并不总是一件容易的事。你的目标是找到一个你喜欢并信任的人，这个人会竭尽全力使你得到最大利益。这里有几个办法可以帮助你避免损失：

◎ 确定你想要你的理财师做什么。除了投资外，你希望你的理财规划师在税收、遗嘱和信托上给你提供建议吗？你希望每天更新还是一周或每季更新？你想让你的理财规划师执行交易，还是只告诉你怎么做，剩余事情留给你通过低收费经纪人来完成交易？理财师做的事越多，你支付给他的也越多。

◎ 参考来自朋友、商业伙伴和其他你信任的人的意见。或者，你可以通过理财协会（www.fpanet.org）找到当地的一些经过认证的理财师或通过个人金融顾问协会（www.napfa.org）找到"只收费"（和"只拿佣金"相对）理财师。至少挑选三个候选人进行初步磋商（这没有费用）。然后进行严格的面试。以下就是面试内容：

※ 教育背景。并非我们势利，确实是越正式的教育——特别是在财务管理上——越好。除了学士学位（至少），注册理财师（CFP）还必须经过严格的培训，CFP 认证可以帮助你区分应聘者是理财师、股票经纪人还是保险代理。

※ 许可证。他 / 她能合法买卖金融产品，如股票、债券、共同基金

和保险吗？

* 经验水平。除非你有用不完的钱，就让你攻读工商管理硕士的侄女排在别人之后吧。坚持选择至少有三年业务经验的专业人士。

* 典型客户简介。要求理财师有过这样的工作经历，即他服务的客户收入水平与家庭情况与你的类似。

* 薪酬。理财师的薪酬给付有佣金、小时计费、管理项目的固定工资、从他们推荐的公司收取费用，或是以上一些的组合薪酬等方式。这些薪酬给付没有一项必然比任何其他的更好。重要的是你得了解薪酬从何而来，可能是多少，是如何计算的。

* 获得一份理财计划样本。你想知道你将会怎样做才能赚到钱。但是要注意：奇特的图形、难以理解的样板语言和昂贵的皮革封面会让你无法从报告中感受到实质内容。

* 自我评估。当经济形势一直很好的时候，理财师为像你一样的客户创造了多少利润？形势不那么好的时候呢？大部分人一年回报率为2%，有的14%，还有的为0。一定要怀疑任何承诺定期返还的人（除非你所有的钱都在商务部）。还记得"伯尼"·麦道夫吗？

* 参考。客户和理财师在一起多久了？他们快乐吗？生活富裕吗？有没有投诉或批评？

* 理财师由两个组织监管。你未来的理财师应该由金融业监督局（FINRA，负责监管金融产品，如保险和股票）或美国证券交易委员会（SEC，负责监管金融建议）管理，或者共同管理。也可与你所在州的证券监管者核对。北美证券管理协会（www.nasaa.org）有各州机构的名单，点击Contact Your Regulator（联系你的监管者）。

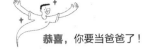
同的保费购买的保险范围却相同。

无论你投了多少保险，你都不可能保险所有的事情。如果你突然丢掉了工作，关闭了活期存款账户，你会发现自己都不在这些保险范围之内。

如果你有保险代理人，可以先从这里开始，但不要不好意思，还是去别的地方比比吧！买同样的保险保费会有 200%~300% 的浮动。网上有很多在线服务可以帮助你对各种保险进行比较，找出最适合你的方案。

当你在考虑需要购买多少保险的时候，一定要了解国家社会保障制度。如果夫妻一方死亡，大多数人完全忽视了另一方有权享有的福利。如果你把国家社会保障考虑在内——假定你需要时它还没有破产——你可能没有你想象中那么需要保险。

等等，事情还没完呢……

既然我们已经讨论了这些令人沮丧的事情，不妨再谈谈那些必备的文件吧！

遗嘱

遗嘱是一份根据你的意愿对你死后财产分配的文件。绝大部分情况下，这笔钱将全部转移到你的伴侣名下。但是，如果她也被同一辆公交车撞倒，所有财产将属于你的孩子。你可以指定一个监护人管理你的子女的利益。对许多没有很多财产的家庭而言，简单的遗嘱就足够了。现在就开始行动吧！没有遗嘱会带来太多变故。每个州对过世后无遗嘱的财产分配都有规定。此外，遗嘱检验法官不清楚你的财产分配意愿时会指定一位陌生人做你孩子的监护人，管理你的遗产。如果你在遗嘱里有所交代的话，难道你不会感觉舒服一点点吗？对于遗嘱，你还要注意另一件事，那就是遗嘱有争议，这就意味着这份遗嘱可能会在法庭上滞留几年。当然，产生的费用将从你的遗产中扣除。

财产信托书

类似于遗嘱，不同的是，对于如何使用你的财产，你拥有更多的控制权。例如，你可以建立一份财产信托以便你的孩子满 35 岁以后接收你的财产，或仅仅用于教育目的，或只能在她嫁给了一个左撇子套小牛的选手时才能动用这笔钱。财产信托的另一个优点就是不具争议，只要信托结构合理，资金到位，就无须公证。

卫生保健指令

如果你丧失行动能力，你可以签署这份文件指定某人为你做卫生保健决定。

永久财务代理授权书

如果你自己不能做出财务抉择，你可以签订一份授权书指定某人为你做抉择。可以是你指定的为你做卫生保健决定的人，也可以是其他人。

我知道这听起来像一堆文件（事实上就是）以及一大笔钱（这可未必）。好消息是你可以在网站 www.uslegalforms.com 提供的优质资源指导下自己处理这些文件，他们把这些基本文件打包放在 www.uslegalforms.com/mrdad。如果你的情况很复杂，有必要请个好律师——专注于遗嘱和信托的人——帮你处理这些事。自己处理这些事时最常犯的一个错误是：忘记投资信托基金。你有信托很好，但如果你的账户和房子都不包括在内，对你没什么好处。

最后，如果你在军队里或是正在派遣中，务必马上填完这些文件。幸运的话，在基地你会免费得到法律援助。

5

第五个月 陪伴

你的伴侣的状况

身体上

- 感觉到孩子在动——她知道那是什么意思
- 偶尔无痛宫缩（即子宫无痛间歇性收缩）或是"假临产"（真临产时，子宫颈会张开；假临产则不会）
- 乳头颜色不断加深，从肚脐眼到下腹出现黑线
- 乳房变得越来越大，性兴奋时可能会"渗出"一点点乳液——甚至不兴奋时也会有（希望你能分辨得出）
- 肚脐由内向外突出
- 视力变化。她最近喝水很多以致眼球形状改变。对隐形眼镜过敏，或者戴着不合适
- 激素水平变化导致各种各样的问题：健忘；手指甲易断；皮肤出现斑点；但是头发却前所未有地美（比起没怀孕的女性，孕妇不易脱发）

心理上

- 感觉到宝宝的动静，十分安心，不是那么担心流产——尽管在她感觉不到孩子的动静时，这些担心依旧会再次蜂拥而至
- 感觉到与孩子之间的联系越来越紧密，总是沉浸在对孩子的幻想中

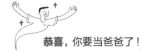
- 面对洪水般的各种建议不知所措

- 对变形的身材十分敏感

- 性欲增强

- 越来越依赖你

- 嫉妒的感觉（毕竟在此之前没人知道她怀孕的事）

- 享受孕妇的福利——坐车时有人让座，买东西时杂货店职员帮她拎包，等等

宝宝的状况

孩子的眼睑现在还是闭着的，但是眉毛和眼睫毛已经完全长出来了，你可能会看到她头上的些许头发。她的皮肤开始不再透明，偶尔可能会打几个嗝。到月底时，她可能大概有9英寸（约23厘米）高，将近1磅（约454克）重。她会踢、打、抓脐带、吮吸手指，作息时间有规律，在固定的时间醒来，固定时间打瞌睡（尽管她90%~95%的时间都在睡觉）。醒着的时候，她会经常翻跟头。最重要的是，她现在可以听到子宫外正发生的事情。

你的状况

"噢，天哪！我要当爸爸啦！"

必须承认，即使看到了声波图里的宝宝，我仍然难以相信我真的要当爸爸了。（技术伪造声波图的事是存在的，对吗？）但当我的妻子抓起我的手放在她的肚子上，感觉到那轻轻的一踢时，我知道这一切都是真的啦。如往常一样，最初的兴奋过去之后，我开始有些担心。

对父亲身份产生浓厚兴趣

第一次感觉到孩子轻轻的一踢之后，我便老是想着自己还没准备好当爸爸。我想要孩子——什么都没改变——但我突然意识到，仅仅四个月后，我便要面对人生中最大的挑战，而且我对将要面临的事一无所知。我感觉自己好像要在高空秋千上做三个后滚翻，既没有受过任何训练，地面上也没有安全网。

我已经看过很多有关书籍，但我仍然不知道父亲应该做什么。在街上卖热狗或是当一名美容师需要许可证，而当爸爸，这份重要得多的工作，却绝不需要任何先决条件，这听着不是很奇怪，甚至很恐怖吗？

如果你还没有阅读有关方面的书籍，第一次感觉到孩子轻轻的一踢会让你对这些书产生浓厚兴趣。你会发现自己愿意花更多的时间和有小孩的朋友或亲戚在一起，观察他们如何和他们的孩子互动。你可能会发现，比起年长的爸爸（32 岁以上），年轻爸爸（大约 24 岁以下）和孩子待在一起的时间——玩耍、教育、阅读——要少些。你可能开始注意到消极、古板的父亲形象在媒体上是如此普遍。从第 321 页开始，我们会在"今日父亲"一章中详述。

变得内向

你最近有许多事情需要考虑——家庭开销、作为父亲的新角色、伴侣（与孩子）的安全。所以，如果发现自己整天沉浸在自己的想法中，不必大惊小怪——有时候你会排斥外界的一切，甚至是你的伴侣。

正如她发生的变化一样，这种"变得内向"十分正常。问题是当你正关注萦绕于脑海中的所有事情时，你的伴侣（直到现在还一直很关注她自己）也开始关注你。她可能会感觉没有安全感，需要你向她保证你不会离开她，满足她情感上的需求，渴望你对她做出爱的承诺。一定要注意到她不露声色的（也可能不是不露声色的）提示，给她足够的关注。如果你没有做到，她可能会认为你不在乎她。亚瑟和莉比·科尔曼写道："一个忽视妻子焦虑情绪的男人可能会发现，屈尊来一句'亲爱的，一切都会没事的'，会使焦虑感有增

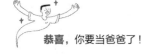

无减。"

　　但同时不要忘记你自己的需求。你可能十分想要摆脱外界的压力，和你的伴侣保持一定的距离（当然，你无法摆脱内在的压力）。如果可以，告诉她你在想什么，这会让你舒坦些。（如果还不能敞开心扉谈论这些，你可能需要看看第88~92页的"你们的关系"部分。）如果她不怎么理解，安慰她，告诉她就算你心事重重，你依旧爱她，并且会一直陪在她身边。

里面到底发生了什么？

　　在堕胎和反堕胎的问题上，不管你站在哪一方，完全没有问题，但你的胎儿是活生生的人，她对环境的反应和我们其他人一样。宝宝出生时已有一套完整的感觉系统：触觉、听觉、视觉、嗅觉和味觉。但这些感觉不是出生后才有的，完全不是突然出现的。它们在怀孕很早的时候就开始形成，一经出现，胎儿就立即开始加以使用。使用得越多，出生时感觉功能就越发达（没有利用到的感觉器官往往会萎缩。在动物实验中，例如，阻止小鸡胎在鸡蛋内移动，小鸡胎会变成软骨）。让我来介绍感觉器官出现的顺序。

◎ 触觉。大约怀孕两个月的时候，宝宝最大的器官——皮肤已完全形成。脸和嘴唇开始敏感，就在几个月前，如果它们被触到，宝宝会避开。现在（5个月）开始，宝宝会开始对触摸有反应（出生后孩子就会有觅食反射，旨在帮助孩子找到乳房。有东西接触到嘴唇时，宝宝就会转向刺激物——常常是乳头，但手指也会配合——开始吸吮动作）。接下来是手掌、足底和生殖器，然后是身体的其他部位。为了帮助发展他们的触觉，胎儿花很多时间自己探索——抓脐带、抚摸脸部、吮吸手指、对子宫壁又踢又撞。如果是双胞胎，他们经常互相摸索，有时你戳我一下，我戳你一下，有时牵牵手。

◎ 运动和平衡。如果你的伴侣四处走动，很多时候胎儿会在子宫内轻轻晃动。有趣的是，孕期胎儿的运动量与出生后是大不相同的。意大利研究人员卡洛伯最近对怀孕时没有停止跳舞的芭蕾舞演员的孩子做了一项研究，"他们需要比其他宝宝更大力的摇晃才能睡着，"他说。另一位研究人员珍妮·迪彼得罗发现，在子宫里非常活跃的胎儿更易发怒。

◎ 嗅觉和味觉（有些人把这两者合并成"化学感知能力"）。几个月前宝宝的嘴巴和舌头就发育了。在这个阶段，他的味蕾和你的一样敏感。在过去的一两个月，你的宝宝已经吞下了大量的羊水——吐出来又吸进去（最好脑海中有那样的形象）。根据你伴侣所吃的东西，流进胎儿的口腔和鼻道的羊水味道不断改变。（羊水和饮食的关系很大。在一项研究中，朱莉·马尼拉和她的同事发现，成人能够闻到从羊膜穿刺术收集的羊水的大蒜味——羊膜穿刺术是给一位 45 分钟前吃过大蒜的妇女做的。）但是在咖喱、红辣椒、花生酱三明治这些气味中，夹杂着的明显是妈妈的气味分子。婴儿出生后，她的嗅觉能够帮助她适应子宫外的生活。妈妈乳头的味道（对婴儿而言）像羊水的味道，这种气味有助于吸引婴儿吮吸乳房。宝宝肯定更喜欢自己液体的味道而非别人的。（嘿，谁不是呢？）当他们真正开始吃食物（出生大约 6 个月）后，他们更喜欢吃妈妈在孕期所吃的食物。

◎ 听力。如果你宝宝的耳朵充满羊水，任何外部的声音都会通过你伴侣的腹部传递，而婴儿能听到多少呢？好吧，无论你怎么想，子宫是一个非常嘈杂的地方——自从你伴侣怀孕以来，一直就是。

配备超声波仪器，研究人员彼得·赫珀和莎拉·夏希杜拉发现，早在第 14 周时，胎儿就开始对外面的声音做出反应。虽然他们的听力范围相当有限，低频声音（就像你的声音）比高频声音传播更好。到了第 35 周左右，胎儿不仅能听到高频和低频声音，而且还能分辨出这两种声音。例如，在另一项研究中，产科医生在孕妇（羊水已破）分娩时，将麦克风插入产妇的子宫，录下从里面可以听到的外部的声音。

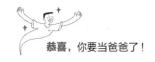

他听到了清晰的录音——不仅有母亲体内的声音而且还有贝多芬第九交响曲，这正是当时在产房内播放的乐曲。

听到声音是一回事，但胎儿无论如何都会受到娘胎中听到的声音的影响吗？绝对的。几乎 100 年前，德国的儿科医生阿尔布雷克特·佩普就观察到，胎儿听到汽车喇叭声会乱踢。如果问你的伴侣，她可能会告诉你，当她听音乐时，宝宝会动来动去，而当听到附近的门被砰然关上或汽车引擎回火声，宝宝会踢得更猛。

研究人员发现，胎儿的心率会随声音的变化而变化。例如，听到摇滚音乐，心率往往增加，而听古典音乐，心率会下降。发展心理学家威廉·费弗和他的同事们注意到，陌生人说话的时候，胎儿的心率增加。但是当妈妈说话时心率则会下降。他的结论是："胎儿不仅能听到而且还能分辨出妈妈的声音，并因此平静下来。"婴儿不只是被动的听众：他们实际上还学习他们所听到的东西。

例如，婴儿一出生就会试图模仿他们在娘肚子里听到的声音。德国维尔茨堡大学的研究人员凯思琳·威尔姆克比较了出生 3~5 天的法国和德国的新生儿。她认为，婴儿的哭声也在模仿父母的语音、语调，法国婴儿以升调结束他们的哭声，而德国婴儿则以降调结束。此话题更多内容见"产前沟通"，第 125~127、129~131 页。

◎ 视力。宝宝的眼睛还要一两个月后才能打开。即使她睁开眼睛，妈妈肚里仍然漆黑一片。（让我想起了伟大的格鲁乔·马克斯的一行文字："除狗之外，书是人类最好的朋友。但是在狗看来，书只不过是一片黑色罢了。"）然而，她可以做一些视觉处理。举个例子，如果你用强光照着你伴侣的肚子（实际上，你不应该这样做），宝宝的心跳会加速，她也会避开。当她从娘肚子里出来后，由于缺乏实践，宝宝的视力将是最不发达的感觉器官。起初，看到的东西会有点模糊，虽然，她可以看到物体——人——10~15 英寸（约 25~28 厘米）远的距离会相当好。但在六到九个月后，她的视力将变得很正常。

参与其中

产前沟通：现在能听到我说话吗？

　　像前面已经讨论过的，在孕期，与你的伴侣进行良好的沟通十分重要。但是和未出生的孩子交流怎么样呢？这个想法听起来有点古怪，但是研究表明，在孩子出生前几个月，胎儿听到外面的声响反应会相当灵敏。不仅如此，他们竟然能够边听边学。

　　彼得·赫珀在一个研究中发现，如果妈妈在孕期看过某部电视连续剧，新生儿在听到该电视剧的主题曲时会停止哭泣。那些在腹中未听过这部电视连续剧的宝宝听到该主题曲时则没有反应。

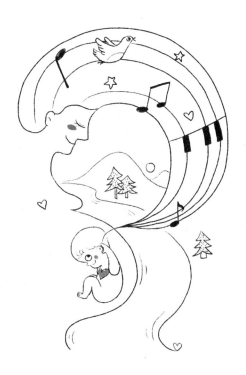

　　早在孩子出生前，他们并没有心不在焉，他们会认真聆听外界的声音。

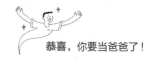

在我最喜欢的一项研究中——研究人员安东尼·德卡斯珀曾要求 16 名女性朗读一首名为"国王、老鼠与奶酪"的诗歌，各自用一盘磁带录下来，另外两盒磁带录制苏斯博士的《帽子里的猫》。然后，在她们怀孕的最后六个半星期内，让她们选择其中的一盘录音带，每天给未出生的孩子播放三次。在孩子出生三天后，德卡斯珀让他们从在妈妈肚子里反复听过的磁带和其他两盒磁带中的一盒中做出选择。因为三天大的孩子还不会用言语表达，德卡斯珀利用"吮吸测量法"（特制的橡皮奶头，孩子们可通过改变吮吸速度决定选择哪一个磁带）使孩子们表达自己的偏爱。16 个孩子中有 15 个选择了他们曾在妈妈肚子里听到过的磁带。别的不说，这个研究至少会让你相信，早在孩子出生前，他们并没有心不在焉，他们会认真聆听外界的声音。

更让人惊奇的是，胎儿可以分辨两种语言，而且偏爱母语。如果有人和妈妈怀孕时说的语言一样，新生儿会盯着他看很久。同样的，法国研究人员雅克·梅勒和他的同事让两位讲法语和俄语的女性录几个短语，然后放给几十个刚出生的法国宝宝听。通过使用一种和德卡斯珀的吮吸探测仪类似的设备，宝宝们听法语短语时，会调整吮吸。因此，他们能够听到的是法语而不是俄语。

为什么你应该尽量和成长中的胎儿保持沟通呢？首先因为很有趣。我过去常常在晚上把手放在妻子的肚子上，告诉当前住在里面的居民这一天我都干了什么。有时候我会做一些"计数"练习：我会戳他一下然后（大声地）说："一。"大多数时候，他会马上回踢一下。几秒以后，我会戳两下并说："二。"通常他也会回踢两下。我一直在想，我最大的孩子高中考微积分得 A 是否与这个数学小游戏有关。

与胎儿保持沟通的第二个理由就是，这些沟通会让你在孩子出生前就和他建立一种联系，也可以让怀孕更加"真实"。必须承认的是，最初，和妻子肚子里隆起的"一团"说话，显得有点傻。但过不了多久就习惯了，你会开始感觉到孩子与你之间有一种实实在在的亲密感。与我有过交流的一名父亲认为，通过和他未出生的女儿沟通，可以在她还在妈妈肚子里的时候就与她建立一种爱的联结。并且当她出生的时候，他将他们的第一次见面描述成"就像和只在电话里聊过天的朋友见面一样"。

如果你在部队服役，妻子怀孕的大部分时间你将不可能陪在她的身边。部队部署前，你最好录下你自己朗读的一两个有趣的故事和一两篇韵律优美的诗歌，然后让你的妻子每天放给孩子听——孩子出生前和出生后。如果部队已经开拔，你可以用 Skype 和手机现场朗读——只需要你的妻子将耳机或话筒放在她肚子附近就行了。我曾听说许多外派的服役人员这样做过，并且他们之中很多人第一次和宝宝说话的时候会惊奇地发现，宝宝能够清楚地辨别出他们的声音——脸转向他们。在我写的《军营里的父亲：实践指南》一书中，你会找到许多其他小窍门，即使自己不在妻子身边也能参与孕期的活动。与未出生的孩子沟通也会帮助他／她开始和你建立一种亲情联系。许多父亲羡慕新生儿一出生就和他们的妈妈建立起直接的亲情关系。对比其他方面，这种联系似乎和妈妈的声音有很大关系（孩子听了九个月的声音）。

德卡斯珀在另一个吮吸测验法研究中发现，十个新生儿中有九个选择了由他们妈妈朗读录制的故事，而不选其他女人朗读录制的同一故事。还有其他研究表明，在新生儿刚出生的几天，他们更喜欢妈妈的声音，而不是爸爸的声音；如果妈妈在这边耳语，爸爸在另一边耳语，宝宝更可能转向妈妈。

但那绝不是你放弃的理由。《超级宝贝》(Superbabies)的作者莎拉·布鲁尔博士说，在宝宝出生前和他说话时，他就能"学会辨别你独特的语气、语调，以及独特的语言模式，并且会在出生后立

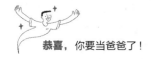

薄片馅饼，爸爸？

确切地说，你会花大量时间思考这样一个主题：怎么当父亲，怎么发挥父亲的重要作用，完全在于你觉得自己是一个怎样的人。虽然，我不是自助训练的鼓吹者，但实际上下面这个方法是非常有帮助的。

首先，花一分钟的时间去想一想所有你扮演过的不同角色，以及他们如何一起给你的身份定位。例如，你是一个丈夫或配偶、朋友、儿子、导师、准爸爸、工人、教练、亲属、运动员等等。

接下来，拿一张空白纸，在中间画一个大圆。想象这个圆（研究人员称为馅饼）代表整个的你，把它切成碎片，每片代表你每个身份的重要性。做这个训练没有正确或错误的区分，每个人的馅饼将以不同的方式切分成片。特别有趣的是，这些片的数量和大小会随时间而改变。如果你一年前做过这个训练，你可能没有"父亲"这一片，或者如果你做了，这一片也很小。但随着对父亲角色有更多理解，"父亲"这片会不断变大。当这种情况发生时，至少一段时间，其他片将会变小，或完全消失。

一旦你完成了这个馅饼，另外拿一张纸，再画一个圆，根据你对每个期望扮演的父亲角色和你想成为的父亲类型在你心目中的分量来划分这个圆。谢尔莱因·哈比卜和德拉·兰卡斯特让一群澳大利亚准爸爸这样做后，他们得出了七种可能性。

我又添加了几种可能性：可靠的人、提供食物的人、教练、对子女抚养有同等权利与义务的人、严格的人、母亲的情感支持者、母亲的帮手、玩伴、基本照料者、保护者、养家者、勉强的父亲、行为榜样、老师和含糊／糊涂的父亲。

你可能不会使用所有这些属性——如果觉得有遗漏的话，你也可以随时添加。就第一个馅饼来说，别太习惯它看起来的样子，因为切片的数量和大小会随着时间改变而改变。

刻分辨出你的声音"。这就意味着如果你在宝宝的这一边耳语,陌生人在另一边耳语,"认出了"你的宝宝百分之八十的时候会转向你。

当然,和胎儿的沟通并不仅限于说话。鲍里斯·布洛特(对,他是我的亲戚,但我从未见过他),一位著名的加拿大乐团指挥,他对音乐的喜爱可以追溯到他还在娘胎的时候:

小时候,我不明白我是怎么做到的,不看谱子都可以弹几曲。刚开始我要看乐谱,突然大提琴曲进入我的脑子:不用翻另一页乐谱,我就知道了如何弹奏这首曲子。一天,我和母亲谈起这件事,她是专业大提琴演奏家。我以为她会很好奇,因为那些大提琴曲总是萦绕在我脑海里,那么清晰。确实!但当她听到那些曲子的时候,秘密马上就被揭开了。所有那些我不用看的乐谱都是她在怀我时演奏过的。

为了充分发挥产前沟通的作用,一些内科医生、产科医生和企业家已经展开了有组织的沟通项目。精神病专家托马斯·沃尼认为,父母亲通过唱歌、与胎儿对话,"创造了一个积极的宫内环境,减少了焦虑。因焦虑产生的激素会导致未出生胎儿的疯狂行为,甚至是溃疡"。医生卡尔·范坚持认为,他的"产前教室"提供系统的刺激物,这些刺激物会"真正帮助成长中的胎儿的大脑在出生后变得更加有效率,学习能力也会增强"。

莎拉·布鲁尔说得更透彻。她说:"你的孩子的智力实际上是通过接收他周围环境的刺激和营养物形成的,通过额外的刺激来丰富他产前的环境,你可以促进孩子脑细胞的成长及(神经细胞)发展,因而形成更复杂的'沟通触角'(树突),更多的'卫星天线'(树突棘),以及更强大的突触连接。"意思就是:可以让你的孩子更聪明。

但或许最具戏剧化的说法是由发展心理学家布伦·洛根提出来的,他的"宝贝佳"技术使用他所称的"智慧课程",不断地向母亲的子宫内输入类似于合成的心跳的声音。洛根可能是真正意识到心

129

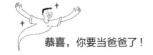

跳重要意义的人。心跳的声音是胎儿听得最多的声音，比胎儿母亲的声音还多。出生后，许多新生儿听到他们妈妈的心跳录音，会得到安抚（其他人的心跳录音几乎不会起作用）。有趣的是，虽然科学家们是用实验结果证明了这一点，但是普通人好像一直都知道。约百分之八十的母亲不管天生是右撇子还是左撇子，她们都会把宝宝抱在左边，让宝宝的头靠近她的心脏一些。甚至艺术家们——他们可不像研究人员和科学家那么刻板——也注意到了这种对左边的偏好：通过对一些古典绘画和雕塑的研究表明，作品里带宝宝的人百分之八十是把宝宝抱在左边的。如果拿的是非生命物体，则有一半的人放在右边，有一半的人放在左边。

不管是心跳还是诸如此类的事情，洛根说他的"毕业生"经常在 5~6 个月大的时候就学会了说话，18 个月大的时候就学会了看书（大多数小孩至少 1 岁前是不太会说话的，5~6 岁时才能阅读）。

除此之外，洛根、布鲁尔和其他研究人员发现产前得到强化的孩子倾向于：

- 出生后较少哭泣
- 出生后更机灵
- 更快地黏上爸爸和妈妈
- 注意力持续的时间更长，更专心
- 自行抬头较早
- 有惊人的体力（对于婴儿来说）
- 睡眠更香
- 更快成熟
- 不大可能出现阅读障碍
- 表现出很高的音乐天赋与创造才能
- 智商在 125~150 之间（平均值为 100）

公平地说，你肯定知道有很多人说过产前沟通之类的事情根本没有任何好处。

性生活

妊娠能给你的生活带来许多"性趣"。有些准爸爸对性生活更感兴趣，较以前更易冲动。有些准爸爸对这件事很反感。不管你是哪一种，或者居于两者之间，请放心，这一切都完全正常。

在这一节，我们将讨论性生活的问题，这些问题可能在妊娠的前六个月会出现。妊娠后期的性生活问题具体可见第198~199页。

为什么性欲增强

● 大概三个月之后，她恶心呕吐、疲惫的症状可能消失，性生活对于你们两人来说自然就产生了吸引力。

● 发现她怀孕的身材（更大的乳房，更完美的曲线）更能挑起你的性欲。这种情形实在是太常见，以致有一个专门的词来形容：maieusiophilia（妊娠性爱）。

● 你的伴侣可能为自己越来越丰满的身材感到满意，感觉更性感。

● 你被自己创造了生命的力量和阳刚之气所激发。

● 你的伴侣可能会因为女性气质得到肯定，敬畏身体内正在发生的变化而兴奋。也可能因为激发起你的性欲而感到兴奋。

● 在整个孕期，你们俩可能体验到彼此之间新建立的一种亲密感，这种亲密感经常会以性的方式呈现出来。

● 你们俩其中一人或是两人都有较多的情欲之梦。

● 阴道润滑液增多，骨盆周围血液循环会让你的伴侣的性高潮更强烈，也更容易达到。（如果这事发生在你身上，你也想多做几次的。）这些会刺激她手淫，次数多过以前，在这之前如果她没有这样做（假设她没有），现在她会开始这样做了。

● 如果你们经历过流产，妊娠前三个月是绝对不能做爱的。但

131

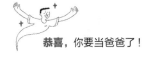

恭喜，你要当爸爸了！

是现在不用顾忌了，被压抑的性欲一触即发。

● 她怀的是男孩。根据神经科学家丽丝·艾略特的研究，比起怀女孩的孕妇，怀着男孩的孕妇血睾酮水平更高（这和增强的性欲有关）。

为什么性欲减弱

● 孕期前三个月，你的伴侣总是恶心呕吐或疲劳，对性生活失

产前沟通需要记住的几件事

◎ 尊重你的伴侣。你有权和你的孩子说话，但她拥有隐私权。如果她的想法完全不同，你可能就要告诉她：洛根和其他人发现，孕妇产前刺激宝宝，似乎分娩得快些，剖腹产比率也较低。此外，某些刺激可能会降低臀位分娩（婴儿的脚先出来而不是头）的风险。因为他们非常喜欢听声音，有些胎儿会"追逐"放在母亲腹部播放音乐的耳机。这个理论是，大约在孕期最后一个月，把耳机放在孕妇的腹部底部，固执而酷爱音乐的胎儿会使它原本朝上的头部变为朝下，这正是它应该在的位置。

◎ 尽力克服那种感觉：你正在做的事情绝对是荒谬的。与未出生孩子的沟通有利于他们，这种思想已经存在了一千多年。

◎ 不要低声耳语。跟胎儿说话的声音要大到足以让站在对面房间的人都能清楚听到。

◎ 当你感觉烦恼时不要和他沟通，胎儿会自动感知你说话的语气。

◎ 不要说过多。最多一天两次，每次 15~20 分钟。胎儿需要足够的时间休息，甚至比新生儿或小猫更多。

◎ 制订一个作息时间表。尽量每天在同一时间做，这样宝宝会习惯于每天所发生的事情。在开始之前轻拍你伴侣的肚子，呼唤他的名字

去兴趣。第四到第六个月，她可能感觉不舒服或者感觉笨手笨脚，不想有性生活（约 25% 的女性有此感觉。但是大多数人认为，从性方面来说，孕期的第四、第五、第六个月是最佳性爱时期）。

- 她认为你没有发现她的魅力，不想和她做爱。

- 事实上你可能不会被一个曾经迷人，如今挺着个大肚子的女人吸引。

- 你可能觉得你的伴侣感到没有兴趣，不想做爱。

（如果有），让孩子知道你在那里。

◎ 综合来做。最好是每天播放同一首乐曲或朗读相同的诗歌或故事，但一定要与其他项目保持不同。当胎儿一遍又一遍地听到同样的事情时，他们会产生排斥。

◎ 玩得开心。不需要专门的培训，也不需要高等的学位。尝试做一些游戏，比如温柔地拍拍伴侣的腹部，对宝宝宣布："现在我在拍你哦。"或者播放 DJ 或 CD，边放边温柔地抚摸他说："宝贝，准备好了吗，你将听到一些爵士乐。"或古典音乐、嘻哈音乐、萨尔萨舞曲、乡村音乐、摇滚，都可以。期望宝宝记住一个个独特的艺术家这个要求可能有点高，不过能记住流派也行啊。

◎ 你的期望值不要太高。大部分的产前沟通培训系统声称你的宝宝将会更高、更聪明、更漂亮，从子宫出来就穿戴整齐，能讲三种语言等等。不久前，我接到一位宣传人员的电话，他坚持认为，如果婴儿经历了整个培训课程，培训公司会保证孩子的学业能力倾向测验的分数会提高 15%。对不起，打扰下，比什么高些？荒谬的断言就是完全不起作用。在我看来，如果你期望生一个超级宝贝，生下的却是一个健康但相当普通的孩子，你会感到失望。我认为没有什么能比一个婴儿一出生就让爸爸失望更糟糕的事情了。

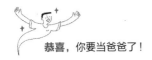

● 你和你的伴侣可能担心做爱会伤害到她——或是胎儿。实际上你们根本不需要担心。胎儿正安全地包裹在满是液体的羊膜囊内，除非你的伴侣在做爱时腹部绞痛或是流血，或者她的医生告诫要减少性生活，对你的伴侣来说，妊娠期做爱比任何时候都要安全。听到这个消息，你们俩可能都松了口气。如果真的松了口气，那很好。如果不是，现在是谈论这件事的时候了，可以尝试一些不同的做爱姿势（例如让你的妻子躺在你身边或是在你上面；或者让她躺在床边，你站着）以及不同的让彼此达到高潮的方法（口交、按摩器，等等）。简单地做些类似改变常常会让你不再那么担心了。

● 虽然在许多情况下，性爱是为人父母的先决条件，但是因为你们即将为人父母，性趣会逐渐减少，你和你伴侣会感觉到为人父母不应该只与性有关。（即使我们就是父母至少做过一次爱的鲜活例证，也有点儿难以想象他们两人，在床上，赤身裸体……）

● 你或你的伴侣可能会觉得做爱只不过是为了一个目的：生孩子。一旦你做到了，也就不再需要性爱了——直到你想要更多的孩子。

● 实际上，她可能发现做爱很疼痛。

专家的建议

如你所知，性的感受范围是相当宽泛的。但是如果你仍然不能确信你并不是唯一一个有这种感受的人，看看这些研究人员找出的有关准父母们妊娠期的诸多性趣：

● 心理学家温迪·米勒和史蒂芬·弗里德曼研究发现，准爸爸们通常会低估伴侣们感受到的吸引力，准妈妈们经常低估自己对丈夫的吸引力。（底线是大多数男士发现怀孕的妻子身材具有挑逗性，大多数孕妇也觉得丈夫很有吸引力。但是许多男士和女士都不能将这种感觉传达给对方。）

● 据考恩所说，准爸爸们对于孕期身体上的亲密接触在心理上

什么时候要特别小心

如果你的伴侣有早产、前置胎盘（胎盘覆盖子宫颈时），或子宫颈内口松弛症（宫颈内不足以容纳胎儿）的历史，在你们做爱之前应咨询一下她的医生。刺激乳头和性高潮对胎儿有直接影响，可能会引发子宫收缩。如果你的伴侣有过任何早产的情况或风险，做爱时要使用避孕套。是，这并不是为了避孕。听起来有些奇怪，精液（前列腺素）里的某种激素稍微有可能会引起宫缩。

的抑制比他们的伴侣要多。

● 怀孕会让女性无性能力的古老传说变成只是个传说而已。实际上，米勒和弗里德曼发现准爸爸与准妈妈在性欲程度与性满意度上并没有多大区别。

当你和你的伴侣不协调时

当然，你和你的伴侣不可能总是意气相投。当你还没意识到她那具鲁本斯画笔下的女性身材时，她可能想要做爱。相反的，当她没兴趣的时候，你可能一度想要做爱。下面这些建议可能会对你有所帮助：

● 交谈。怀孕期间，和你的伴侣沟通极其重要。如亚瑟与莉比·科尔曼明智地写道："如果夫妻不能讨论他们的性生活，他们的整体关系会出现危机，反过来会使性生活问题恶化。"

● 尝试其他一些表达爱的方式，比如彼此依偎、触摸，或拥抱。预先说明，那是你喜欢做的事情，因为这并不会像听起来那样简单。两位考恩教授发现许多缺少性交的夫妇需要找一些感官方式使彼此满足。如果男女双方对他们的性交没有把握，或是担心会错意，就会犹犹豫豫地做出一些亲热的举动。

● 体贴彼此。挑剔她的身材会让她感觉不自在，缺少魅力，对

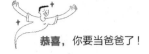

性爱也提不起兴趣。相反，告诉她，她看起来有多火辣，再多做些第99~103页所列举的事——尤其是与打扫、煮饭，以及其他家务活相关的事情。"家务前戏"这个名称可不是随便得来的。

● 尝试一些极度疯狂的事。一些有趣的新研究发现，孕期口交比较安全。和我一起来看看吧！阿德莱德大学教授古斯塔夫·戴克做过一项研究，对比41位患过先兆子痫（一种以极危险的高血压为特征的症状）的女性和44位未患过该疾病的女性。他发现未患过该病的女性有82%的人会和她们的伴侣口交，但是患过该症状的女性中只有40%做过。根据戴克教授所述："如果女性真的吞了精液而不是咳在枕头上，口交的保护作用是最强的。"所以现在当他给那些在孕期遇到过麻烦的夫妇提建议时，他告诉他们："精液射出体外是有益处的，你们可以考虑口交。"嘿，我只想说：值得一试，但不要屏住呼吸哦。

当然这不是唯一的解决方法。性研究专家艾米·塞利发现，孕期经常达到性高潮、不是"高风险"（得到医生的确诊）的女性早产的风险较低。研究专家雷切尔·爱丽丝蒂发现谈论性的夫妇比不谈论性的夫妇性生活更频繁。正如你所期待的，爱丽丝蒂还发现，夫妇孕期性生活越和谐，那么他们对他们的关系就越满意。

6

你的伴侣的状况

身体上

- 体重开始急增

- 多汗

- 血液供应增加使她脸上容光焕发；当体内多余液体挤压她的神经时，可能会导致坐骨神经痛、手麻木有刺痛感，甚至出现腕管综合征

- 手脚浮肿

- 常见疲惫、眩晕、流鼻涕症状

- 经常被背痛困扰——尤其是怀了双胞胎或多胞胎的时候

- 难以置信、匪夷所思地贪吃（更多信息见 140 页）

- 就像在做全身有氧运动。她的心肺活动比怀孕前困难一倍，有点喘不过气

- 笑、咳嗽、打喷嚏的时候会渗出些许尿液

心理上

- 情绪渐渐稳定

- 依旧健忘，甚至会出现短期失忆（更多信息见第 140~141 页）

- 感觉孕期永远不会结束

- 与宝宝的联系日益密切

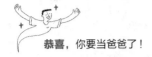

- 仍旧非常依赖你

- 想知道她会是什么类型的妈妈、她母亲养育她的方法将会怎样影响她对自己孩子的教育

宝宝的状况

宝宝看起来很苗条——目前他还没开始长肉——逐渐被胎儿皮脂包裹，那是具有保护性的厚且光滑的皮层。他的眼睛开始慢慢睁开，有时他会咳嗽、打嗝，如果你能进入子宫，你会看到他那独特的手印和脚印。那个1英尺长2磅重（约30厘米长1千克重）的东西，动静越来越大——不再像蝴蝶般地踢腿了——他还可以听见外界的声音并做出反应。这个月，女宝宝卵巢内的卵子开始发育，一些研究者认为，这时是宝宝情感开始形成的时期。你的（和你伴侣的）声音带给他的舒适感让他学会爱。当你的伴侣感觉压抑、生气或难过时，宝宝也会产生些微和妈妈一样的激素变化。

你的状况

重新审视与你的父亲的关系

你即将成为父亲，已是板上钉钉的事，这时你可能会发现自己不知不觉间开始思考该如何兼顾各种角色——人父、养家者、丈夫、员工、朋友——这将构成你的父亲身份。如前几章所提及的，你会花更多时间看育儿知识，观察你的男性朋友、家庭成员甚至是陌生人，看他们是如何做的。

但是你最终会意识到——不管你知不知道——你的父亲已经对你将成为怎样的父亲产生了深远的影响。你可能会发现自己总是会回想起已忘却的儿时印象——尤其是牵涉到你的父亲的记忆。走在街上，我会突然想起与父亲野营、看芭蕾舞剧的时光；想起在公园里他教我怎么投棒球；想起那个炎热夏天的下午，我和他还有姐姐们在后院把衣服脱到只剩内衣内裤，把水彩颜料涂抹在身上。没有什么能赶得上即将为人父所能唤起的孩提时代所有与父亲相关的记忆和情感。

并不是所有和爸爸相处的儿时记忆都是积极的。对父亲的印象，有些人只记得害怕、痛苦、孤独、渴望。不管怎样，当你发现自己在严肃地重新审视自己与父亲的关系时，不必惊讶。你可能会想：他是那种你想把他作为榜样的父亲吗？他是那种你不想把他作为榜样的完美父亲吗？或：他介于这二者之间？许多人——尤其是与父亲关系不稳定，或是根本谈不上关系好不好的人——发现自己即将成为人父，心中长久以来积压的不满也随之渐渐消逝。如果你开始做许多和你父亲有关的梦，不必诧异。研究人员路易斯·萨亚斯发现准爸爸对自己作为父亲的真实身份，对已经改变的妻子、家人之间关系的不确定，其实是处在"父亲的心路历程中"，这种心理过程基本上是与他和他自己父亲的关系有关的，而且经常会以梦的形式出现。

所以，无论你是醒着或是睡着，当你在想你爸爸的时候，记住：这一切发生的原因其实是你在担心孩子降生时你会成为怎样的父亲。

毫无疑问，你的父亲教育你的方式会影响你成为怎样的父亲。尽管有很多不中肯的格言，像"有其父，必有其子"，但是你父亲对你的影响是积极还是消极，完全取决于你自己。

研究人员科丽·弗洛伊德和马克·摩尔曼认为，父亲的参与基本上是模仿与他们称之为"补偿效应"的综合。一方面，如果你感觉你的父亲在教育你这方面做得好，你会以他为榜样来教育你的孩子。另一方面，如果你不满意你父亲对你的教育方式，或觉得你们之间没有爱，或关系疏远，为了你自己的孩子，你会"认为有必要重新塑造父亲的形象，使其成为一种更积极的经历"。

最有趣的是，你父母的关系（当你还是个小男孩的时候）也会

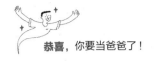

孕妇身上发生的怪事

异食癖

你可能听说过有关孕妇的一些稀奇古怪的事，在某个特定的时间特别想吃某种食物——比如在凌晨2点想吃泡菜和冰激凌，早餐想吃草莓和大蒜。有些孕妇却可能不喜欢。这类的饮食冲动是完全正常的。不过，有些孕妇渴求洗衣粉、蜡状物、沙砾、污垢、咖啡渣、油漆、灰烬、黏土、烟蒂，甚至喜欢闻汽油的味道。不用说，这类的渴望可一点也不正常。她们中的一部分人是患了相当罕见的称为异食癖的疾病，这种疾病通常只发生在孕妇和1~6岁的儿童身上（好在我不是女人）。在美国南方或一些农村地区长大或生活的女性似乎风险更大，而且还会传给她们的孩子。有些人认为这些稀奇古怪的渴求是为了满足其营养需要的一种方式，例如，黏土里含大量的铁元素。问题是，里面还含有很多很危险的东西。

有些专家完全忽视了从营养角度考虑：如果她缺少某些营养元素，她需要吃得更好或者补充维生素。如果你发现你的伴侣在舔烟灰缸，或者半夜叫醒你，想吃一把沙砾或一根蜡烛，你就给她一些健康的零食，哄她睡觉，早上起来的第一件事就是联系她的医生。

妈妈健忘症

好像不够怪异……如果你的伴侣最近健忘、似乎正失去了很多东西，包括记忆，可能的原因是她的大脑正在萎缩。是的。英国麻醉师安尼塔·霍尔德克罗夫特发现，孕期的女性大脑缩小了3%~5%。

既然你知道了这种症状，最好还是保密。毕竟，还没有很恰当的方法把这一点告诉你的伴侣。你可以提一下，寄希望于你的伴侣会马上忘记，但是如果她忘不掉呢，你的麻烦就大了。无论如何，萎缩似乎归因于大脑细胞被压缩——而非细胞的实际损失。而且，对，是的，这些症状通常在孩子出生后几个月就消失了。（研究人员最近在争论怀孕大脑萎缩理论，也称为"妈妈大脑"或者"妈妈健忘症"。大多数妈妈会和你说起她们经历的记忆问题、注意力不集中问题以及理性思考的能力。）

香味四溢

如果你已经怀疑你的伴侣最近似乎有点"香味四溢"，你的怀疑可能是对的。孕妇的消化系统运动比你的慢很多，这意味着她吃进去的食物需要更多时间发酵。对于啤酒、葡萄酒、奶酪和面包来说，发酵是一件好事。但对于人的消化系统来说，这些食物发酵会产生气体。食物在胃里持续发酵的时间越长，放出的屁就越臭。你的伴侣可能会归咎于路边的狗或下水道。你只需简单地说一句"谢谢你！"就能解除这种尴尬的情形。根据对放屁所做的一些最新研究（是的，令人惊讶的是，真有这样的研究）表明，硫化氢——造成臭鸡蛋和臭屁味道的东西——发出的令人愉悦的芳香可以给人的健康带来很大的益处，包括降低血压，提高中风和心脏病患者的生存率，治疗糖尿病、关节炎和痴呆。每人来点豆子，好吗？

影响你当父亲后的行为，但不一定以你期待的方式。根据研究人员约翰·比顿、威廉·多尔蒂和玛莎·鲁特的研究，如果你的父母"在教育你的方式上出现分歧"，你会更愿意当一个称职的父亲。不同意你母亲时，你的父亲很显然是在表达他想按照自己的主张参与，而你也想做同样的事。

底线：如果你一直坚持如此，你就会成为你想成为的父亲，而不是命运安排你成为的那个父亲。

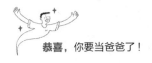
胎儿对妈妈的影响

我们已谈了很多关于孕妈对宝宝产生的影响。反过来胎儿也能影响母亲吗？这很有可能。加拿大研究人员克莱尔·温斯顿做了一项令人着迷的研究，研究妇女在孕期和产后的大脑功能。她对怀孕的女性测试了五次：怀孕 12 周、24 周、37 周、宝宝出生 6 周后、宝宝出生几个月后。测试了几项工作记忆后，她发现"怀儿子的孕妇大脑功能总是优于怀女儿的"。第一次测试到最后一次测试都证明了怀男孩和怀女孩对妈妈产生的影响是不同的。为什么发生这种情况，还没有定论。但仍然很有趣，是不是？

怕死的感觉

一直以来我对死亡有些着迷——我喜欢《哈洛与慕德》（*Harold and Maude*）这部电影，小时候我想把我的房间漆成黑色，并在床前挂上写有"愿灵安眠"的牌子（当然我的父母不会让我这么做）。直到我的妻子第一次怀孕，死亡才不再是分散我注意力的东西。我突然意识到，我的死会对其他人有很大影响。

当我意识到这点之后，许多有趣的结果便立即出现了。第一件发生的事是我的车开得更好了——至少可以说开车更注意安全了。一夜之间，黄灯不再是"加速前行"，而是"谨慎前行"。赴约时，我会提前几分钟出发，这样就不用太赶，较少在车流中穿进穿出，而且当有人插到我车前时，我发现自己不再愤怒了。除了车技更好以外，我开始回顾过去做过的那些冒险恐怖的事情——跳伞、潜水——结婚前我都做过。我开始重新考虑一些事情，例如我曾经计划在不久的将来去蹦极、悬挂式滑翔等。毕竟，现在有人要依靠我，我必须活着。

对个人生死的关注还引发了其他一些有趣的事。我发现自己莫名地开始对自己的家族历史感兴趣；我想更多地学习我们的传统，我们的家规，更多地了解那些从未有人提及的怪亲戚。我甚至把家谱整理清晰，并开始私下打听亲戚们的出生日期。那时我没意识到，对准爸爸来说，体验亲戚之间的亲情是相当普遍的，不管是直系亲属还是远房亲戚，即使之前不是特别亲近。

最初我们生孩子的一个主要原因，就是为了在离世之后，我们的一小片还能得以延续。当你想到这一点的时候，这一切就真的不足为奇了。我想，我会希望在75年后的某天，当我的曾孙也即将为人父亲时，他会找寻他的根，想知道更多有关我的事。

受困的感觉

如前已讨论过的，你和你的伴侣可能不会同时感受一致。妊娠早期，你的伴侣可能已经变得内向，满脑子都在想怀孕会带给她什么影响。

你可能已经感受到了一点（或很多）被忽视。但是，直到现在，你的伴侣可能"变得外向——较少关注自己和宝宝，更多关注你"。同时，如上个月所提到的，你已经开始变得内向（第121~122页）。在不到四个月的时间里，你将成为一名父亲，你会有许多东西需要去想，其中很多东西需要你自己努力解决。这就会有个潜在的问题，在你刚开始关注自己的时候，你的伴侣变得越来越依赖你。她可能会担心你不再爱她，将要离开她。或者她会担心——和你一样——你的人身安全。尽管溺爱是好事，但是有时也会失控。伴侣对你不断的依赖会让你透不过气。亚瑟和莉比·科尔曼发现，孕妇"突然的关心会让这个男人感觉保护过度，就好像他的自主权受到了威胁"。如果你觉得被这种感觉重重困住，你需要用一种温柔的、非冲突性的方式让你的伴侣明白，这很重要。同时，鼓励她说出自己的感受以及对你的要求。

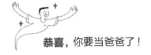
参与其中

玩得开心

妊娠是人的身心经历巨大变化的一段时期，但它也能够成为一段快乐的时光。这儿有一些可以让你自娱自乐的方法：

- 拍许多照片。我曾定期给妻子拍照——从正面到侧面，有聚焦于腹部的照片，有拿着一张标有"孕妇1号（2号，3号，……）"卡片的正面照。另外一组照片是她站着，而我平躺在她双腿间，拍她柔软的下腹。大多数照相机拍照片时都有日期。如果你的没有，记得在那张她的肚子完全挡住你望向她脸部的视线的照片上加上日期，这可是一个重要的日子。在第八个月之前，一个月至少拍一次照片，之后一周一次。

- 买些特别的服装。印有"没错，那是我的宝宝"的情侣T恤

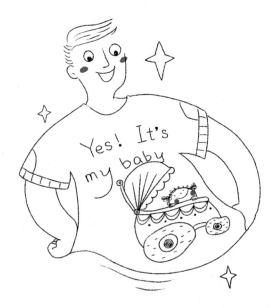

妊娠是人的身心经历巨大变化的一段时期，但它也能够成为一段快乐的时光。

144

衫，和写有"Father-to-bee（成为父亲）"的帽子（帽子上印有一个大黄蜂），这两样在一定范围内挺受欢迎。

● 一起锻炼。两人一起做水上增氧健身操或上游泳课也会增添无限乐趣。当孕妇漂浮在水上，你会惊讶地发现，她们可以那样灵活。除非你确定你伴侣的幽默感十足，最好还是别在评价她的表现时提及搁浅的鲸鱼或其他。

● 为宝宝建立一个文件夹或是剪贴簿。电子剪贴簿、博客、照片分享应用都很不错。但当你的孩子长大了，他可能会好奇纸和DVD（可能到那时已经完全消失了）的样子。所以在你力所能及时，把报纸、杂志、当前你最喜欢的一些DVD光碟、书，甚至一张流行音乐歌单、政治期刊，还有各种东西的标价（手机、电脑、食物、电影和电影票……）等归为一个文档。

● 开始准备出生通告，更多信息见第 174~175 页。

● 做肚皮石膏模。不管你信不信，这是我一直以来最爱做的事。做肚皮石膏模有点复杂，却很值得。宝宝生下后不久，你、你的伴侣、你的朋友绝对会惊讶，原来你伴侣的肚子曾经那么大（宝宝居然那么小）。如果你有兴趣尝试，你可以查询 www.proudbody.com，或只用谷歌查找"plaster belly cast"找到像 Toys@Us 的地方，就可以学会做了。严重警告：不要想着用任何塑料、橡胶或树脂给你伴侣的肚皮做模板。无论别人跟你说什么，你都要明白这些产品对你的伴侣和宝宝是有害的。

工作与家庭

探亲假

面对现实吧！你的伴侣怀孕时，对于你来说，要把许多的黄金时间花在未出生的宝宝身上将有点艰难——上班前一点点时间，下班后时间多一点，周末有几个小时。但是小孩出生后呢？每天花几

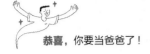
个小时和孩子在一起就足够了吗？如果足够了，你可能就不会读这本书了。与过去的老一套相反，怎么兼顾工作和家庭不仅仅只是女性需要面对的问题，它也是大多数职业父亲努力追求的目标。但是，做起来并不是那么容易。

现今，根据波士顿大学工作与家庭中心的一项新研究，70% 的职业父亲认为他们在家庭中的角色既是父亲又是养家者。然而这并不稀奇，根据家庭与工作研究所的调查，60% 的双薪家庭职业父亲认为他们的工作与家庭有冲突。这个百分比相比 1977 年的 35% 上升

《探亲假和病假休假法案》

《探亲假和病假休假法案》(通常称为家庭休假法案或 FMLA) 相对来说是一份明确的文件。建议你们在开始做许多计划之前熟悉它。在网上你可以找到成千上万条的参考信息，但最新的法案，就要查看美国劳工部的网站，www.dol.gov/dol/topic/benefits-leave/fmla.htm。

以下是对父亲有用的一些简洁总结：

◎ 谁能够休假？任何受雇于公共机构（联邦、州或地方）的个人或受雇于 120 公里半径范围内 50 人或 50 人以上的私营企业的个人。必须在该公司工作至少 12 个月，并在此期间工作时间不少于 1250 小时。这涵盖了美国劳动力总数的三分之二。如果你在军队服役，FMLA 同样适用于你，但因为服役的原因你可能休不了这个假。

◎ 能休多久假？从你的孩子出生或收养的那一天开始计算的 12 个月期间，享有休假资格的员工能够请假 12 周并随时休假。如果你和你的妻子是受雇于同一家公司，你们总共可休假 12 周。

◎ 什么时候开始休假？只要你工作已满一年，其他任何时间都可以开始休假。除此之外，如果你的工作进展顺利，无论怎么休假都

了很多（而认为工作与家庭有冲突的女性比例大约是 45%，并没有变化）。

尽管这样，今天的爸爸们真的想要做些改变。我们来看看几个最新研究结果：

● 86% 的职业父亲说孩子是他们"第一优先考虑的"。64% 的爸爸说当爸爸使他们能更好地工作。根据波士顿大学工作与家庭中心的统计，越来越多的爸爸认为弹性工作制能让他们花更多时间和家人待在一起，这是比职业提升或高薪更重要的事。实际上，根据

好。你可以把 12 周一次休完，24 周半职工作，或者一年内每个星期五休假，或做其他的一些安排。

◎ 支付工资吗？在你休假时，雇主不需要支付你的工资。假使你的雇主给你 6 周带薪探亲假，你仍然享有无薪再休六周的权利。即使你的雇主没有带薪休假，他们可能会要求你用病假或休其他一些假来代替。

◎ 福利？你的公司在你休假期间必须为你继续支付健康保险。

◎ 你的工作受到保护吗？在大多数情况下，是的。在你休假时，你的雇主不能解雇你或让人替换你，除非他 / 她能证明你的不在岗已经对公司的运作造成了"实质性的和严重的经济损害"。

◎ 你必须通知？根据 FMLA，在你休假之前，你需要至少提前 30 天通知你的雇主。通知越多人，其他人就有更多的时间去习惯。

各州提供的休假福利可能比联邦规定的更自由。在一些州，例如，只雇用了 25 人的公司被要求给员工提供探亲假。少数州现在提供带薪探亲假（虽然你可能得到的工资要比当前的低不少）。记住：这些福利与你们公司提供的福利可能完全不同（可能更灵活）。一定要与雇主的人力资源部协商。

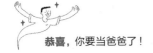

monster.com 上的数据，82% 的职业父亲找工作时，更愿意找那些提供弹性工作制的公司。

● 一项哈佛大学的研究发现，年龄在 21~39 岁的男性中，十人有七人说他们宁愿放弃一些薪资而更多陪伴在家人身边（男性实际上比女性更可能放弃薪资）。如果经济上不成问题，68% 的人愿意考虑当一名待在家里的父亲或母亲。

听起来很不错，是不是？可惜的是，尽管他们的意愿很好，但实际上孩子出生后，只有大约 5% 的爸爸能请两个多星期的假。记得那些说家庭第一、认为家庭比职业更重要的人吗？同样的一些研究发现，76% 的职业父亲愿意"提升到一个责任更大的职位上"，58% 有"强烈欲望"进入高级管理层。也许更富有讽刺意味的是家庭与工作研究所的发现，尽管有 58% 的职业父亲（没有孩子的男性为49%）说他们愿意工作时间少点，但他们平均每周投入的工作时间是 47 个小时，而没当爸爸的人每周只工作 44 小时。

所以怎么解释男人所说与他们所做之间的矛盾呢？首先，大多数人的探亲假（包括以下讨论的《探亲假和病假休假法案》）是不带工资的，这对许多家庭来说是行不通的。

大概在过去的十多年里，越来越多的公司提供了有利于家庭生活的福利。但当问到男职员是否可以真的使用这些福利时，回答却并不一致。例如，大约有 14% 的美国资方提供带薪陪产假，但是在这些公司里，符合请假条件的人休陪产假的不到一半。有点不同的表达就是，研究人员朱莉·霍利迪·韦恩和薇娅妮·科代罗发现，只有 1/10 的爸爸可能会像妈妈一样请产假，还有 1/6 的人可能享受过部分的陪产假。

为什么？人们经常认为女人请产假（不算残疾）很常见，但当一个男人要求请产假时，他的行为就不是男人"应该"有的行为。结果就是，罗格斯大学的研究人员劳里·拉德曼和克里斯·梅西尔发现，他周围的人开始认为他越来越女性化（身体脆弱、性格犹豫），阳刚之气（有竞争意识、雄心勃勃）越来越缺乏。拉德曼、梅西尔以及由南佛罗里达大学的约瑟夫·万得勒带领的另一队研究人员发现，男性请陪产假的代价极大。他们被看作是对工作不上心，领导和同事对他们的评价也比较低，可能错失升职机会。和那些看起来更像"真正男子汉"，不因家庭原因请假的同事相比，他们的薪资上涨幅度更小。而且令人悲哀的是，男性比女性更喜欢评判其他男性。

是的，几十年来女人们一直在灵活应付工作和家庭的关系，而且当她们从快节奏的工作转到妈妈的角色时，代价极高。美国公司应该为此感到羞愧。但是俄勒冈大学的斯科特·科尔特兰和他的同事发现，"因家庭原因休假的男人在他们以后的职业生涯中比从未休过假的男人会少 26.4% 的收入，女人们则是 23.3%"。

爸爸们当然不会就此妥协。其至是那些没有陪产假和探亲假的人也会想方设法请一段时间假陪他们的新生儿，他们把病假、加班补假、节假日等拼在一起。一般来说，这些假期加起来会稍稍超过一周的时间。总结起来就是律师卡利·帕拉查里所说的"进退两难的老爸"。男人们照旧还是那个主要养家糊口的人，所以"成功"意味着花较少的时间在家庭。但是今天的爸爸们需要积极参与家庭生活的各个部分，家庭"成功"需要在工作上少花时间。看看，简直是无路可走吧！

好消息是，在我喜欢称呼的"另外的玻璃天花板"里似乎看起来有些裂缝正在裂开，也就是说，人们似乎正在冲破影响男人们尽可能多的陪伴孩子的重重障碍。

尽管越来越多的公司发现灵活的工作安排模式（FWA）是正确的，但其中有许多你的雇主不了解的具体的、只会对公司有利的利益。快去点化他们吧！

- 每年因爸爸们工作过度、压力过大造成的旷工、跳槽、医疗、

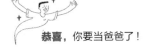

工人补偿金会直接导致超过1500亿美元的经济损失。平均每人每年仅因旷工损失800美元，拥有100名员工的一家公司要每年耗费8万美元。

● FWA促进生产率的提高。斯坦福大学的经济学家尼古拉斯·布鲁姆发现，远程办公的职员比办公室工作的职员的工作效率高出13.5%。布鲁姆说其中高出的1/3要归因于家中更安静的环境。"办公室是极易让人分心的地方。"他说。另外2/3与人们在家投入更长的工作时间有关。他们不用来回往返，开始工作时间更早，休息时间较短，午餐时不用跑腿。

● FWA提高人员的稳定性/减少跳槽。在布鲁姆的研究中，远程工作者比在办公室工作的同事辞职率低一半。职员跳槽是一笔大开销。经济学家希瑟·鲍施伊和莎拉·简·格林发现，"在新员工开始适应工作前，公司需要花费聘用并培训新员工的费用"，此一项平均耗资为员工薪水的20%。对于行政人员，入职培训费用超过薪水的200%以上。

● FWA有利于提高招聘成功率。许多公司发现，提供FWA能吸引顶尖人才。

● FWA有利于提高员工士气以及忠诚度。当雇员感觉他们的雇主尊重他们的弹性工作时间时，他们会更开心，当他们生病时也不会请病假，一心致力于老板的成功。

● 忠诚又快乐的员工是富有奉献精神的员工——富有奉献精神的员工是可以为公司获利的员工。盖洛普最近分析了49个行业192个组织的数据，找寻员工付出与公司业绩的关系。他们发现，员工付出排名前25%的公司在客户评级、利润率和生产率上都超过那些排名在末尾25%的公司。另据报道称，前25%的公司安全事故发生更少、损耗较少、质量缺陷也更少。如果这都不能打动你的老板，我实在想不出还有什么能打动你的老板了。

员工福利——探亲假

◎ 休探亲假。每一个我采访过的人都请过陪产假或探亲假，他们告诉我，下次他们还会这样做。

◎ 清楚自己的权利。查明你是否符合《探亲假和病假休假法案》列举的享有休假的条件（见146~147页），是否符合公司的自愿计划或是其他联邦或州授权的休假项目。通常雇主不会告诉你应该合法享有的权益，所以，问问周围的人。

◎ 现在开始和你的老板谈谈。如果你符合休假的条件，弄清楚细节，不要起冲突。如果你不符合条件，无论如何你都得安排出一段时间休假。

◎ 提出计划。我有工商管理硕士学位，在我转向全职写作之前，我在商界已经干了很多年。这也是为什么虽然我是父亲和家庭的忠实支持者，但我仍相信当雇主聘用你工作时，他们有权利期望你完成工作——这就需要你说清楚你休假后对工作可能有什么影响。和你的伴侣讨论后，想出一个对你们两人都会产生作用的、理想的、切实可行的方案。然后提出方案并提交给你的老板，同时提交一套评估方案，看看是否能满足每个人的需求。如果几周后，事情进展顺利，继续保持。如果没有，修改计划，再次尝试。认同老板的需求会使计划更容易得到承认，你们的计划才能得到支持。

◎ 向老板推荐休假的好处。如果你不能使你的老板信服，赶快回看149~150页。老板一定知道有利于爸爸的福利并不是那么好提供的（尽管他们的确如此），但是它们是有价值的。

做长期的工作变更计划

到目前为止，我们已经讨论了宝宝出生后请几周假的情况。那么几周之后呢？

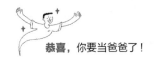

　　我们第一个女儿出生后不久，我的妻子离开了市中心规模比较大的律师事务所，找了个压力相对较小、离家较近、一周只需上三天班的工作。几乎我们认识的所有人都赞成她的做法。但当我宣布我也想找个一周只上三天班的工作时，反响则大不相同。在工作时，我不断地被我的老板和同事苛责，许多朋友和亲戚也开始念叨，如果我不回去做全职工作，我的事业可能永远不会恢复原状。

　　我并不是说每个人都应该把工作时间缩减到一周三天。很明显，对很多人来说那样做并不实际。（要是你能做到，岂不更好，不是吗？）坦白地讲，你或许永远不能完全解决工作与家庭之间的冲突。但是如果你想一直花更多时间陪孩子，唯一的办法就是对工作时间表做出改变。幸好这儿有些办法可以让你空出尽量多的时间和家人在一起，使压力减到最小，还不用放弃你的事业。

　　例如，这里有个好机会，就是你不必每周一到每周五从早上九点到下午五点都困在一个小房间里，忍受管理人员偷偷从身后窥视你，但这要视你的工作而定。人资管理协会（SHRM）发现，将近60%的雇主会给员工提供一些灵活的工作安排——将近一半的这种公司使那些安排对大部分员工有效。（真是个极好的消息，但是要使80%~90%的职业父母们享有更多灵活的选择依然任重道远。）

　　有各种各样的FWA，人力资源专家芭芭拉·莱克林斯基和伊丽莎白·詹宁斯把这些安排分成了几类：

- 时间：什么时候，多长时间
- 地点：在哪儿
- 任务：具体要做什么

以下有几个例子：

以时间为导向做出的安排

- 弹性上班制。例如，工作时间相同，早上五点上班，下午一点回家，代替往常的朝九晚五。

- 压缩工作日。基本原理就是：加班加点换取一天假期。标准的时间安排包括每周每天工作十个小时，或九天内每天加班 1 个小时，每两周就有一天假。

- 轮换工作日。仍然每周工作 40 个小时，但你可能是周三至周日工作，周一、周二放假。

- 兼职工作。每周工作时间在 20~40 小时之间。你有必要知道应该工作多少个小时，以便自身利益不受损失。

- 探亲假。带薪假和不带薪假一起休。

以地点为导向做出的安排

- 在家工作。所有工作都在家里完成。

- 远程办公。如果你不是一名施工人员（建筑工人）或是推销员，你可能就是这种选择的主要参与者。现在不要太激动：并不是

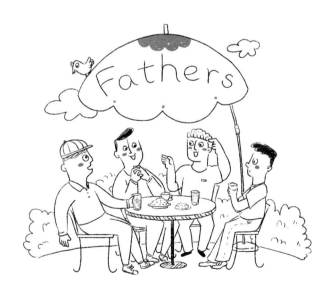

偶尔同爸爸们聚在一起共进午餐，参与他们对工作／家庭问题的讨论。

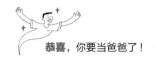

如果你是雇主（或主管），
请给爸爸们创造更有利于家庭生活的职场

○ 如果你没有制订一些有利于父亲的政策，请着手制订，可参考第150页。如果你需要帮助制订计划，请发电子邮件给我：armin@mrdad.com。

○ 发布消息。至少，让你的每位职员——尤其是男职员知道你对他们的渴求予以支持，让他们能够找到工作和家庭生活之间的更好平衡。让他们知道，有利于家庭的政策不仅仅是为女性制订的。然后兑现政策。从自己休探亲假开始。帮助男职员更多地参与到家庭事务中的最终责任在于高层——男性管理者。如果你能证明，对于男人来说，把家庭放在第一位就好了，那么其他人也会跟着去做。

○ 鼓励男职员休假（无论是否正式）。大部分男职员都不愿拿着他们的探亲假计划来向你请假。如果你知道他们的伴侣怀孕了，你可以首先向他们提出这个问题。他们很有可能会感激你。如果你可以让他们带薪休假，那就再好不过了。

○ 支持弹性工作制。这并不意味着你的员工工作时间减少，只是意味着他们对工作时间和地点有更稳妥的掌控。无论你在技术上花费多少，你都要允许你的员工远程办公或远程工作，由此提高的生产率、员工的忠诚度等将会超过你的付出。

○ 教育你的员工。偶尔同爸爸们聚在一起共进午餐，参与他们对工作/家庭问题的讨论。你和他们可能都会非常惊讶，怎么那么多人都面临着同样的问题。

○ 不要忘记那些没有孩子的员工。考虑只影响父母的工作和生活平衡等诸如此类的问题是很容易的。对于单身的、没有孩子的员工，或者有许多个人和家庭问题的年长员工也要加以考虑。支持他们使用弹性工作制，尽可能提供我们在本节讨论过的所有办法。所有的付出将会以许多相同的方式得到回报，例如，能够吸引更多的高素质员工，能够提高生产率，提振士气，使员工忠诚。

说你和你的老板再也不会见面。大多数远程办公的人只是一周有一两天可以不去办公室办公。但是注意：如果你认为你能够在照看孩子上省点钱，或者一边让孩子坐在膝盖上一边捣弄数字，那你就大错特错了。

除了方便这一方面，远程办公的主要优势就是你不必刮胡子、可以穿着内衣内裤工作（除非你在别处而不是在家里）。但是它也有一些劣势。主要就是缺少与人之间的接触，你可能会讨厌那辆驶进城市的火车，或是那个和你拼车的讨厌家伙，但单独待在家里几个月后，你可能真的会想他们。你也可能错过和同事一起出去吃饭的机会，或错过在大厅偶遇他们的机会。如果你沉迷于工作（像我一样），你必须强迫自己多休息。我无法告诉你我曾经多少次意识到——在晚上十点——我一整天还没进食，唯一一次走出房门还是去门厅取报纸。

尽管在家工作让你有更多时间陪孩子和伴侣，但是也可能会产生一些有趣的矛盾。曾经有几位爸爸告诉我，和家人一起出去玩感觉压力很大，而且因为自己没有按照他们（或他们老板）所期望的那样完成工作，感觉很内疚。

以任务为导向的安排

● 工作分担法。你和另外的人分担同一工作责任，通常按比例获得工资。你们可能共用一间办公室、一张办公桌。标准的工作分担时间表可能是你一周工作两天，接下来一周工作三天，而你的工作搭档与你相反。或者你们一个上午上班，另一个下午上班。这两种方法都需要注意就保健福利的连续性与老板协商。许多老板会终止非专职员工的保健福利。

● 工作分解法。保留一些你的工作任务，不是全部，把剩下的分流给其他人。

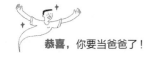

一些其他的选择

另外还有两种 FWA 可供考虑。一种是大胆的但也是相当保守的。另一种就只是简单大胆。

● 成为你现任老板的咨询师。这里有许多的税收优惠，特别是你设立了家庭办公室的时候。至少你能减少汽车油耗，省下高额话费和水电费。但是首先一定要和会计协商；国税局会通过测试检验某人是雇员还是咨询师。比如，如果你每天去办公室上班，有秘书，有公司福利，你就是一名雇员。你还要记住，如果你成了咨询师，你就享受不到所有的福利待遇了。所以一定要和即将成为你的前任老板的老板协商，把这些福利待遇（或是你自己缴纳的数量）计入成本，以每天、每小时的工资率计算。

● ROWE（只重结果的工作环境）。一般来说，只要你把工作完成，不管你的工作时间、工作地点和工作方式。这种选择只有在这种情况下有效：你的老板不仅非常赞同弹性工作制，而且非常清楚你应该完成什么任务。与此同时，你必须进行很好的安排，自主完成工作。

一个你可能还未考虑过的解决工作与家庭问题的方法

有很多照顾孩子的方法可供选择，你和你的伴侣需要仔细筛选，并很快做出决定。但是如果你们两个都想让你们的孩子在父母的关爱下成长，那该怎么办呢？当父母决定留一位在家带孩子时，大多数家庭总会不假思索地认为这个人应该是妈妈。但有时候，这样想也没用。她可能有个比你更稳定的工作，比你赚得多，或只是不想待在家里。好吧，还有一线生机呢！如果你和你的伴侣真的想让你的孩子由父母带大，可能唯一的解决办法——远在天边，近在眼前——那就是你。

现在，在你扔下这本书，尖叫着跑出家门之前，花一分钟想想这个点子吧！实际上，你需要花更长时间——至少考虑这种方法所花的时间要和考虑其他方法所花的时间一样多吧。你可能发现这并没有听起来那样疯狂。波士顿大学工作与家庭中心的布拉德·哈林顿和他的同事发现，新任爸爸中超过一半的人会"认真考虑"做一个全职的居家型爸爸。现在就来说说其中的好处吧！

● 你不必为挑选合适的临时保姆、长期保姆、日托中心而烦恼。

● 可能更划算。在一些主要的地铁区，全职婴儿日托每年超过18000美金。加上你没必要经常做的衣物干洗、没必要的每周三次外卖、汽车开销、火车票、过桥费，等等，待在家里最终会被视为是划算的。

● 你将拥有一个极佳的机会了解你的孩子并和孩子建立起一种牢固的关系。

● 你将会使你的孩子得到你认为的可能最好的抚养。

● 你能帮助你的伴侣保持内心的平静，同时推进她的事业发展。

还在看书吗？决定成为居家老爸是个重要的决定，这个决定会影响家里的每一个人。如果你甚至还没怎么考虑这个决定，开始问问自己以下几个重要的问题：

● 我们负担得起吗？尽管在家里带孩子，你会毫无疑问地节约各种开支，但是如果你真的下定决心这样做，你考虑过减少开支的方法吗？比如：批发食物，少出去吃饭，提高保险免赔额，宅度假（在家附近度假），做礼物而不是买礼物，摆脱家政，搬到小点的房里住，或是去一个生活消费较低的地方。

● 我能承受住事业上的打击吗？这是个大问题，因为赚钱能力和男子汉气概根深蒂固地扎根在太多人的脑海中（他们认为，如果我没有赚钱，我就不是一个好男人／好爸爸）。如果你克服了这个障碍，你仍旧可以在工作领域有所建树，你可以教书、做咨询、写作，或是在家里创业。但是不要操之过急。如果你决定以后重新就业，

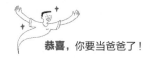

你的个人简历可能会给你带来些麻烦，和可能的雇主之间产生分歧。他们之中有许多人远不如你开明，和你相比，思维相当闭塞。

● 我能对付这些压力吗？有些人会直截了当地告诉你，你真的应该走出去赚些钱回来。毕竟，那是男人们该干的事，是吧？但是即使你没有听过这些实在话，你也会觉得有必要证明，虽然你选择不出去赚钱（或至少你没有像原来那样挣钱），你还是个男人，如果真的需要去赚钱的，你会出去赚钱。虽然有些压力是外在的，但有些压力可能是内在的。传统的性别角色对我们真的影响很大，是不是？

● 我做过工作说明吗？你的责任是什么？你愿意做所有家务，洗衣、购物、烹饪吗？或是其中几项呢？

● 我能应付得了这些工作量吗？在家带小孩比你想的麻烦多了，可能让你有点儿神经麻木。（已经当居家型爸爸多年，这些都是经验之谈。有时候，无论你和孩子在一起多开心，一天结束的时候，你还是希望和大人们说说话。）

● 我足够无私吗？你不会有太多个人的时间，你会把孩子们的需求放在你的需求之上。而且经常是这样。

● 我怎么对付孤立？当居家型爸爸会有点孤单。根据罗伯特·弗兰克的研究，大约2/3的居家爸爸感觉被孤立，而只有1/3的居家妈妈有这种感觉。对于决定待在家里的男人，也没有很多的社会支持，你也不会在你周围看到很多男人和你做一样的事。

● 我的脸皮够厚吗？白天，在公园、游乐场、购物中心和其他人们带着孩子转悠的地方，女人们——不管是妈妈，还是保姆、临时照看孩子的人——往往不会欢迎男人们加入她们的圈子。你必须解决人们对于爸爸的旧看法（很少有人不带偏见）。白天的时候，如果人们看见你带着孩子，你必须习惯人们戏谑的表情以及人们对你的愚蠢评价。（"嗨！今天你带孩子啊？"这是一句经常困扰我的话。

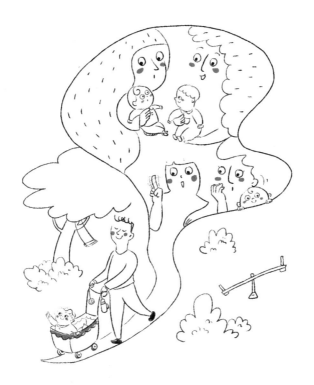

你必须解决人们对于爸爸的旧看法（很少有人不带偏见）。

"不，伙计，我不是临时照看孩子，我一直就在带孩子。"）然后你不得不处理人们对你们养育方式的各种指责和批评。应该没人对女人们提出过这些"建议"，做过这样的评价。

● 我的伴侣的脸皮有多厚？当你是那个主要带孩子的人时，孩子想有人抱他或是想要爬到腿上时，他就会跑向你。如果妈妈想给他一个拥抱或是想和他亲近，他会把她推开。我曾体会过这两种感受，而且可以这样说，这很伤人，非常伤人。

● 我有再进入职场的计划吗？对于将在家待多久，之后将干什么，你最好有个粗略的计划。

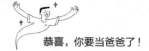

事实上，做这种选择的似乎不是只有你一人。每天至少有两百万居家型爸爸都在做，而且人数一直都在增加。如果你需要帮助，你可以找到许多为居家爸爸们提供的一些不错的资源。

7

你的伴侣的状况

身体上

● 越来越不舒服（痉挛、眩晕、腹部疼痛、胃灼热、胀气、便秘……）

● 肚子发痒，脸部浮肿

● 行动越来越笨拙，体力越来越不济

● 髋关节膨胀，不得不尝试一种新的笨拙方式走路，这也是肌肉拉力易受影响的原因，总之就是笨拙

● 阴道排出很多浓的白色分泌物（叫作白带，完全正常）

● 假宫缩越来越频繁（假性临产）

心理上

● 习惯了孕期的情感起伏

● 情绪益发趋于稳定

● 健忘

● 梦见/幻想宝宝

● 担心工作——不确定是否还有精力回去工作，担心不知如何平衡母亲、妻子、员工等的角色

● 感觉有活力，渴望为孩子准备好一切——或完全被要做而未做的事弄得不知所措

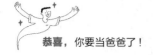

● 害怕阵痛和分娩

宝宝的状况

宝宝的肺越来越成熟，如果她今天出生，活下来的概率也很高。现在在子宫内有点挤——如果还有另一个小伙伴则更甚。她的眼睛已完全睁开了，虹膜对光和黑暗开始有反应。听到子宫外的音乐，她会跟着节奏动起来。渐增的脂肪让她的皮肤不再那么红，也没那么皱了，体重一下增加到两三磅（约900~1300克），身长达到13~15英寸（约33~38厘米）。她的大脑发育极快，但是表面还是很光滑，现在还不能进行理性的思考（考虑到她的生存环境，这倒不失为一件好事）。

你的状况

更加接受怀孕的事实

正如我们前面已经讨论过的，对于大多数准爸爸而言，完全接受怀孕的这个过程有些漫长——在长达九个月的时间里，随着宝宝逐渐变得越来越真实。"就像得了麻疹，"被研究人员凯瑟琳·梅采访的一个人说，"你已经得了麻疹，但是你得过一段时间才意识到这个事实。"另一位研究人员帕梅拉·乔丹发现，尽管在超声波图里看到了胎儿，但一直到在和孩子面对面地见过后，许多男人才能感受到孩子的真实存在。

想象宝宝

怀孕变得越来越真实也会在男人的梦中有所反映。路易斯·萨亚斯发现，女性怀孕早期和中期，准爸爸梦中的"孩子不是以人的形象呈现出来的，而是以象征性的东西出现"。但是到了怀孕后期，准爸爸们——有意识或是无意识地——会产生更清晰的孩子形象。

如果你想知道父亲和母亲在这方面的差别，可采用这样一种方

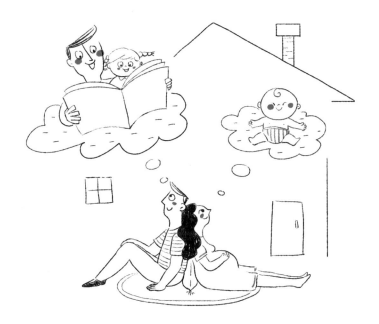

到了怀孕后期，准爸爸们——有意识或是无意识地——
会产生更清晰的孩子形象。

式来测试：首先要你的伴侣自己来描述她想象中的宝宝。她很可能
会描述出一个全新的、一尘不染的宝宝。接着由你来描述。在我的
研究中，准爸爸中超过 90% 的人（包括我自己）描述了这样一个场
景：他们正专心和一个 3~5 岁的孩子手牵着手，脚踩在沙滩上留下
一串串脚印，他们在一起玩接球游戏，一起阅读，或是在做其他一
些互动。

　　这是个极有趣的差别，在我看来，这个差别是"线连接"的结
果。也许因为妈妈与胎儿之间有身体上的联系，很容易把自己想象
成母亲。妈妈就是妈妈，非常简单。但是对我们来说，当父亲就是
与做有关——教孩子、指导孩子、为孩子面世做准备。如果你去公
园或是其他休闲的地方，你会看到许多带宝宝的爸爸妈妈们在那里
闲逛，胸前的肚兜里兜着宝宝，你会看到一个"正是"与"正做"

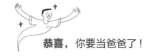

的完美例子。妈妈兜着宝宝的时候，孩子面对着她。而爸爸们兜着宝宝的时候，孩子背向着他，爸爸好像在说："嘿！宝贝儿，这是你的世界。"

猜测性别

也许你还没有注意到，我们的社会是一个注重性别的社会。有许多父母在不知道肚子里孩子性别的时候，最终——或经常——会猜测未出生宝宝的性别，这并不令人奇怪。伴侣怀着的宝宝是高还是矮、是胖还是瘦？宝宝踢你的力度是很用劲还是较温柔？伴侣的脸部肤色光洁吗？还是有点粉刺？她喜欢吃咸的还是甜的食物？她腿上的毛发生长速度是不是比平时快？你增肥了还是体重保持不变？毫不夸张地说，几乎有成百上千个绝对准确的测定孩子性别的方法，每种方法的准确率都达到了50%。在孩子出生前，你满可以听听每个人的推测。

在孩子未出生的很长一段时间，几乎每个人都有过猜测宝宝性别的经历，许多人普遍怀着一些老观念和偏见对孩子做出推测。比如，宝宝的"踢"，知道怀的是男孩的准妈妈经常把孩子的动作描述成"精力充沛""排山倒海式的"，甚至是"非常有力"。他们把女孩的"踢"描述成"非常温柔""不是特别活跃"，或是"很有活力但精力不是过分充沛"。事实上，男孩和女孩的胎中活动程度没有差别（只是，男孩在2~3岁时往往比较好动）。

像这些先入为主的观念（可以这么说）可能对准爸准妈的孩子性别选择产生影响。"父母们经常说只要孩子健康，啥性别都无所谓，"《男孩与女孩：性别角色的发展》（*Boys and Girls: The Development of Gender Roles*）的作者卡罗尔·比尔说，"但是事实是，夫妻对孩子的性别绝对有选择偏好。"人们通常更想生男孩，而且男女双方都表达过这种想法。一般来说，爸爸们更喜欢男孩，那是因为他们觉得和男孩相处会更惬意，或者是因为他们觉得男孩能续香火。妈妈们更喜欢男孩的原因是，她们知道——凭直觉或其他原因——生男孩对她们的丈夫意味着什么。

有趣的是，越来越多的妈妈而不是爸爸把她们未出生的宝宝称作"它"。然而，爸爸妈妈都喜欢用一些昵称来称呼他们的宝宝。比如我，我给待在妈妈肚子里的女儿取的昵称在她出生后很久都没变。我把我们的第一个孩子叫作"袋鼠"——好像袋鼠妈妈身上的小袋鼠——因为她踢得很猛，似乎都能在我妻子肚子里把一本打开的书踢开。第二个孩子叫"戳子"，因为她不像她的姐姐，她更喜欢指指戳戳。最小的孩子是"矮胖子"，因为她第一张超声波图像看起来像蛋头人汉普蒂·邓普蒂。

一些准爸爸其实害怕猜错孩子的性别，因为他们觉得如果真的猜错了，他们几乎无法面对想象中的育儿经历。对于许多男人来说，自己为人父亲的形象和孩子的性别息息相关。作为男孩，很多人度过的孩提时光就是做这样的事：跑步、跳远、摔跤、踢足球，等等。所以，想象我们和自己的孩子做同样的事是很自然的。但是一想到要和女儿摔跤，有些人就会觉得别扭，觉得逗女儿玩时有身体上的接触似乎也不合适。事实上，逗女儿玩时有身体上的接触不仅安全、合适，而且在某些意想不到的方面，对她们来说是相当有益的（更多信息见第317~319页）。

你的偏好可能会对其他许多人产生重大影响。比尔发现，男孩更能把爸爸带入家庭中：实际上，对比刚出生女孩的爸爸，刚出生男孩的爸爸去婴儿室的次数更多，待的时间也更久。此外，生了女孩的夫妻常常还想生孩子，生更多的孩子，因为他们就想生个男孩。但是生了男孩的夫妻一般家里小孩就会少些。有专家猜测，其中至少有部分原因在于，人们认为男孩更"难"怀上。瑞典的斯德哥尔摩有两个研究人员最近发现，当婴儿的性别——男孩或女孩——是他们所期待的性别时，男性一般会对自己父亲的角色更满意。

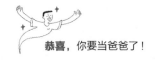

同时，有证据表明，和那些性别刚好合父母意的小孩相比，性别不合父母意的孩子在他们的童年时期与父母的关系较差。在父母想要男孩却生了女孩的情况下，尤其如此。

婴儿的性别能够对其父母产生一些有趣的令人惊奇的影响。例如，有女儿的父母吸烟、喝酒、吸毒的概率减少。而且女儿越多，这些概率就越低。约克大学（英格兰）的研究人员戈登·达尔这样写道："多一个女儿而不是儿子，使吸烟的人戒烟的可能性大约增加6%，酗酒、吸毒的可能性减少7%。"此外，恩里科·莫雷蒂发现，如果知道怀了一个儿子而不是女儿，未婚生子的夫妻更可能在临产前结婚。已婚夫妇中，只有男孩的家庭离婚率最低，而只有女儿的家庭离婚率最高。这是因为生的都是女孩的女性离婚后很难再婚，就算她们后来再婚，也很有可能再次离婚。在那些一夫多妻相对普遍的国家，比起生了男孩的女性，生了女孩的女性更可能遭遇一夫多妻。

这将是很棘手的事情，但如果你发现你自己偏爱某一性别——尤其在你想要一个男孩的时候——尽力不要这样想了。如果你做不到，为你自己着想，也为其他人着想，把这个想法留在心里吧。如果你的孩子生出来性别"错误"，他／她最终很有可能会发现这个事实（可能是从某个考虑不周的朋友或是亲戚那里听到，你曾经很有信心地和这些人谈到）。除了我在前几段提到过的一些问题，不适当的感觉，"使你失望"的感觉，甚至是无形中被拒绝的感觉，被爱得太少的感觉，等等，会纠缠你的孩子多年，特别是在青少年时期，他们经常表现为缺乏自信。

害怕在她分娩时崩溃

男性都应该坚强，对吗？尤其是在他们妻子怀孕的时候。任何脆弱的迹象都会被看作是……无能的表现。或许正是这种社会压力让男性害怕妻子临盆——不仅仅是因为他们不想看到他们的伴侣痛苦，还因为他们害怕自己会崩溃。每个人都知道，真正的男人是不会被压力击垮的。

伴侣临盆的时候，如果你担心自己的表现，做下面这些事是有益的：

● 阅读第 175~188 页的"分娩教育课程"章节——尤其是"要是你觉得自己一点也不想待在产房里，怎么办？"一段。对于生产中即将发生的事，你知道得越多，你越不用担心自己不能处理这些事。

● 别紧张。担心伴侣和宝宝的安全是绝对正常的。其实，如果你一点都不担心，那倒奇怪了。

● 记住：你不会崩溃的。杰罗德·夏皮罗的研究中有超过 200 位准爸爸，他们之中没有一个人在伴侣临产时真的崩溃。

● 和你的伴侣交谈，让她知道你的感受。你得到的支持和理解越多，你越不可能觉得做任何事都要做得很完美。

● 关注伴侣。你的伴侣需要你——而不是其他任何人——和她待在一起帮她度过分娩的时刻。明白自己是这个过程中的重要部分，能帮助你们共同努力渡过难关。

● 和其他有经验的爸爸交谈。许多有经验的爸爸会说，这个过程简直就是各种你能想到的所有好的不好的感觉综合体，比如：累、亢奋、惊讶、无聊、害怕、兴奋、血腥、烦躁。而且几乎他们每一个人都会告诉你，你绝对不能错过这个过程。

参与其中

给宝宝取名

给小孩取名可能听起来简单，但其实远比你想象的困难。你最好马上开始考虑，因为宝宝出生后，你听到的第二个问题就是（第一个是"男孩还是女孩？"）"宝宝叫什么名字"。在你开始查究之

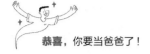

前，有些事你必须牢记在心：

● 考虑未来。你想到的名字可能现在听起来非常可爱，但当你的孩子在最高法院被提名时，这个名字可能就会变得十分滑稽，让人无法忍受。我确定的是，当时他们的父母亲给他们取那些名字似乎是相当不错的主意。

● 注意押韵的名字，例如 Jane Payne，Bill Hill。

● 注意首字母。在做最后决定前，想想你的宝宝会拼写哪个首字母——尤其是到能发短信和推特的时候。像 BFF、FBI、BLT、SAT 这样的词不一定带来麻烦。但是你真的想让你的孩子和 HIV（艾滋病病毒）、STD（性病）、DNR（未苏醒状态）、LOL（大声笑）、TMI（信息太多）联系在一起吗？好好想想吧！

● 你需要——或想要——纪念某个亲戚吗？

● 显示种族背景和宗教背景的名字，你想要吗？

● 你想取个特别但好记的名字吗？

● 你想取个易写或易读或易写又易读的名字吗？

● 和名字相搭的昵称如何？

● 和姓听起来如何？昵称和姓听起来如何？

● 是的，你不能用数字。（不久前有个真实法院案例，明尼苏达州有个年轻人想把他的名字改成数字，最终败诉。）

● 确定你至少有一个缩写的中间名。别人往往认为有缩写中间名的人比较机智和聪明——无论他们是否真的如此——有两个缩写中间名的人显得他们更聪明。南安普顿大学的 Wijnand A.P.van Tiburg（有两个缩写中间名）和利默里克大学的 Eric R. Igou（只有一个可怜的缩写中间名）这么认为。

挑选名字

先列出最喜欢的十个男孩和十个女孩的名单。和你的伴侣交换名单，划掉她名单中你不喜欢的所有名字。她也要划掉你名单里的。如果还剩下几个名字，你们就有事做了。如果没有剩下，重复这个过程，直到出现你们两个都能接受的名字。有些夫妻在只剩下两个名字时不好做出决定，他们就让其中一人给男孩选名字，另一人给女孩选名字（这次没有选名字，下次就轮着他／她选了）。

这个小练习不仅有趣，而且它还能让你和你的伴侣为彼此带来一些有趣的想法。比如说我的妻子从未把我对神学的兴趣当回事，直到 Odin（挪威神话中的主神）和 Loki（挪威神话中的恶作剧之神以及邪恶之神）这两个名字出现在我家孩子备选名单的前十位。对于两个名字都被否决了，还有我们的三个孩子都是女孩这两件事，我不知道应该更感激哪一件。

另一种方法——虽然有点奇怪——就是从阿尔伯特·梅拉宾的《名字游戏》（*The Name Game*）一书中挑选。梅拉宾调查了 2000 个人，要求他们对几千个名字进行判断，根据成功、品行、健康、热心、快乐、男子气概／女性特点等进行评级。梅拉宾发现，人们会对某些名字产生成见，这一点不足为奇。例如，邦尼（Bunny）被普遍认为是具有女性化特征的名字，但是在品行和成功方面评价很低。安（Ann）和霍利（Holly）在各种评价中都很高。对于男孩而言，格罗弗（Grover）和奥尔多（Aldo）在各种评价中都很低，然而汉斯（Hans）居然在整张表中评价都很高。

这些应该足够让你开始挑选了。但是如果仍然需要一些帮助，有成百上千种方法让你了解数以万计的名字、名字的历史、含义、受欢迎程度等等。许多网站设计了搜索引擎，帮你在无尽的可能中做出艰难的选择。我个人比较喜欢 www.greatdad.com 和 nameberry.com 这两个网站。

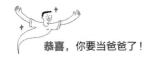

名字蕴含的意义远超你的想象

一些名字的研究者宣称，孩子的名字会对他／她未来的寿命、成功带来直接而深远的影响。当然，因果关系和相互关系之间存在巨大的差异（也就是说，两件事情有关并不一定意味着一件事情会导致另一件事情的发生）。然而，这里有几个名字与命运相关联的例子，绝对匪夷所思。

◎ 在一项研究中，请几位五、六年级的老师对题为"我上周日做了什么？"的文章打分，迈克尔和大卫写的得了满分，高于埃尔默和休伯特的。同样，凯伦和丽莎比贝莎的成绩高出了 1.5 分。

◎ 尼古拉斯·克里斯坦菲尔和他的同事们发现三个字母缩写的人名与预期寿命之间是有联系的。有三个首字母缩写的名字且意义积极的人，如 HUG(拥抱)、VIP(贵宾) 或 WOW(哇)，比意义消极的人，如 BAD(坏)、ZIT(青春痘) 或 RAT(鼠) 多活近 5 年。欧内斯特·亚伯和迈克尔·克鲁格对 2000 个美国职业棒球大联盟球员名字的首字母缩略词或字做过分析，这 2000 名球员都在 1950 年之前过世。他们发现，名字首字母意义积极的球员，如 ACE（ 王牌投手 ）和 WIN（ 赢 ），比首字母意义消极或中性的球员，如 BUM（ 流浪汉 ）或 SOB（ 呜咽 ）多活 13 年。

◎ 名字独特的男孩，例如 Armin（ 阿明 ），比名字普通的男孩心理问题的发病率更高，名字独特的女孩也是如此。利夫·纳尔逊和约瑟夫·西蒙斯研究了 90 年的超级棒球统计数据发现，以 K 开头的球员的名字（ K 是速记 "Strikeout" 的缩写，意思是 "失败"）与其他球员相比，三击不中出局的更多（ 18.8% ：17.2%）。

◎ 名字以 A 或 B 开头的学生的平均成绩高于以 C 或 D 开头的学生名字，而且远不止这些。据纳尔逊和西蒙斯分析，名字以 A 或 B 开头，就读法学院的学生比 C 或 D 字母开头的学生更可能进入顶尖学校（ 以《美国新闻和世界报道》排名为准）。

◎ 在英国研究人员菲利普·欧文的一项研究中，在一些女性照片上贴上有吸引力的名字（如詹妮弗、凯蒂、茱莉亚和克里斯汀），在同样的女性照片上贴上没有吸引力的名字（例如埃塞尔和哈里特），人们认为前者的身材很好，远远超过后者的身材。

◎ 人们通常很喜欢自己的名字。事实上，名字对你孩子的居住地和职业影响颇多。例如，布雷特·佩勒姆、马修·尼伦伯格和他们的同事发现，很多的 Mildreds（米尔德雷兹）居住在 Milwaukee（密尔沃基），Jacks（杰克）居住在 Jacksonville（杰克逊维尔），Philips（菲利浦）居住在 Philadelphia（费城），Virginias（弗吉尼亚）居住在 Virginia Beach（弗吉尼亚比奇）。名字和职业之间也存在相似的联系：很多牙医（dentist）叫 Denis or Denise，数量惊人的 geoscientists（地球科学家）名叫 George（乔治）。

名字也能影响许多其他意想不到的方面。例如，阿姆斯特丹自由大学的研究人员蕾妮·贝克斯发现，当女校友被一个与自己名字首字母发音相似的校友寻求捐款时，她更有可能向母校捐赠（当 Jane 被 Jenny 或 George 请求时更有可能捐赠，而 Roberta 就没有这么好的运气）；当男校友被一个主修专业名称和他的名字相似的校友请求捐款时，他更有可能捐赠（当 George 被一位主修 geology 的学生请求时更有可能捐赠，电脑迷就没有这么好的运气）；男性和女性都更有可能给那些学校名称与自己名字相似的大学捐赠（Jennifer 宁愿捐给 Penn，Harry 宁愿捐给 Harvard——即使这两所学校都不是真的需要钱）。

有些人发现，名字首字母与灾难名称首字母相似的人更有可能为赈灾捐款（例如 Rita 更容易给 Katrina 飓风受灾者捐款）；由名字相同或名字首字母相同的人组成的团队胜过那些名字不相同的人组成的团队。投资者更有可能购买与自己名字相似的公司股票（Alphonse 更有可能购买 Apple 股票而不是 Coke 股票）；当人们的名字相同或相似时，他们更有可能在社交媒体上建立友好关系（尤其是在推特和谷歌＋社交圈上）。

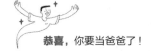

家庭压力 / 传统风俗

在许多文化传统（或家庭传统）中，你对名字的选择权可能要受到传统的极大限制：

● 在非洲基库尤人中，家中长子要以祖父的名字命名；第二个儿子要以曾祖父的名字命名；长女则以祖母的名字命名，诸如此类。

● 在缅甸，每周每天都按字母表上的不同字母编排，小孩名字的第一个字母必须是他出生当天对应的字母。

● 在泰国，父母们会请附近的一位祭司——甚至是一位算命先生——给他们的孩子取一个合适的名字。

● 东欧裔犹太人通常不会给孩子取与活着的人相同的名字，因为在传统意义上，他们害怕死神会带走孩子，用他代替那个同名但年纪比他大的人。西班牙裔或摩洛哥裔的犹太人就没有这种担忧。

● 如果两边家庭都有一个必须用其名字做纪念的人，为求家庭和平，你可能要找到一些合理的折中方法。例如，Harry Truman（美国前总统哈里·杜鲁门）的父母给他的中间名取为 S——没有名字，没有句号，只是首字母——只是为了取悦双方的爷爷奶奶（他们的名字是 Solomon 和 Shippe）。

宝宝姓什么

如果你和你的伴侣的姓一样，你就没有什么可担心的；如果不是这样，事情可能就有点复杂。虽然我待在伯克利的时间很多，但是我认识很多这样的人：当他们有孩子之后，他们至少玩过以下一种游戏：

● 让孩子跟父亲姓（可能是最正常的）

● 让孩子跟母亲姓（不太常见）

● 把妈妈的姓做孩子的名

● 把爸爸妈妈的姓用连字符连起来作为孩子的姓（但是 Mary

Jane O'Flaherty - Ignetowski 嫁给 Roberto Goldberg - Yamahito 后，他们孩子的姓会是怎样呢？）

- 创造一个全新的姓
- 男孩跟父亲姓，女孩跟母亲姓

新生儿派对

不久前，人们认为新生儿派对及其他与宝宝有关的活动"只是女性参加的活动"。但是今天，如果你的伴侣的亲戚或朋友为你的伴侣组织了一场这样的派对，你很有可能也会被邀请（但不要屏住呼吸等待你的朋友或亲戚特别为你策划一场）。

绝大多数新生儿派对发生在婴儿出生之前几周或几个月，其理念明显：给婴儿挑选服装、家具、玩具等最新产品，为新生儿布置出一间舒适的婴儿房，准备充足的婴儿用品。如果你的亲戚和朋友愿意组织这样的派对并享受这一过程，那么新生儿派对则是你与他人分享你的兴奋和激动的美妙方式。只是别忘了记录赠送者的名字和礼物。宝贝出生后，一定要抽出时间向他们发出致谢函，感谢他们所送的礼物——黄色的睡毯和《野兽国》里的玩具娃娃。

我一直认为，在宝宝出生之前举办新生儿派对有点儿诡异——太冒险。天啊！万一宝宝发生点意外怎么办呢？我的一个朋友，在他妻子怀孕七个月的时候，在他的后院新砌了一个露台，把他还未出生的儿子（已做了羊水穿刺）的名字雕刻在新露台湿漉漉的混凝土上。在宝宝安全出生回家之前，我几乎不敢到那个地方去。无论如何，如果你和我一样反对新生儿派对的话，你可能会发现，有些人会对你生气。在这种情况下，尽量说服他们在婴儿出生后再举办（叫"欢迎宝贝"或"宝贝生日"派对也完全可以）。为人要坚定。要特别设计出一种气氛，让客人感觉为已知性别和名字的宝宝准备礼物更有趣，这样也就更容易消除因为没有举办新生儿派对带来的不愉快。

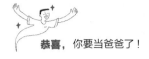

出生通告

出生通告订制时间

因为在宝宝出生前，你不知道孩子确切的身高、体重或性别（除非你的伴侣做过羊水穿刺），在那之前印制出生通告并没有多大意义。在移动技术和社交媒体如此发达的今天，印制出生通告也没有多大的意义。但是在睡觉前，一想到出生通告发布后人们会有怎样的反应就让我有点要发疯的感觉，这可能是你宝宝出生之前你想去做的最后一件事了。

出生通告有两种基本类型：纸质版和电子版。

纸质版技术含量低，就是使用已经印制好的含填写空白的卡片，你可以在文具店或办公用品店找到。你也可以去网店使用他们标准的设计，或是下载你自己的插图。现在，你就可以挑选好设计，然后一知道宝宝的各项数据即可登录、填写。如果你想走纸质版这条路，现在就去找好信封，写好地址，或至少把地址打印在标签上——在你的生活相对还算平静的时候。

电子版这条路需要的人手可能会少些。你需要的就是数码相机和网站链接，你可以在推特上发电子邀请，随时随地更新你的博客、脸书或谷歌＋页面。

出生通告的内容

随着医学科学越来越精确，出生通告可能会包括你宝宝的智商、学业能力倾向测验分数、未来的职业、配偶的名字以及孩子数目。但是现在，你真正需要包括的是孩子的姓名、身长（因为他们不能站起来，所以宝宝们经常没有"身高"）、体重、出生日期和时间，以及父母的姓名。哦，匆忙间还是别忘了附一张宝宝的照片。

出生通告接收人

肯定要发给家人和朋友。至于泛泛之交和生意上的朋友，还是再考虑一下吧！如果收到出生通告，很多人会觉得有必要送一份礼物，因此，不要把出生通告发给那些被迫送礼的人，收到他们的礼物会让你感觉不舒服！有些人例外——想要一份通告作为纪念的人，已经给你或你的伴侣送过礼物或参加过新生儿派对的老板和同事，你的父母和岳父母要求你送的人。

分娩教育课程

直到 20 世纪 60 年代末，根本就没有所谓的分娩教育。基本来说，生孩子必须知道的事就是弄清医院的位置。所有爸爸们能做的就是为即将到来的宝宝准备一间婴儿室。孕妇住院，独自在一间冰冷的无菌室临产，接受全身麻醉，醒来时晕眩无力，十分脆弱，不知道她们生下的孩子的性别，甚至不知道生下了几个。同时，男人们则留在医院候诊室焦急地来回踱步，直到护士走过来告诉他们好消息。而那些试图在孩子出生时逃避责任的爸爸们，则会对宝宝的出生感到十分震惊。

在 1522 年，一个叫威尔特的德国医生（没人知道他是什么医生）想学习分娩，观摩助产士接生。所以，他就打扮成女性的模样，溜进产房观看分娩。不幸的是，别人看破了他的伪装，还大叫了起来。可怜的威尔特医生最后被烧死了。听起来有点残酷，是不是？

400 多年以后，事情并没有多少改变。罗伯特·布拉德利医生（他创造出了布拉德利法）曾引用过 1965 年的一个案例，案例中的一位男子因"试图目睹他第二个孩子的出生，未经允许进入医院产房"而被逮捕并被罚款。嘿！他至少没被烧死啊！

在分娩教育开创人塞拉·吉茨格的《分娩的经历》（*The Experience of Childbirth*）一书中，她引用了 1959 年英国医学协会的出版物中的一句话，"要在家顺利生产，只有一个要求，那就是丈夫——可怜的父亲。如果他心理能够承受——一般很少有人能承受，在临盆的第一阶段，他能给妻子壮胆鼓气。否则，最好还是叫他去泡茶，把

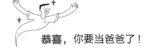

壶里的水烧开，给按门铃的人开门。"

在 1975 年，伊芙琳和布鲁斯·菲茨杰拉德、黛布拉和迈克·格林纳，另外至少还有八对学过无痛分娩法的夫妇被印第安纳州波特纪念医院告知，医院有规定禁止"任何人出现在产科病院的产房，除非是医护人员"。换句话就是，爸爸们不许入内。菲茨杰拉德夫妇和其他夫妇提起控诉并要求法院对这个非常简单的问题做出判决：在临盆期间，按照父亲本人、母亲、医生的意愿，父亲是否享有宪法所赋予的权利进入公立医院的产房？回答是否定的。

多年来，情况渐渐得到了一些改观，今天我敢肯定你一定也完全意识到了，现在很难发现没有陪妻子分娩的人或是不打算陪妻子分娩的人（根据最新数据，超过 90% 的准爸爸在分娩现场），几乎每个参与到分娩过程的人——从父母到医生——给"准备"二字赋予了一个全新的概念。准妈妈和准爸爸经常一起去医院做产前观摩，许多人开始阅读有关书籍，就好像是以前为大学考试作准备时囫囵吞枣的经历。此外，许多准爸妈还签约了分娩准备班。

我的妻子第一次怀孕的时候，我们首先做的一件事就是阅读手中可以找到的所有东西。到孩子出生的时候，我们几乎已经阅读了足够多的报刊文章、书籍、小册子，简直能够获得一个产前教育学位。但是不像我其他诸多"真正的"学位，一旦我步入社会，这些学位一点用都没有，倒是这些分娩和育儿知识帮了我不少忙。

选择分娩课程

在 20 世纪 60 年代末，分娩准备课程首次出现时，重点是放在如何"自然地"不借助药物分娩。然而，最近，这个重点稍微有了变化。尽管"自然"分娩还是当今许多课程的目标，但是最重要的原则在于，关于怀孕和分娩过程你知道得越多——从丰富的营养和锻炼，到临盆女性最常使用的止痛药类型——你就越不会害怕，也就越能控制自己的感觉。

尽管很多人交换使用无痛分娩班和分娩准备班这两个术语，实际上另外还有很多不同的分娩方法。区分这些方法的办法就在于每一种方法处理疼痛的方式是不一样的。这里提供最常见的几种方法：

拉梅兹分娩法

在20世纪60年代初，法国产科医师斐迪南·拉梅兹曾前往苏联游学，以求跟上最新的医学进步。他对无痛分娩法（psychoprophylaxis）特别感兴趣，这个方法是俄国人用一种革命性的方法来缓解临产时的疼痛。无痛分娩法这个术语音节太长，所以人们开始时把它叫作巴甫洛夫方法，因为这个理论是基于伊万·巴甫洛夫（是的，就是那个和狗打交道的家伙）的理论，他的理论说：不断重复和训练能够克服习得的条件反射。在这种情况下，习得的条件反射是疼痛，克服的方式就是专注于另一件事——女性自己的呼吸。根据史学家约翰·贝尔，指导者应该"强调巴甫洛夫的科学和仁慈的苏维埃政权把女性从临产的诅咒中解放了出来"。

不幸的是，不管是不是仁慈，20世纪50年代，在惧怕俄国的西方，苏维埃不是十分受欢迎，所以这个方法又被重新命名为拉梅兹分娩法。但是奇怪的是，支持这个方法的人现在都忽略了无痛的部分。根据pregnancy-info.net中的一篇文章，"和许多人认为的相反，拉梅兹分娩法实际上不是致力于减少临产过程的疼痛"。另一篇发表在www.durhamlamaze.com上的文章说，拉梅兹分娩的课程是要帮助女性了解疼痛的价值，学会疼痛时如何反应，使分娩加快又能增加舒适度。嗯……

现今，拉梅兹分娩法不再仅仅只是关注于无药物分娩，也不是完全无痛分娩。它的目的在于授予准爸妈们需要的知识，让他们能够有根有据地做出决定。你可以私下上课或只是在任何一家医院学习。详细信息见www.lamaze.org。

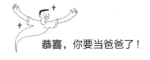

布拉德利法

和无痛分娩法一样，布拉德利法（由罗伯特·布拉德利创立）认为可以通过教育、传授准爸妈们一些分娩经验，让他们为分娩做好准备。但是他们不是试图让女性从疼痛中转移注意力，布拉德利认为女性应该"直面疼痛"。如果她想呻吟，就让她呻吟；如果她想尖叫，也让她尖叫。布拉德利法也很关注锻炼和营养。学会了布拉德利法的人中有90%"自然"顺产。布拉德利法是"丈夫执教"分娩方法的前身，比较其他方法，这种方法更强调每位父亲的加入。详见 www.bradleybirth.com。

催眠分娩法／蒙根法／迪克－里德法

格伦雷·迪克－里德是一名英国产科医师，在20世纪初期，他和他的同事一道使用氯仿来舒缓病人临产时的疼痛，并创立了一种分娩理论：阵痛和分娩时，害怕是疼痛的来源。原理是这样的：当一个人害怕的时候，会产生"战斗或逃跑"的本能反应，使某些器官中的血液——比如脸部——流向最需要血液的器官上，比如双腿（因而便有了"苍白如纸"这种表达）。害怕也能使子宫内（如果你有子宫的话）的血液流失，让子宫无法正常运作，因而引起疼痛感。"临盆并不一定会带有剧烈的疼痛。"他们说。摆脱害怕，然后——通过放松的方式，鼓励，甚至催眠——也能减少疼痛。迪克－里德理论虽然在今天还非常流行，但曾经一度被视为过于激进，他本人因此被逐出英国医学协会。详见 www.hypnobirthing.com。

麦克莫勒法

该方法由一名经验丰富的助产护士萨拉·麦克莫勒开始使用，旨在满足现今忙碌的父母们的需求，使之学习别人的经验。麦克莫勒的着重点在于教育：因为分娩是完全不能预见的，所以对于这个重要的日子当天可能会发生的事，知道得越多越好。这种方法鼓励学生们参与医护人员的工作，使之对医护人员产生信任感，而不是怀疑他们。在麦克莫勒看来，就没有失败之类的事。自然分娩是他们的目标，但是如果事情没有按照计划进行（很少有这种情况），没有人会内疚，也没有人会后悔。如果走出医院，宝宝健康，妈妈也健康，你就赢了。详见 www.thebestbirth.com。

不是很常见的方法

● 勒博耶分娩法基于法国产科医师弗雷德里克·勒博耶的分娩理论，认为现今产房内明亮的光线和噪音会让新生儿感到压抑和沮丧。勒博耶分娩法指在灯光暗淡、宁静的产房进行分娩，婴儿出生后和妈妈一起完全或部分浸入温水中。

"教练"——不要使用那个词

现在几乎所有最常见的分娩方法都把男人作为分娩"教练"——这似乎是布拉德利法创始人罗伯特·布拉德利博士创造的一个称谓。今天大多数准爸爸（至少经过分娩培训）和他们的伴侣对这个称谓没什么异议，但是我赞同凯瑟琳·梅教授的观点。她认为，有些非常令人信服的理由让我们不要使用这个体育用词。

◎ 我们都知道当事情没有按照计划进行的时候，教练会怎样……

◎ 教练的概念侧重于你在简短的待产分娩时的角色，但在整个孕期和孩子出生后你所起的重要作用被极大地弱化。

◎ 教练概念强化了你对性别歧视者的陈词滥调的支持：在和你的伴侣一起挑战人生经历的过程中，你并非是一个独特的个体。如果分娩过程不是按预想的方向发展，你就得提供指导，无形中给你增添了太多的压力。是否有人真的希望，经过 24 小时的课程（绝对不含医疗培训）后，就能知道如何处理真正的紧急情况？所以如果有人叫你"教练"，告诉他们你不是——你是孩子的父亲。

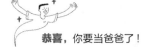

● 精神无痛分娩法是一种聚焦精神的分娩方法。这种理论认为，分娩是一个意义深远的仪式过程，而不是一个医学事件。详见 www.birthingfromwithin.com。

● 结构分娩法的原理在于，女性身体的设计是用来生孩子的，每位女性天生就知道有关分娩的知识。详见 birthworks.org。

● 亚历山大分娩技术注重动作、平衡、支撑，以及协调的自由性。详见 www.amsatonline.org。

分娩培训班通常需学习五到九周（虽然麦克莫勒课程只需要两天半或是一整天）。关于去哪儿上分娩培训班，怎么报名，你可以让医生给你些建议和信息。如果找不到你喜欢的课，可以进入他们的网站，学习网页版课程。

不管你选择哪一种分娩方法，都要尽可能快地选择一门课程。在接下来的孕期中，你学会的知识会帮你减轻紧张情绪。但是在报名前，最重要的就是，你要和你的伴侣就最适合你们家庭的分娩理念达成一致。如果提供毒品的话，你的伴侣会要吗？你的看法呢？（无论你多需要毒品，没人会提供给你——问题在于你是否更愿意让她通过药物减轻痛苦还是不需要药物减轻痛苦。）我听说过一些案例，妈妈想要硬膜外麻醉，爸爸就变得特别生气，因为他希望妻子自然分娩。也有很多案例，爸爸们无法忍受看着妻子那么痛苦，

婴儿心肺复苏

这个月你应该尽量找时间去上的课是婴儿心肺复苏（孩子出生后，你就会永远抽不出时间了）。希望你永远不需要使用你学到的技能，但无论如何都要学学——为了自己心安，也为了宝宝的安全。到哪里报名上课，你可以咨询你的分娩课老师、宝宝的儿科医生（如果你已经选择了一位），或者你们选择生产的医院或美国当地的红十字会。

建议用药，然后妻子变得十分生气。如果你们意见不一，你就忍让忍让，给她 51% 的选择权。但是你们最好提前谈好这些事情。因难产承受剧痛的女性实在不适合做出重要决定。

为哥哥姐姐所做的准备

虽然成千上万对生第二胎和第三胎的夫妇每次都会报名参加一些分娩培训学习班，但是他们之中很少有人认为孕宝宝的哥哥姐姐们也需要做些准备。以下几点有助于帮助哥哥姐姐们做好准备：

- 为他们也报一个培训班。许多医院会给这些哥哥姐姐们提供课程。

- 尽量让他们多陪陪刚出生的宝宝。

- 给他们一些练习。用个真人大小的娃娃给他们做示范，怎样抱婴儿和怎样让婴儿的头有所倚靠。演示正确触碰宝宝的方法，解释动作轻柔的必要性，但是不能戳、刺，或是打娃娃，以此来说明需要避免的行为。通过示范告诉他们哪些事可以做，哪些事不应该做。

- 让他们兴奋起来。给他们看宝宝的照片，让他们给宝宝画像，

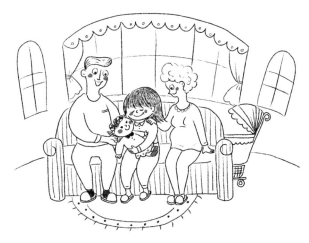

用个真人大小的娃娃给他们做示范，怎样抱婴儿和怎样让婴儿的头有所倚靠。

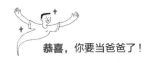
你在分娩课上学不到哪些知识？

大多数分娩准备课是团体授课的，和在医生的办公室相比，时间显得不是那么紧迫，因此你有机会提一些关于怀孕的问题。也准许你与其他准爸妈有些互动并交换看法。但有几件事你可能在那儿学不到。

- 社交分享于爸爸没有太多价值。我上第一节分娩课时，老师大部分时间在授课，剩下的时间就是女学员讨论她们的体重增加了多少、背有多痛、阴道分泌物的颜色以及她们一晚上得起床小便多少次。在我看来，这完全是在浪费时间。对我来说有帮助的是分娩课本身的教学部分。课程结束时，我觉得无论发生什么，是否使用药物催产，是否剖腹产或会阴侧切（扩大阴道口），对于正在发生的事和应该做的事，我至少有一些想法。

- 嘿，老兄，分娩课不仅仅是关于妈妈的。多年来，我采访了很多男人，他们的经验和我的非常类似。一般而言，他们几乎都被培训课的老师遗忘了，老师几乎只关注妈妈。当然，这很重要。但只关注妈妈而忘了爸爸就有点过分。英国研究人员约翰·李和弗吉尼亚·施米德认为，"孩子出生时，男人在分娩现场并不仅仅是为了支持妻子，作为孩子的父亲，他们有自己的权利待在那儿。"的确，男人需要学习一些重要的知识，但他们的关注几乎被忽略

甚至让他们给宝宝选家具或衣服或宝宝房间的颜色。

- 做好失望的心理准备。许多刚当哥哥姐姐的孩子都会异常兴奋一阵子。但是新奇感一过，他们又想回到周围人的中心。如何帮孩子和你自己度过这个转折期，请看第302~304页"帮助哥哥姐姐适应弟弟妹妹的到来"一节。

得到一些额外帮助

在怀孕和分娩期间，你和你的伴侣都会经历一些身心上的变化，

了，他们走出课堂，通常感觉自己更像妈妈的小助手而不是爸爸。

解决方案是什么？和班上其他准爸爸定个时间一起出去玩玩。我给准爸爸们上过多年的课，我可以向你保证，男人根本不会在女人面前特别是配偶面前谈论他真正关心的问题。一群正在经历同样事情的男人两小时的聚会远比跟其他同学聚会更有意义。

如果在这点上你受到伴侣的阻拦，告诉她澳大利亚研究人员安德烈·罗伯逊所说的："如果男人们自己的需求得不到满足，在男女双方处在焦灼的状态下却期望男人们提供实际的帮助和情感支持是不公平的。"正如约翰·李和弗吉尼亚·施米德的发现，当男人有机会探索对怀孕、分娩和为人父母的感受时（这不会发生在正规培训班上），他们"更愿意在配偶孕期参与其中，并在孩子出生后做更多的家务"。

最后，可以询问权威。不管你读了多少分娩方面的书，在课堂上了解得有多彻底，在待产和分娩时一定有你不懂的情况发生。当这种情况发生时，不要成为局外人，让执业医师控制整个过程（除非这是真正的医疗紧急情况）。即将出生的孩子不是医生或护士的，你有权得到问题的答案。因此可以请求别人对正在发生什么和他们正在做什么做出解释，包括每一步。如果第一次你错过了，可以再问。不过，记住，在果敢和烦人或对抗之间是有区别的，一定要做得恰如其分。

读这本书将有助于你为此做好准备。但是真正面临分娩的时候，你们俩都会很痛苦。你们俩都有压力，需要得到身心上的支持。

你的伴侣需要你帮她度过这一时期。她也会得到医生和其他医务人员的帮助。但是你呢？

每次我妻子临盆的时候，我尽力做了所有他们在课堂上教过的方法：安慰她，抱着她，给她讲故事，按摩她的背和腿，擦拭她的眉毛，鼓励她，"帮"她呼吸，还给她喂冰块。真是让人精疲力竭，甚至有些提心吊胆，当然，我本可以休息一会儿（偶尔有人帮我背

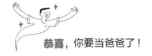

部按摩也行），但是周围没有人帮助我。

幸运的是，有个方法可以在分娩疼痛时减轻你和你的伴侣的负担：找一位临产特护。

什么是临产特护？

正如我们在第 8~9 页已经讨论过的，临产特护就是全场特护临产分娩，可以给你和你的伴侣带来情感和身体上支持的人。

根据马歇尔·克劳斯医生所说，临产特护并不是一个新概念。几百年来，在 125 种文化中，怀孕的女性都是在另一位女性全程陪伴下分娩。我们这儿过去也是这种情况。但是到 20 世纪 30 年代时，女性开始在医院生孩子，而不是在家里，除了即将分娩的女性和她的医生，其他人都不能进入产房。在 1980 年，克劳斯医生和他的同事再次将临产特护的概念引入美国。

我必须承认，在我和克劳斯医生见面的时候，我的第一反应就是：绝对不可能。我耗费了那么多精力在这次怀孕上，在这个关键时刻，任何人都不能横亘在我和我妻子之间。但是通过多次和克劳斯医生交谈，并阅读了有关临产特护的研究后，我的想法开始转变。

结果是，临产特护的到来带来了一些戏剧性的效果，极有可能缩短女性分娩时间，减少药物止痛和产钳分娩，降低剖腹产的概率。考虑到我妻子曾经经历过长时间极其痛苦的分娩，我开始觉得下次找个临产特护会是个不错的选择。

但是我仍然有些问题：临产特护会为我做任何事吗？她会不会把我推到一边？克劳斯医生给出的答案是否定的。"我们错误地认为：一个爸爸能上分娩学习课，能准备好在整个分娩过程中给予最大的支持和最多的知识。然而这并不合理。临产特护能和男性沟通，减轻他的焦虑，给予他支持和鼓励，让他能用一种更关爱、更舒缓的方式和他的伴侣互动。"在一个有趣的研究中，一名研究人员对比了有临产特护在场的夫妇和没有临产特护在场的夫妇。研究发现，两组中的男性陪在伴侣身边的时间是一样的。

在本书第 8~9 页，我谈到了和临产特护有关的一些问题。有很多人——包括被准爸准妈极其信赖的专业医护人员经常会同时照顾五六个病人，所以他们没有太多时间和精力花在你和你的伴侣身上。医护人员轮班也会使护理变得不是那么连贯。临产特护最大的优势这时就凸显出来，她们会给你的伴侣提供前后一贯的支持。所以如果你觉得你真的需要某个人（除你之外）来帮你渡过这次严峻的考验，临产特护会是个不错的选择。（记住：临产特护不会接生孩子——那是医生和医务人员的事。需要接生的时候，如果有一名护士做指导，而这个护士是你的伴侣认识的，那就最好了。）

要是你觉得自己一点也不想待在产房里，怎么办？

多年前，没人会想到男性会参与到女性孕期活动或是一起见证孩子的降临。但是今天，不待在产房忙前忙后的男性，一般都会被认为是无情的穴居人。这是一个两难的选择，正如凯瑟琳·梅所说："一方面，是为爸爸的参与提供选择余地。另一方面，也可能因此迫使他们参与各种程度的活动，即使他们可能并不想参加，或者他们认为不适宜参加。"

事实是，不是每个人都觉得同样需要参与，有些男性最不想去的地方就是产房。有的人可能会恶心呕吐，有的人会晕血晕针，有的人担心在妻子分娩时自己会失控。有的人不想见到伴侣痛苦，有的人或者只是对于怀孕充满着矛盾的心理。有的人担心自己帮不到什么忙，被迫离开躲到某个角落。有些人甚至可能只是对于别人一直施加给他的参与压力而感到愤怒。

在分娩准备课上，你可能被电影里看到的一些画面吓到了。或是你担心（因为有很多爸爸这样跟我说过）宝宝从阴道里出来的情形，在你脑海中挥之不去。你一定要记住，这些感觉——以及让你不想待在产房的其他原因——不仅非常正常，而且很大一部分男性

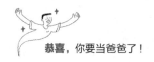

临产特护——一些基本问题和答案及注意事项

- 他们怎么收费？大多数临产特护收取固定费用。全国平均收费大约是700美元，根据你所居住的地方，从300~1500美元不等。通常包括一次或两次产前探视、阵痛和分娩期参与以及产后探视。阵痛和分娩期从你第一次感觉需要临产特护到婴儿出生后1~3个小时，产后探视主要是回答你或你的伴侣提出的任何问题，并帮助你的伴侣开始母乳喂养。

- 我的保险公司买单吗？没有硬性规定。但越来越多的保险公司发现，雇一个临产特护可以显著降低他们的其他相关费用。你也可以通过你们公司的灵活支出计划或健康储蓄账户支付临产特护的费用。但需要与公司的人力资源部门协商或得到保险公司的确认。

- 我在哪里可以找到临产特护？ 请医生推荐一个与他/她一起工作过的临产特护。你也可以从北美临产特护（www.dona.org）或临产特护世界（www.doulaworld.com）找到。

- 与有意向的临产特护面谈。对于怎样生孩子，你想要一个与你有共同想法的人。这个人得够灵活。如果你的伴侣决定要硬膜外麻醉，你希望这个人不会恼怒地冲出房间。

- 让她见见团队的其他成员。如果她与你的伴侣的产科医生或助产士互不相识，给他们提供一次产前见面的机会，避免以后可能产生的问题。

- 确认她会与你同舟共济，并认可你是你的伴侣的坚强后盾。

都有同样的感觉。

对于参与分娩，如果你并没有感觉那么欣喜若狂，不要过于责怪你自己，也不要认为自己很失败。你并不是失败者。实际上，对于参与分娩，有一半的准爸爸多多少少都会有种矛盾的心理。被迫扮演一个让你感觉不是很舒服的角色明显地弊大于利。但是有些事你可能想去尝试，以帮助你克服某些障碍。

● 和别的爸爸交流。你认识的其他爸爸可能已经经历过类似的事，或许会给你一些建议。即使他们没能给你一些建议，但是看到这么多活生生的例子，知道自己不是孤军奋战，你的心理上会感觉安心。

● 和你的伴侣交流。让她知道你的感受，以及为什么会这样想。同时，向她保证你会对她和宝宝负责。

● 理解你的伴侣。她不需要同情，她可能会把你的忧虑理解为不关心她或不关心宝宝。

● 为她而做出努力。无论你跟你的伴侣如何解释，你不想出现在分娩现场或是不想去上分娩课都会令她伤心。如果你能把这些想法放在心里，尽量去上分娩课，就会让她感觉她得到了更多的理解，你可能还会知道到底是什么在困扰着你。

● 考虑请一位临产特护。更多信息请见第184~186页。

● 不要担心你的孩子最终如何。尽管有很多证据表明，早期和胎儿的联系会对孩子有积极影响，孩子出生时你没在场——不管是你不想还是你不能——都不会使你的孩子致残；你依然可以和孩子建立很牢固的关系。你只要确保他们出生后你在场就可以了。

● 不要屈服于压力。该做的都做了，该说的也已经说了，如果你还是觉得参与分娩不舒服，那就别参与了。但是你要做好心理准备：你的家人、朋友和医生可能还是会建议你不要噘嘴、做点"该做"的事。你要知道10%~15%的成年人晕血、10%的晕针，如果你是这一类人，你最好还是不要待在产房，你可以把斯蒂芬·帕斯拉奎的悲惨案例告诉批评你的人。帕斯拉奎的妻子当时正在分娩，当一个麻醉医师"把一支硬膜外麻醉针刺入她的背部"时，他被医护人员叫去"抱着他的妻子并使她情绪稳定"。然而当他一看见针，帕

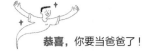

斯拉奎就晕了过去，头还撞到了墙角的凸起处。两天以后，他就去世了。当然，这是个很极端的例子，但至少足以让人们暂时不要来烦你。

致有军务在身的爸爸们

我能说什么呢？你想待在产房，你的妻子也想让你在场，山姆大叔却需要你立即前往别的地方执行任务。但是无论距离多远，你都要想方设法和你的妻子保持联系（稍后和你的孩子保持联系）。

● 确保你的妻子知道所有能够联系到你的方式，以免她想尽快找到你却与你联系不上。

● 问问你的指挥官，是否可以请几天假。如前面提到的，部队的确会提供一些陪产假，但是究竟你能请几天假，却无法确定。好消息是，这些假期不会算进你的定期 30 天探亲假内。坏消息是，要是部队有需要，你就不能请假。所以没人能保证你实际能请到几天假。但是你已经做出的努力表明你是关心她和孩子的，你在她眼里也会更有魅力。

● 核查一下你是否能与分娩现场建立实时手机或视频通话。虽然和在现场不同，但在这种情况下，保持密切联系至关重要。如果你可以连接高速网络，接通网络摄像头，你就可以注册一个免费且实时的语音视频沟通软件。从服役的朋友那里，我听到过许多有趣的故事，他们曾用视讯设备观看他们宝宝的出生，看他们的孩子穿万圣节服装，甚至还参加了家长会。我猜想，在你的装修工程中，你可以用这项技术来监督油漆工。

● 尽可能多地读些有关怀孕分娩方面的书籍——宝宝是如何发育的，你的妻子在经历什么。当预产期越来越临近，就要开始看看有关分娩和婴儿期的书，你想知道你的妻子和宝宝在这一时期的情况。不要忘记也为自己想想。你可能见不到宝宝，也不能亲手抱抱宝宝，但是你还是会因为当上爸爸有所改变，而知道你会有什么样的改变是挺不错的。无论你在哪里，你更新得越快，回家时你就越容易融入家庭。这本书及《恭喜，你当爸爸了！》，会让你学到所有你需要学到的知识。

● 送一些礼物、爱的信息和珠宝给你的妻子。送花似乎完全浪费钱，但还是送点吧！

● 如果你还未被派遣，在你离开之前，尽可能多地做到以下几点：

　※ 把你朗读的一些简单的儿童书籍刻录成一张 CD 或 DVD，或是在你的手机里录下一段音频或视频。在孩子出生前，叫你的妻子在她的身边播放这些音视频。一旦宝宝出生了，她也可以播放同样的 CD/DVD；然后加上一些新的故事、歌曲、诗歌等等的录音。在你回家的时候，这会帮助宝宝认出你——哦，认出你的声音。如果你需要帮忙弄好这些——或者是在你开拔之前，你没有机会去录——记住，什么时候都不算太晚。可以到 United Through Reading（www.unitedthroughreading.org）上寻求帮助。

　※ 现在还不要去洗澡……就在你离开之前，穿几件衬衣就寝，衣服不要洗，在宝宝出生后让你的妻子把这些衣服放在宝宝的周围。和小猫小狗一样，小宝宝也会通过他们的嗅觉来获取许多周边的信息，如果孩子熟悉了你的味道，当你回家的时候，他会更容易和你产生联系。

　※ 摆个姿势。在你做自己最喜欢的事、吃你最喜欢的美食、和你最好的朋友出去玩的时候，让你的妻子或是其他人给你拍些照片。把拍得最好的照片打印出来，做成影集。这样做会让你的孩子对你有些了解——也会想你、念你——即使你不在他的身边。

　※ 要求你的妻子邮寄些物品给你，使你能够了解到最新的进展。在孩子出生前，可以是超声波图或是宝宝心跳的录音。

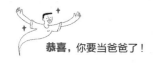
给未来带去希望：脐带血和脐带组织

如果你不是护理人员或急诊室医生，你可能不会有很多机会去拯救生命。但你的宝宝出生几分钟后，你就有机会这样做了。最重要的是，你可以用你可能会扔掉的东西去做：宝宝的脐带。

脐带血是令人难以置信的含有丰富的造血干细胞的来源，可用于治疗包括白血病和许多跟血液和免疫系统相关的诸如镰状细胞性贫血症等疾病。脐带内部组织含不同类型的干细胞，有转变成不同类型的细胞的功能，可以用于更广泛的治疗。随着技术的进步，研究人员正在考虑使用脐带血和组织作为潜在治疗韧带撕裂、糖尿病、心脏病、阿兹海默症和脊髓损伤等的方法。

因此，你能做什么呢？嗯，你有两种基本选择：捐献脐带血和组织以便其他人受益，或将它们储存起来供自己的家庭使用。让我列举这两种选择的利弊：

◦ 向社会捐助，免费。你的伴侣在怀孕的 28~34 周之间需要去做好登记。假设可以收集到足够的血液（通常 85~140 克）和母亲满足某种特定要求（例如，她必须没有罹患艾滋病、大多数癌症、糖尿病和其他一些疾病），有关机构就会对宝宝的脐带血和组织（并不是所有的社会捐助点都接受脐带组织）进行分析和冷冻储存。然后将它登记注册到国家库，这样来自世界各地的外科医生就能够为需要干细胞移植的患者在国家库里进行搜索配型。不幸的是，由于收集和储存脐带血的成本较高，美国大约只有 24 个机构可以接受捐献。

◦ 为私人储备。如果你负担得起，私人储备脐带血是不错的选择。如果你的家族有白血病史或者其他要用到脐带血的疾病，或者你的孩子属于少数民族或混血儿，私人储备脐带血显得尤其保险。历史上混血儿要找到匹配的骨髓比白种人难度大得多。为私人储备新生儿脐带血和组织是保证你未来医学治疗时获取100%完美匹配的干细胞的唯一途径。储备脐带血的初始成本通常范围约1500~2000多美元。储备脐带组织则另加1000美元左右。年度存储费用约130~300多美元。

向社会捐助还是为私人储备，只有你和你的伴侣可以决定。由于脐带血和组织的收集是在孩子出生之后，这两种方法从医学上来说对母亲和婴儿都是安全、无痛的。如果你难以决定或需要更多的信息，脐带血父母亲基础指南（www.parentsguidecordblood.org）可以给你提供大量的资源，包括可供搜索的公共和私人捐赠点的地图以及对所选择的储备库做出的公正评价。

如果你有兴趣捐献宝宝的脐带血，从现在开始就与你的伴侣的产科医生谈谈。大多数社会储备库喜欢在妊娠第34周之前对孕妇进行检测和筛查。你也应该与国家骨髓捐赠项目组织进行联系（www.marrow.org），该项目包括世界上最大的脐带血单位清单。他们的网站上有大量关于干细胞和脐带血捐献的绝好资料。

如果你有兴趣了解私人储备库，从你的伴侣的产科医生开始着手。你现在应该马上做一些研究，找到可能最好的储备库。需要考虑的重要因素包括公司的经济稳定性（不大可能破产）、公司成立的时间、目前储存样品的数量、是否提供完整的费用清单，等等。

宝宝出生后，宝宝的照片、磨损的衣服、全身剪贴画都可以。如果有人把生孩子的过程拍了下来，她也可以把视频一并寄来。但是仔细想想，你是否真的想看到你的妻子在经历着无比的痛苦，而你却什么都不能做。

＊ 多送礼物、鲜花和护理礼品券。诗歌，即使是写得不太好的诗歌也是能够让人欣然接受的。

＊ 请一位朋友和你的妻子一起去上分娩课，除非她另有安排。

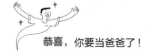

※ 寻求朋友的帮助。确认他们理解你的意思。很多人把帮忙定义为帮忙抱几分钟宝宝，轻声细语地哄哄孩子，然后把孩子还给你妻子。而你的意思是，帮忙洗衣服、购物、准备饭菜，或是为车库重修屋顶等等。

第八个月　列出清单，反复核查

你的伴侣的状况

身体上

- 胎儿活动越来越有力
- 白带增多
- 浑身越来越不舒服
- 尿频
- 失眠——真的很奇怪吗？
- 越来越疲乏
- 宝宝占的空间越来越大，挤压她的内部器官，导致她呼吸困难
- 水潴留，手、脚、脚踝浮肿
- 子宫的间歇性无痛收缩越来越频繁

心理上

- 感觉特殊——在公交车上或是拥挤的房间内，人们总是给她让座，商店职员也会主动走过来帮助她
- 感觉自己和他人的关系，就像某个秘密俱乐部的成员（陌生人总是喜欢跟她分享她们自己的怀孕经历，或者触摸她的肚子）；听到恐怖故事，她可能会受到惊吓；别人未经请求就触摸她的肚子，她也可能生气
- 感觉自己格外地美或格外地丑

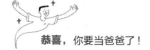

- 知道宝宝就算现在出生也能活下来，她如释重负
- 担心孩子是否正常，孩子外表怎么样，她能否尽到母亲的责任，以及她的身材是否还能恢复正常
- 害怕在公共场合破羊水

宝宝的状况

这时候，大多数宝宝的头部朝下，这个位置在接下来的日子会一直保持不变。他渐渐长高长胖了：身长 18 英寸（约 46 厘米），体重达到 5 磅（约 2.3 千克）（如果是双胞胎，就会矮一些、轻一些），现在他的身体看起来就像是一个毛茸茸的大脑袋。几乎没有空间让他随意动弹了，宝宝的动作也不那么频繁了，但是却很有力，你经常能分辨出他在用身体的哪个部位戳你的伴侣的肚子。他的小心脏每天输送大约 1135 升血液（你的心脏每天输送大约 7570 升血液），他的听力越来越好，现在他对你和你的伴侣的声音能做出不同的回应。出生后存活概率极高。

你的状况

怀孕也有公共属性

怀孕其实是一件极其私密的事情，但还是会不可避免地被公之于众。你的伴侣日渐变大的肚子会显露人们最美好或最糟糕的一面。完全陌生的人会对她敞开心扉，主动帮她提东西，在拥挤的地铁车厢以及公交车上给她让座。在某种程度上，人们对孕妇以及创造生命过程的兴趣一向都很暖人心房。如果有人对她的现状表现出特别的兴趣，那种过度的关心会让孕妇觉得自己的隐私受到了侵犯。

当我妻子在杂货店排队结账时，经常会有人走近她和她攀谈起来。"谈话"经常开始时很惬意，比如像这样的问题："那么，你预产期是什么时候啊？"或是问胎儿的性别。但不久势必就会讲些危言耸听的话——比如：晨吐会使人十分衰弱；怀胎达十月之久；临盆30个小时；紧急剖腹产；麻醉不起作用……好像这些还不够，她们甚至问都不问，就直接抚摸、摩擦，或是拍她的肚子，好像她就是一尊佛像或一盏神奇的灯。

对于怀孕的公共属性，其中最奇怪的一点就是，数量惊人的女性对此泰然自若，而对我来说，那是相当令人惊讶的。我一直在等我妻子把摸她肚子的人的手甩开，但是她从未这样做过。但并不是所有人都如此镇定。我曾听说过很多拒绝触摸的故事，有人在陌生人触摸她肚子的时候会尖叫，有人穿着写有"拿开你的爪子"字样的 T 恤，有人拍摸她们的手，有人告诉摸她们的人触碰会传播感染性极强的疾病，有人甚至还伸出手去抚摸对方的肚子作为回击。我一直不明白为什么有人能够忍受这种事。试想如果你的伴侣没怀孕，有人也这样做，你会怎么反应？如果某位女性的胸看起来很诱人，你想去摸吗？

对于男性而言，这种触摸行为会引起他们的愤怒和防护意识："没人能碰我的女人！"如果发生在你们身上，你最好还是看看你的伴侣怎么做吧。如果她不介意，你就放轻松点。但是你自己也要做好准备。她生完孩子后你还会遇到同样的情形，陌生人会走过来，手都没洗就抚摸你的宝宝。

惊慌失措

就在我们第一个女儿出生前六周，我突然如梦初醒：没有孩子的日子就要结束了。我不是在担心要当爸爸这件事——我已经信心十足，为了这个新角色我也做好了准备：看了许多关于当父母的资料，我妻子和我也一直在上分娩准备课，我们还把所有的担忧和害怕彻彻底底地讨论了一番。让我受打击的是非常肤浅的东西：一旦宝宝出生，就要等很久才能去看电影、看表演、听音乐会（或只是去个可以让你平静下来的地方），甚至只是和朋友待到很晚。

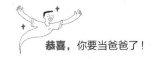

结果我妻子几乎同时也在想这件事，所以在第一次妊娠的最后两个月，我们经常出去吃饭、看电影和戏剧，经常和朋友一起玩到深夜，这段和朋友待在一起的时间比接下来的三年加起来还多。许多担心自己即将失去社交生活的准爸爸们，发现自己开始寻找和拜访那些多年未见面的老朋友。

在怀孕的最后几个月，除了找些有趣的活动之外，你可能还想学会一些实用的技巧：当你（或你的伴侣）煮饭的时候，把菜谱上的用料都增加两倍甚至是三倍，把吃剩的按两人份冷冻起来。相信我，在产后前几周，解冻容器内的意大利面酱比从头做起要简单得多。

筑巢计划

早孕反应和深夜两点想吃咸菜的现象消失之后，怀孕最常见的传统说法可能就是女性的"筑巢本能"。在怀孕的某个时期，大多数女性沉迷于（经常是无意识地）为新生儿准备房间：打扫壁橱、衣柜，几年没移动过的家具底部突然也要清扫干净。

虽然很多都是源自女性的本能，但是许多研究表明，几乎所有的准爸爸自己也经历过这种筑巢本能。它常常体现在传统的供养者和保护者行为上：担心钱和家人的人身安全。大多数准爸爸开始经常考虑或着迷于攒钱，许多人最终抽出时间去做些他们一直避免去做的重要的事，比如购买人寿保险、写遗嘱。

许多筑巢老爸史无前例地开始关注厢式旅行车。有些人最终买了安全性能都极佳的一辆，从帮你避免碰撞、监控盲点、保持路上正常行驶的传感器，到最先进的气囊和安全带系统，以及最新军事技术，其中包括驱动轮胎和防弹玻璃（好吧，我们可以跳过军事技术，但是你应该明白我想表达什么）。

许多男性可能会花很多时间组装或打造婴儿床、可变换角度的桌子及其他宝宝必备的家具；购买婴儿用品；涂装宝宝的房间；重新布置家具；甚至还想找大点的房子。有些人会着手做几个月前就

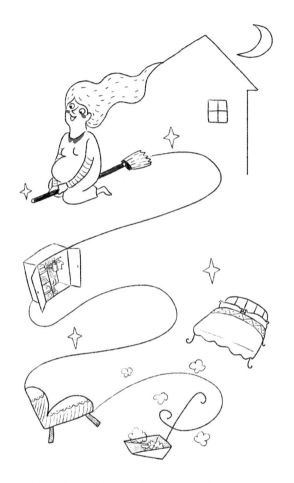

在怀孕的某个时期，大多数女性沉迷于（经常是无意识地）为新生儿准备房间。

列在必做清单上的事：清理排水沟，调好车，换好轮胎，安装火警报警器和烟雾警报器，最后学跳方块舞。对于有些男性而言，这些活动能让他们忙碌起来，避免自己被忽视的感觉。但是对于有些人而言，做这些事情代表着某些更根本的含义。如帕梅拉·乔丹所写："这些筑巢任务可能是爸爸们首次为宝宝做些事的机会，而非为了他

197

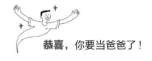

怀孕的伴侣。"

性生活问题——再次出现

妊娠中期通常是性欲增强和性行为频繁的一段时期。而在妊娠晚期，性生活注定要遭受痛苦。最常见的原因在于：

- 双方都担心会伤害宝宝或孕妇。
- 害怕伴侣的性高潮会引起早产。
- 伴侣身体上的不适。
- 伴侣身体的变化使"正常"的性爱姿势不舒服。
- 你对角色改变的意识。不久你的伴侣就不仅仅是你的伴侣；她将是一位母亲——和你自己妈妈一样的人。记住：当她开始把你看作是一名父亲的时候，她可能也产生了相似的（常常是潜意识的）想法。

除非你的伴侣的医生另有嘱咐，不然，性生活仍然不会对宝宝或孕妇造成身体上的危害。正如我们在第131~135页讨论过的，如果你们两人都想做爱（而且我也听说，有许多爸爸在妻子怀孕后期性欲会增加），现在是时候尝试些新的、不同的姿势了。再次说明，从性生活的角度讲，如果你和你的伴侣不协调，互相把话说清楚很关键。

有些研究人员注意到，一小部分准爸爸会在伴侣怀孕后期出轨，但是这些"怀孕后期出轨"很少是因为你想象的那些原因。杰罗德·夏皮罗发现，大多数在妻子怀孕后期有婚外情的男性都有以下特点：

- 他们觉得自己伴侣的吸引力极大，特别想和她们有"亲热的性接触"。
- 他们感到在妻子怀孕期间和分娩期间，自己总是被排除在外。

● 和他的伴侣的密友或亲戚发生关系。(这可能表明，这位和男性有暧昧关系的人感到自己也被排除在准妈妈的孕期生活之外。)

准妈妈们在孕期也有出轨的。夏皮罗表明，其实女性和男性同样可能出轨。突然发现自己没有性生活的夫妻都以为自己被伴侣误会了，可能忍不住会在别处满足他们的需求。

分娩计划

几乎每对夫妇——一起或分别地——都对孩子的出生充满着想象。有时这些梦想会实现，但宝宝出生可不一定和你预想的都一样。而且大多数情况下——尤其是第一次妊娠，阵痛和分娩时实际发生的事看起来不像你期望的那样。所以分娩和计划这两个词完全不在同一个文档，更不用说在同一个句子了。

然而，许多分娩讲师和一些朋友仍然会建议准父母们写下一个全面的分娩计划，概述阵痛和分娩的每个方面，分娩方式需求，明确表明：分娩过程中的所有决定将由准父母而非医务人员做出。

尽管分娩计划听起来很有逻辑，但是这些计划造成的问题总是比预防的还要多。你和你的伴侣可能会觉得被计划束缚住了，而且如果有意外 (或和计划相反的事情) 发生，你们会十分困惑和紧张，你们可能会和医疗团队争论或争吵，回想起这个分娩计划，你们可能会有点后悔。

从医疗团队的角度看，这份满是规则和要求的文件将会破坏接下来的几天将和你们建立的相当亲密的关系，你们之间会变成敌对而非合作的关系。这对你们可没好处。

同时，宝宝们也会有他们自己的想法。准爸妈在处理阵痛、分娩、即时产后时可能会有一些选择这个概念出现的时间并不长。但是很重要的一点是，不要过于相信所谓的控制。

索尔·魏因雷布是一位产科医生，也是我的医学顾问，这样说

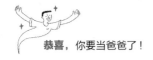

道："如果你放心你的医护人员，跟他们分享你对分娩的所有想法和期望，相信他们在他们干预之前会敞开心扉和你讨论你的选择、风险、好处等等，我不知道分娩计划有何必要。如果以上这些你都没有做，分娩计划不但救不了你，还只会制造紧张。如果你不放心医护人员，你就做不出准确的选择，是否有分娩计划你也会出现问题。简单说就是，计划帮不了任何人。"

和我交谈过的医护人员半开玩笑地说，计划越长越复杂，剖腹产的概率越大——在所有的干预措施和药物都使用之后。我的意思是他们半开玩笑。

好了，看了这些之后，你还想制订分娩计划吗？好吧，想还是不想。下面是我的观点。对，你和你的伴侣绝对能制订出一份计划。说说你理想的情节，你的观点，以及任何你能想到的。你会烧香祈愿你的宝宝由一群西藏和尚带到这个世界吗？很好。让你的伴侣骑在马背上单脚站立生孩子吗？将分娩过程拍成电影来一段真人秀现场直播吗？让整个医疗团队只说汉语普通话，好让宝宝生下来就会讲双语？让你的雪纳瑞犬舔干净你的宝宝，而不是让护士擦干净？精彩。

然后，一旦计划制订妥当，措辞也堪称完美，就把纸折起来，放进口袋里。不要拿出来。万一你忘记了某些东西，就把它当作小抄一样，随时看看，但是不要给任何人看。千万不要。

我的目的是让你和你的伴侣设定目标，在你们头脑还清醒的时候，考虑一下为了处理阵痛和分娩你们还需要些什么。但是，记住，世间之事几乎都不走寻常路，就算有也很少见。所以，要灵活。这儿有几个主题你们俩可能需要讨论讨论。如果对于这些问题你们有任何疑义，一定都要问问医生。可能会有些一定不能违背的政策。

● 突发事件。你想让医生或助产士独自解决出现的紧急情况或者让他们解释原因吗？如果你的伴侣不省人事或是不能做决定，在做任何非常规性行为前，医生应该得到你的许可吗？

● 止痛药。如果医院工作人员认为你的伴侣可以使用一些止痛药，你想要他们提供吗？还是你想等她自己要求再使用？

● 待在一起。在整个阵痛和分娩过程中，你和你的伴侣想一直待在一起吗？

● 行动自由。你的伴侣能够在走廊上（或是浴室）分娩吗？她愿意用什么姿势？没有理由一直躺在床上。其实，尽可能多地四处走动走动能产生更好的结果。

● 分娩。如果分娩过程延长，她需要提供催产素或是其他药物来加快分娩吗？

● 照片和视频。你愿意拍照和拍摄视频吗？你想请人帮忙拍摄吗？如果你的伴侣是剖腹产，你自己能拍照或拍摄视频吗？

● 胎儿监测。你的伴侣想在分娩过程中监控胎儿的心率吗？或者她只想在必要的时候进行监测？

● 破羊水。你的孩子一直浮游在一个装满羊水的液囊中。宝宝要想生出来，液囊就必须破裂。理想的情况是，液囊自动破裂，破裂程度取决于宝宝的位置，液体会喷涌而出或慢慢滴出来。但有时候液囊破裂可能需要人工诱发。

● 分娩。你想让医生用手术钳或吸盘加速分娩吗？或是你想再坚持一会儿？你想让其他人（朋友、亲戚、助产士、其他孩子）陪在妻子身边吗？有镜子吗（这样你的伴侣就能好好看看分娩过程了）？

● 会阴切开术。如果你的伴侣的阴道张开度不足以让宝宝伸出头，医生会建议在会阴处开一个小口——在阴道和肛门之间的位置。有些医生会做会阴切开术作为防范措施；有些医生不到迫不得已一般不会做。有些人认为，阴道口自然张开的小口好过手术切口。有些人则认为，切口有助于控制阴道口裂开。切口还是不切口，你的

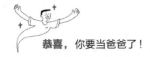

伴侣都要尽量多地了解些有关会阴切开术的知识，思考一下她是否需要——当然除紧急情况外——如果需要，她愿意打麻醉针，还是不打麻醉药。

● 剖腹产。剖腹产时，你能和你的伴侣待在一起或是被迫分开吗？只在脊髓或脑膜外麻醉时分开，还是整个过程都分开？你将被允许站在哪里？

● 宝宝。谁来剪脐带，什么时候剪？你愿意宝宝生出来后让医院工作人员抱走，把宝宝弄干净并对宝宝身体做检查，还是希望先交给你或是你的伴侣？

大点的孩子应该在分娩现场吗？

让大一点的孩子出现在婴儿出生现场是件棘手的事情。一般情况下，婴儿出生时和出生后有孩子在场是没问题的（尽管根据医院规定，孩子不能在场）。但由于各种原因，孩子——尤其是 5 岁以下的孩子不应该出现在分娩现场。

◎ 他们看到妈妈流血，听到妈妈痛苦的呻吟，可能认为她就要死了，会受到惊吓。你可能想到的最后一件事就是让受惊的学龄前孩子跑到妈妈面前寻求安慰，但是此刻这位妈妈的脑海中也许会有一些其他的想法吧。

◎ 甚至准备充分的孩子也会有不可预测的反应，你和你的伴侣可不想被其他任何人的需要弄得心烦意乱，你们现在只能关注你的伴侣、你自己和即将出生的孩子。

◎ 大点的孩子可能会嫉妒对新生儿所有的关注。

◎ 除了害怕，4 岁以下的小孩不能理解正在发生的事情，他们肯定不喜欢这种特殊场合。

◎ 新生儿诞生时如果你还想要他的兄弟姊妹在场，一定要先和医生

● 分娩之后。你想马上用母乳喂养宝宝，还是用牛奶喂养？你想把宝宝一直留在你们两人中的一个身边，还是宁愿把他／她放在医院婴儿室？包皮环切术要做吗？

● 回家。你想待到医院允许出院时再出院，还是想尽快回家？

我不是说你应该盲目遵从医生、护士、助产士，或是医院门卫所说的话。如果你以一种温和的方式告诉护士你理想的方案，他们会很乐意接受的。他们也喜欢你问问题——说明你感兴趣并参与其中，说明你尊重他们。当你告诉他们，如果有意外出现，你愿意遵

商量一下。然后，你得计划和孩子进行一次长时间的讨论，此前准备一些直观教具——书籍、电影或分娩照片作为帮手。重要的是，你要记住，看妈妈生孩子不会像他们在公共电视网或动物星球频道看到的一样。在那里，出生的场景（人或动物，特别是人类）通常都会精心编排，以免暴露私处、血和极度的痛苦。鼓励孩子提问并做出回答，告诉他会发生什么；讨论可接受和不可接受的行为；安排时间与他独处——大一点的孩子会真正嫉妒的。

另外，确保有成年人照看在分娩现场的孩子。这个人得准备告诉孩子正在发生什么，并在必要时带孩子离开产房。你的焦点应该是你的伴侣。

如果你的孩子在 10 岁左右，是否决定让他／她留在产房取决于很多因素。

◎ 成熟。孩子看到妈妈在遭受痛苦能处理吗？如果出人意料的事情发生了，你的伴侣需要紧急手术，你认为他们会如何反应？

◎ 孩子的性别。男孩在旁边的话，妈妈会感觉尴尬。然而，对于女孩来说，看妈妈生小孩可能是最好的避孕教育。

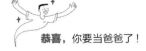

从他们的决定，他们会更加高兴。你所希望的就是成为过程中的一部分。

我知道，尽管我在前几段说了那么多，有些读者还是想写一份书面的分娩计划。如果你是这样，没关系。我不介意。但是请谨记以下准则：

● 在第一段里说过，万一有紧急情况出现，你得表明你的计划可以灵活改变。

● 尽量不要把计划做得像法律文书一样。这会让医生或是其他医护人员很紧张，而且产生抵触心理。意外发生时，你的医生如果感觉缩手缩脚，她会很不舒服。

● 试着把你的想法用一种积极的方式表达出来。不要一开始就说"不"或"不要"。

● 避免把分娩正常程序之外的东西列入计划。

● 一定要对每一个给予尊重和支持的人表达感谢。

● 你和你的伴侣推敲出分娩计划的草稿后，要拿给医生过目。请他们给些建议。

● 谨记：分娩计划不是一份合同。对于你们来说，它只是把你们的偏好和医生进行交流的一种方式。

如果你用谷歌搜索"分娩计划"，你会发现许多计划样本，包括一些模板，你只要按照模板填表就可以了。

做最后的准备

到医院挂号

尽管你在电视、电影里看到过那种极速危险的疯狂镜头，但是你不必这样去医院。对爸爸们来说很幸运（但是还没有我们的伴侣那么幸运）的是，阵痛和分娩之间通常会隔几个小时的时间（也可能是几天），所以如果计划周详，应该有足够时间办好所有事。一旦你已打好包准备出发（更多信息见第209~211页），接下来最紧迫的事就是登记住院。

许多医院会允许——甚至要求——预产期前60天内挂号注册。这并不意味着你就预订了某个特殊的日子，只意味着当你真的出现在医院，你的伴侣因宫缩而痛苦尖叫时，你不必浪费时间签一些文件。所以，尽快和医院或诊所管理办公室协商，或是在网站找出他们的政策。这样做尤其重要，因为医院除了会让你填写785个表格外，他们还必须得到你的保险公司出具的一份保险范围和保险资格证明。这需要花费些时间。

寻找一个儿科医生

我知道，你的宝宝现在还没生下来，但是快了。因此，最好现在开始给她挑一个儿科医生。大多数人把他们的孩子带到儿科医生那里去看病，但是有很多家庭医生也能给孩子看病。在他们一岁之内，我的三个孩子都看了九次儿科医生——而且他们那时候都健壮如牛。一般来说，一岁之内的宝宝看医生的安排是这样的：宝宝出院后几天看一次；两周以后看一次；然后一个月一次到宝宝六个月为止；九个月一次；十二个月一次。很明显，因为你会花很多时间去看孩子的医生，所以你应该挑一个你认为可以与他至少相处到孩子大约16岁的医生。考虑到国家健康保险现状，你的选择可能有限。但是如果你的计划灵活，尽量多面试几个有意向的儿科医生。以下是你必问的问题（你可能想把它们记下来，拿去面试）：

● 宝宝将要出生的那家医院是你的定点医院吗？如果不是，那可是影响大局的事，否则你可能要换家医院。

● 宝宝住在医院的时候，你会去看他吗？

● 你使用哪种保险方案？可能又是一个影响大局的事。

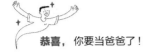

● 你对疫苗怎么看？尽管有很多儿科医生提倡打疫苗，但还是有少数医生直言不讳，不支持。争论是有趣的，但是超出这本书的范围。在某种程度上，这和争论死刑、堕胎、布料尿布还是一次性尿片、包皮环切术等等相似。对立双方都无法改变对方的看法。

● 对于母乳喂养，你怎么看？现在很多人认为宝宝至少应该喂六个月的母乳（再长一点也可以）。你很难遇到不赞同母乳喂养的儿科医生。但是你也要找个能变通的人，这样的话，万一你的伴侣因为某些原因不能母乳喂养或是决定不用母乳喂养，你的伴侣的感觉不会不舒服。

● 你有多少间候诊室？听起来可能有点傻，但是医院和医务室满是病人——正好是那些你不想让宝宝碰到的那类病人。理想的情况是他们应该有一间生病儿童专用候诊室，还有一间健康儿童专用候诊室。

● 候诊室的玩具经常清洗吗？另一个貌似有点傻的问题就是：你真的相信那些生病的孩子打喷嚏时会遮住嘴和鼻子吗？相信他们不会用手指抠鼻子、抠耳朵、抠屁股吗？相信他们摸这些玩具前会洗手吗？是，对。

● 例行检查需要多久？至少在前几次探视时，你会有很多问题要咨询。有些医生尤其是那些保健医生经常一个小时给六个或六个以上的病人问诊，那就意味着每次问诊可能只花 10 分钟时间。有些医生松泛些，在你和你宝宝身上能够花上至少 20 分钟时间。

● 和你合作的医生有多少位？你可能觉得男医生或女医生都一样，但是你的孩子却不同意。在我女儿两岁的时候，她特别拒绝见她的儿科医生（男性），坚持要换一个"女孩医生"。不要担心会冒犯你的医生——因为大约有 75% 的孩子更愿意看见和他们性别相同的医生。

● 紧急情况怎么办？有随叫随到的医生吗？

● 晚上或周末的时间呢？有服务热线吗？有护士吗？当你难免恐慌时，谁会帮助你？

● 要是出现无生命威胁的紧急情况怎么办？谁会接电话，如果你的孩子需要看诊怎么办？上班时间内，大多数诊所设有专线电话，聘用小儿科护士听诊，必要时能在当天预约医生。

去医院

如果你没有计划在家分娩，你和你的伴侣迟早会去医院。这里介绍几种去医院的方式，每种方式各有利弊：

● 步行。如果你家离医院较近，走路是最好的选择。你不用担心开车或是坐车会带来的任何坏处（见下文）。但是你必须解决可能出现的尴尬场面——你的伴侣每走 3 分钟就要靠着路边的房子，痛得直喊，周围会不断有人盯着你。但是你的伴侣可能愿意走路去，因为走路能让分娩开始的宫缩更容易处理些。

如果你们走路去，身上一定要带够打出租车的钱——以防万一。

● 自己驾车去。不管你准备得多充分，真的临盆时，你还是会有点紧张，你驾车时，可能有点危险。你可能迷路、因超速被警察抓住，甚至出事故。最糟糕的是，当你专心开车时，你就照顾不到你的伴侣。最终到达医院时，你还得找车位停车。

如果你驾车去，一定要加满油，用 GPS 定好去医院的路线（准备好几条备用路线）。不要担心，如果你们早到了一点儿，他们不可能把你们扔出去的。同时，到医院停车场踩好点（如果医院有停车场的话），弄清停车场的收费和经营时间。到达后，你可能还得先把你的伴侣安顿好，然后再跑下楼把车移开。

● 搭车去——坐出租车、搭朋友的车或亲戚的车。如果你坐在车后座，至少你能照顾到你的伴侣。但是，如果你的伴侣在深夜两点发作，而你的朋友或亲戚拖延了一到两分钟起床，问题就可能出

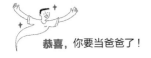
现。而且，因为大多数人从未有过载孕妇去医院的经验，他们至少会像你一样紧张（可能比你更紧张）。一定要小心路上的坑坑洼洼，我的妻子对我说过，对临产的孕妇来说，那些坑坑洼洼真的很要命。

如果你准备打出租，至少要有三家出租车公司的电话，确保不论白天黑夜的任何时候，几分钟之内就有车上门。同时，一定要带够车钱。如果你计划请别人驾车，一定要有几个备选。如果使用打车软件，事先搞清楚他们搭载孕妇是否存在问题。

要是你还有其他孩子怎么办？

如果你还有其他孩子——尤其是小孩子——去医院就倍加紧张，还得另外做些安排。

我妻子第二次怀孕快生之前，我们决定乘出租车去医院。同时决定，如果她在半夜发作，我们就发信号给我们的朋友，因为他们答应照顾我们的大女儿，到时打电话给他们就是，先打通电话响一声铃，然后挂断，再打一次响三声铃。

到了那天早晨，我们给朋友打了电话之后，坐上出租车，到达朋友的屋门前。抱着睡得沉沉的 16 千克重的孩子，我敲了足足 5 分钟门，但最终放弃了（我们的朋友显然睡得太沉了，完全没有被我们的秘密信号唤醒）。幸好我们还有备份计划，到达医院后我们给我的父母打了电话，让他们接他们的孙女到他们家去。

终于，只剩下最后几个细节

● 保存医生的电话号码。

● 给车加满油。把备用钥匙存放在某个地方，或是预订好出租车后就把车费付清。

● 一定要检查去医院沿路的建筑施工项目，弄清道路是否封闭。

● 随时待命。临产常常毫无征兆，可能会持续很长时间——有时超过一天。你一定要把一些紧急的工作交给一位同事或主管，而

且保证你的补假计划符合程序。（更多内容请参看第 145~156 页工作 / 家庭中的相关内容）

打 包

给伴侣带的东西

- 一张她喜爱的照片或她可能需要或想要的东西，有助于帮她度过阵痛和分娩的过程。

- 装电池的 CD 或 MP3 播放器以及一些最喜爱的音乐，在分娩过程中能让你们俩放松。这可能听起来有点像在 20 世纪，但是有些医院不可能允许你在他们的插座上插任何东西。

- 带上浴袍、睡衣，甚至是一件你的旧衬衫，只要她不介意这些衣物会沾上一点或是很多血。

- 一个大容量运动水壶（就是那种有内置吸管的）。

- 保暖防滑的袜子或旧拖鞋，或两者都带上（医院地板可能会有点滑），和前面一样，只要你的伴侣不介意会沾上血。

- 回家穿的衣服——不是她怀孕前穿的衣服。运动衫或孕妇裤都相当不错。

- 哺乳胸罩。

- 她的化妆品袋，不要忘记漱口剂、牙刷、牙膏、玻璃杯、隐形眼镜用具、发刷或梳子，以及一两个发箍或发圈。

- 把首饰留在家里。

给自己带的东西

- 穿着舒服的衣服。

- 电子阅读器或一些杂志，还有你伴侣最喜爱的短篇小说集，你会读给她听的。

- 泳装（你可能想和你的伴侣去洗澡，医护人员看到赤身裸体的男人，可能会被惊到）。

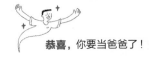
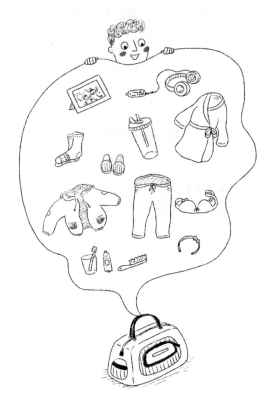

一张她喜爱的照片或她可能需要或想要的东西，有助于
帮她度过阵痛和分娩的过程。

- 相机、充足的电池，以及储存卡或胶卷。
- 这本书。
- 装满零食的便捷式冷藏箱，这可不是给你的伴侣准备的（她不能在分娩时吃，但是你得保持体力）。你不可能在伴侣宫缩中期，留下你的伴侣自己跑去医院的自助餐厅。如果你另外有间房，带一小块生日蛋糕甚至一些香槟备用。
- 现金，以支付自动售货机、停车费用、出租车费用等等。
- 手机、平板电脑、MP3 播放器或其他你准备带去的电子设备等的充电器。

当你等待时

如果你的伴侣有早产风险，尽量抽出几分钟来研究下对策或就以下主题打几个电话。你将会非常忙碌，但是你现在所花的时间是值得的。

◎ 与社会保障和车辆管理部门联系。由于早产儿有时需要额外（且昂贵）的医疗服务，社保可能会帮到你。你还可以得到供残疾人使用的临时停车位，这会缩短你找车位的时间。你可在当地政府的电话簿上或在线查询到这些部门的电话号码。

◎ 找一位接生过很多早产儿的经验丰富的医生。向你已经选定的儿科医生咨询，和保险公司接洽，到宝宝的待产医院核实。

◎ 了解婴儿按摩。研究人员蒂芙妮·菲尔德发现，早产儿每天三次15分钟的轻轻按摩会比没有按摩过的宝宝生长快一半，留在医院按摩的时间缩短一周（少花一周的费用）。

• 带上网球用来做背部按摩。

• 一把牙刷、一条内裤、一套剃须工具，等等。你可能至少要在那里待一个晚上。

给宝宝带的东西

• 婴儿车座（如果没有，医院不会让你们离开）。确保婴儿车座安装正确。

• 回家穿的一套小服装——一件连裤睡衣或一个睡囊（睡袋）就好了，有长绳子的那种，可以系在安全座椅上。（在给孩子穿衣服前，把衣服全部洗一遍是最好不过的。）

• 尿片。

• 适合天气的几块婴儿毯子。

• 乘车回家时用的保暖毯子。

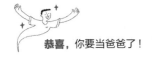

未足月产／早产

大多数妊娠，不满 40 周不会分娩。虽然早产的婴儿不是很多，但还是有一定的数量（8%~10%），也就是说，有妊娠不足 37 周的婴儿出生。超过一半的双胞胎以及大约 90% 的三胞胎都是早产儿。有趣的是，同卵双胞胎男孩比同卵双胞胎女孩更可能早产。这种性别差异在异卵双胞胎身上则不适用。

早产症状和足月产差不多（更多信息见第 239~240 页），只是提前发生而已。如果你的伴侣有以下症状，她很有可能会早产：

● "子宫颈内口松弛症"——就是说子宫颈很脆弱，有可能会张开，让宝宝提早出生。诊断及时的话，这种情况可以通过缝合子宫颈内口松弛处进行"纠正"（也能防止早产）。

● "前置胎盘"（胎盘覆盖子宫颈）或是"胎盘早期剥离"（胎盘提前与子宫壁分离）

● 孕期做了手术

● 怀了双胞胎（或多胞胎）。见第 214 页"并不是真的早产"。

● 羊水太多或太少。

● 孕期吃得不好或（或是最近一直）抽烟、喝酒或吸毒。

● 站立时间太久。最近有几个研究发现，比起每天站立或走路少于两个小时的女性，每天至少站立或走路五个小时的孕妇早产的可能性要多出三倍。所以，如果你的伴侣是服务员、护士，或是时装模特，她可能要换到办公室工作，直到宝宝出生。另一方面，适当的、休闲的身体活动反倒能避免早产。

● 接触了己烯雌酚（DES）。很多服用了 DES 来预防流产的女性生出的女儿都有生殖道异常。1971 年，DES 就被禁用了，所以这不会直接影响你的伴侣。但也有证据显示，那些曾服用了 DES 的妇女的外孙女可能被感染。让你的伴侣问问她的妈妈。

● 她曾经有早产经历。

- 她所怀胎儿异乎寻常地小。

有关早产儿的不利消息是，如果太早出生，他们真的还没有发育完全。胎儿不到 28 周，他的肺就不会发育完全。在那之前出生的胎儿很有可能会有严重的呼吸问题，包括慢性肺病，以及神经和认知上的问题。在 28~32 周期间出生的孩子情况就会好些，但是视力和肠胃有风险。

总的来说，早产儿和出生体重轻的宝宝在短期和长期来看都会出现某些问题。作为婴儿，他们对视力和听力刺激的反应可能不是很快，他们的反应能力也不及出生体重正常的婴儿敏捷。他们可能连呼吸、吮吸、吞咽都有困难，而且还有可能出现慢性疾病，或者是死于 SIDS（婴儿猝死综合征）。随着他们慢慢长大，可能比同龄人的词汇量少，注意力集中时间短，自信心不够，更有可能学业无成或留级。青少年时期，他们常常存在行为和心理上的问题。长大成人以后，他们更可能抑郁。

早产儿不大可能母乳喂养。母乳喂养能促进宝宝免疫系统的发展，增强免疫力，保护他们免受耳部感染，避免出现肺炎、胃部问题，以及在未来的生活中变胖。有证据表明，母乳喂养的宝宝智商也会更高，患白血病或糖尿病的概率也会小些。

好消息是，医疗技术在最近几年已有很大进步，早产儿活下来的概率增加了不少。30 周出生的宝宝 90% 都活得好好的，35 周出生的宝宝存活概率达到了 99%。

很显然，在妈妈的子宫应该待多少天就待多少天，对胎儿来说是有益的。所以，如果你的伴侣露出了快要分娩的迹象（见第239~240 页），马上打电话给你的医生。早点发现，早产有时是能够避免的（通常是通过静脉注射药物），胎儿也就可以在他该待的地方多停留几周。

处理后，你的医生很有可能会让你的伴侣在分娩前都卧床休息。

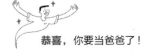
她可能会戴上家庭胎儿监护仪，实时监控胎儿。如果是这样，你要准备接手一切家庭责任，如果家里有其他小孩，你还要负责照顾他们。如果一个人力不从心，你可能就要请人，或请朋友、亲戚来帮你。

但是你的参与实际上很重要，可能比你想象的还要重要得多。比如，研究人员迈克尔·尤格曼追踪调查了一组早产儿发现，爸爸参与度高的3岁孩子比爸爸参与度低的孩子的智商分数要高出6分。

并不是真的早产

如果你们怀了双胞胎（或多胞胎），你的伴侣开始阵痛，可能这根本就不是早产。尽管怀单胎需要平均40周的时间，但是大多数双胞胎都是在37周时出生。三胞胎通常在35周时出生，四胞胎还会提前一周。怀胎有可能会超过传统的9个月期限，不管怎样，读读下一章——尤其是"你的状况"一节——确认你没有遗漏重要的信息。

婴儿室：需要什么，为什么

毫不夸张地说，你可以购买到成千上万件婴儿用品，但是你可能会因此刷爆信用卡、清空个人退休账户，再把你的房子做第二次抵押。其中大部分其实都没必要买。比如，你可以买一台特制机器，加热你用来擦宝宝屁股的湿巾。但请相信我，和室温差不多的湿巾足以擦干净宝宝的屁股。这里所列的物品你会真的需要，或至少你很可能会用到。所列价格是零售价；你也可以在线或是从朋友处购买，或者到旧货贱卖处、二手家具店购买，这可以省下不少钱。

记住，获得宝宝用品时，安全是首要考虑。在你花一笔钱购买新颖的维多利亚女王摇篮或拖出你（或是你父母或祖父母）曾经睡过的儿童床之前，考虑考虑：你的宝宝会做一切可能危及他／她自己生命的事（还能把你吓个半死），他会从小儿床护栏之间伸出自己的头，从高高的可调桌上摔下，藏在角落里一堆毯子下面，等等。

所以给宝宝买任何东西前——无论是新的还是用过的——一定

要遵守最新安全标准。有些被列在下面的章节。最安全、质量最好的交易及产品召回指导，请查询最近的《顾客购买婴儿产品指导报告》（www.consumerreports.org），或《全球儿童安全》（www.safekids.org/product-recall）。你也可以在国家公路交通安全管理局www.nhtsa.dot.gov 找出对婴儿车座和其他与旅游相关的设备做出的最新标准和要求。

家里要准备的生活必需品

为宝宝准备

注意：如果是双胞胎或者多胞胎，你必须增加点数量。

◎ 至少足够用一周的尿片（到时你将不想去购物）。如你所知，新生儿每天大约会用一打。你得数一数。如果你购买一次性尿片，不要买太多。婴儿往往长得很快，小规格的尿片没用完，可能就得换较大规格的了。如果你知道你的宝宝身材比较高大，你完全可以购买稍大点的。如果用布尿片，（一个孩子）通常一个星期的花费是80 美元。

◎ 婴儿肥皂和洗发水。

◎ 温度计。你可能想买贴近耳朵就能即时测出体温的电子温度计。将温度计放在宝宝嘴里或臀部，要防止宝宝 3 分钟不动，可是件令人提心吊胆的事。

◎ 一个洗耳球。常用于清洗成年人的耳朵，但对于婴儿，可用于吸鼻涕。你希望什么？他们自己可做不了！

◎ 指甲剪。必不可少：婴儿的指甲就像微小的剃须刀，长起来就像杰克的魔豆一样。

◎ 一个急救箱。你可以花约 20 美元在红十字会购得一个。但一定得

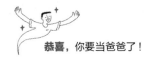

问问你的儿科医生里面该放些什么。

◎ 一个尿片袋。过去，大多数尿布袋看起来像大号钱包，粉红色或花色，自尊心强的男人总是担心会遭人嘲笑。幸运的是，现在有相当多的颜色可供男性选择。查询 www.diaperdude.com 和 www.dadgear.com 可找到你所需要的。

◎ 处理脐带的棉签和酒精。

◎ 一些婴儿食品。但要记住母乳喂养专家认为这是一个不好的想法，因为它可能对放弃母乳喂养有太大的诱惑。

◎ 奶嘴。

◎ 折叠式婴儿车。

◎ 安装好婴儿床，铺好垫子和床单。

◎ 瓶子和一个吸奶器。

◎ 5 或 6 件连体衣（可爱的小的婴儿连体衣）。

◎ 5 或 6 套婴儿袜（弹性袜）。

◎ 3 或 4 件汗衫。

◎ 3 或 4 套上下分开的服装（这样你只需洗脏了的部分）。尽量带纽扣的那种。

◎ 3 或 4 件睡衣或睡囊。

◎ 1 或 2 条带纽扣的工装裤。

◎ 4 或 5 床婴儿毛毯。

◎ 1 或 2 条浴巾。

◎ 1 或 2 顶太阳帽或雪帽。

◎ 1 或 2 件毛衣。

◎ 防雪童装（根据需要）。

◎ 不用准备鞋（不会走路因此不用穿鞋，穿上还会伤脚）。

建议：你的宝宝每天会不止一次地排便或将呕吐物弄在衣服上。所以，不要准备丝绸 T 恤和羊毛毛衣，坚持使用优质耐洗的衣服。和尿布一样，新生儿衣服不要买太多，你的宝宝很快就会穿不了的。

为你的伴侣准备

◎ 护垫。

◎ 卫生棉（她可能需要使用数周）。

◎ 剖腹产或外阴切开术需要的药物或敷料。

◎ 牛奶和维生素，尤其在哺乳期。

◎ 鲜花，最爱的巧克力或者其他一些她在孕期不能吃的食物。

◎ 一本好书，关于宝宝 1 岁以内的。不太谦虚地说，我的《恭喜，你当爸爸了！》和《奶爸育儿第二和第三年》都是为爸爸准备的最好的资料。

◎ 一把舒适的摇椅或躺椅，供哺乳用。

◎ 哺乳枕头。

◎ 适合夫妻都能阅读的儿科参考图书，例如美国儿科学会的《婴幼儿到 5 岁孩童的照顾》(*Caring for Your Baby and Young Child, Birth to Age 5*)。

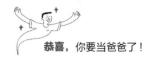

环保婴儿

人们通常根据价格、质量、实用性和品牌来选择购买产品。然而，近年来，消费者越来越关注产品对环境的影响，无论是他们的家庭环境还是我们共同生活的环境。最近由谢尔顿集团进行的一次全国民意调查发现，60% 的美国消费者认为，如果有选择，他们宁愿选择购买环保产品——只要它们不麻烦或不会令人不舒服。42% 的 18~34 岁的成年人实际上尝试使用了新产品，因为他们觉得制造商设计生产出来的产品、产品包装都对环境有益。总的来说，36% 的美国人说他们"总是"或"几乎总是"购买绿色产品——这个比例在 2007 年是 12%。那么，哪些与你和你的孩子有关呢？很多。

你可能会担心在宝宝的房间使用的油漆会释放出有毒气体。或者担心洗好的衣服内含漂白剂，你希望你的宝宝穿有机面料的衣服。或者担心一次性尿布正在对环境造成怎样的影响。所有你的担心，都有环保产品替代你目前正在使用的任何产品（尽管那些不买绿色产品的人认为购买绿色产品成本过高）。

你可以在沃尔格林、西尔斯、全食超市、婴儿反斗城，甚至是沃尔玛，或者当地的天然食品杂货店找到这些产品。最广泛的选择和最多资源还是在网上，例如绿色家园（www.greenhome.com）和生态购物中心（www.ecomall.com）等。

婴儿用品

婴儿床

没有什么比婴儿床更让宝宝喜欢的东西了，所以准爸妈们首先考虑的婴儿家具之一是婴儿床也就不足为奇了。一些婴儿床就只是婴儿床；有些则随着宝宝的成长，会改造成幼儿床或其他家具。这里有些安全方面的建议：

● 不要有角柱。如果宝宝的衣物被角柱缠住，可能会发生意外，导致宝宝窒息。现在的婴儿床都没有角柱，但是如果你有心改造旧的婴儿床，只需拧开螺丝，把角柱锯掉。高于 0.15 厘米的角柱都太高，需要锯掉。

● 护栏之间至多只能留 6 厘米的间隔，护栏既不能断也不能缺。

● 不要把你的婴儿床放在窗帘、百叶窗或是任何悬挂在墙边的长绳旁边。宝宝可能会把这些东西扯下来或缠在这些东西里面。

● 婴儿车要远离电暖器、加热器和装饰地毯等。你绝不想在抱宝宝的时候烫到自己或摔一跤。

● 不要买那种一边可以放低的婴儿床。"侧卸"婴儿床似乎对父母来说是挺方便的，因为他们可以轻易把宝宝抱进抱出，但是这种床却导致了无数婴儿受伤甚至死亡，而且现在也已经禁止使用了。有些婴儿床有一个特点：随着宝宝长大长壮，床垫可以调低。

● 磨牙栏杆（婴儿床边顶部扶手上的硬塑胶帽）必须十分牢固。孩子长牙时会经常去咬，而你也不想让那塑胶帽掉下来。

● 在你购买之前，先查看美国消费者产品安全委员会网站（www.cpsc.gov）发布的有关产品召回的信息。

婴儿床垫

有些夫妇总觉得很奇怪，为什么床垫总是和婴儿床分开卖。原因就是，有些宝宝喜欢硬床垫，而有些宝宝则喜欢较软的床垫。因为你的宝宝一段时期里每天将要在床垫上待大约 15 个小时，可不能省——而且现在购买的床垫可以留给以后的孩子用。你只要确保床垫有防潮护罩。一些安全建议如下：

● 越结实越好。有研究表明，如果床垫太软，SIDS（婴儿猝死综合征）发生概率极大。同理，不要在婴儿床内放枕头。

● 床垫必须和婴儿床紧密相配（床垫边和床边的距离不超过一

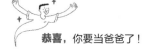

根手指。)

- 你可以选内装弹簧的床垫或海绵床垫。这两者没有优劣之分。主要区别在于质量和价格上。有很多便宜货，要么不能用很久，要么就是制作材料有问题。

- 如果你家看重阻燃织物和有机或环保材料，可以考虑购买外层含此类材料的床垫。

婴儿床配饰

- 床单：至少准备三套合适的床单，床单应是由正规的有机材料制作而成。

- 禁止放置床围：尽管宝宝们还不能很好地移动，但他们有时候还是会把头撞到床沿上——用力之猛甚至能让他们的头顶或后脑勺留下栏杆的印记。这可能还会让他们想起一两个月前在妈妈肚子里撞到耻骨时的疼痛。直到最近，人们还认为使用婴儿床床围（放在婴儿床内的软垫）是合乎情理的，因为缓冲物能避免孩子的头撞得瘀青。但最新研究表明，床围存在严重的潜在威胁，如导致孩子窒息（宝宝的头可能会陷进去，却出不来）以及困住宝宝（宝宝会困在床围和床垫之间）。不要用任何类型的床围——即使是网状的"可呼吸"的也不行，虽然这种类型的床围能减少孩子窒息的威胁，但是却会困住孩子。不使用床围可能意味着一些碰撞或瘀青，但宝宝会安全许多。

- 床帏：完全可以随意选择，除非你是富豪玛莎·斯图尔特。

- 床铃：可选但要好看。一些床铃，无论你从哪一面看都是最漂亮的（也是最贵的）。但是记住床铃是为谁而买，想想你的宝宝是否真的愿意看一堆车的底部或是一群丛林野兽的底部。对比简单的鲜艳颜色，宝宝更喜欢对比度较高的图案。你可以买那种悬挂式床铃，其中有些你只要上紧发条就会发出极烦人的音乐，有些需要装电池，还有一些只要宝宝一拍就会响铃或发出其他各种声音。

摇篮（婴儿睡篮）

宝宝出生后的几个月内，你可能想带他睡在卧室。别的不说，至少会让母乳喂养方便很多。摇篮有很多类型（有轮／无轮，有把手／无把手，摇摆／非摇摆）。但是因为它们一般只能适合三个月左右大的孩子，你最好还是从别人那里借一个，以后有谁需要再转借出去。选择安全的摇篮和选择婴儿床一样：没有角柱，板条之间间隙不能超过一个汽水罐。因为婴儿床有床垫，摇篮也需要一张硬实且贴合的褥垫。遵循厂商的重量和使用年限推荐。

床边婴儿床

基本上都是三边的婴儿床，放在你们的床边（最可能放在你的伴侣的床边），因为孩子在身边的话，母乳喂养也会方便很多。

婴儿车座

婴儿车座可能是最不可缺少的婴儿用品。（再说一遍，要是没有婴儿车座，医院是不会让你们离开的。）购买车座很关键，你不能节省。不要买别人用过的，除非特别新，从未出过事故，并且符合最新标准。有些车座设计是面向车后的，有些则是面向车前的。有的则可以前后转换。你可能想买两种——一种小的（可能有把手，你到哪儿都能带着宝宝），在宝宝体重达到 9 千克之前都可以使用。一种大的，供以后使用。另外还有些婴儿车座和婴儿车的组合。在买任何车座之前，请查看父母中心网站（www.safercar.gov/parents）。

换尿布台

换尿布台规格和配置千差万别，令人难以置信。有些配有抽屉，当你的宝宝不需要换尿布的时候，可以把它当化妆台使用。带抽屉的台子的问题是，你必须在开始换尿片之前把所有需要的东西都从抽屉里拿出来；正给孩子换尿片的时候，你可能最不想因为要拿一

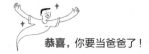

块新尿片而到处乱摸。在桌上一定要放一块海绵垫和一些可清洗的垫罩。你也要在换尿布台内放置好以下物品：

- 尿片
- 婴儿湿巾
- 尿布疹软膏，比如 A&D 或 Desitin 护臀霜
- 棉签和药水，用来清洗脐带残端
- 婴儿洗发水和小儿皂（温和型的露得清或多芬最好）

注意：远离滑石婴儿粉。如果宝宝吸入，会引起呼吸问题及肺损伤。淀粉婴儿粉似乎没什么问题，但是没有实例证明二者能缓解尿布皮疹。你能做的最重要的事就是，经常给宝宝换尿片，在放尿片前，轻拍或风干宝宝的臀部。

便携式游戏围栏

极适合身高在 90 厘米以下，体重在 9 千克左右的孩子。它不仅在你旅游时可以紧密地折叠起来放进皮箱里，还能在家里使用——比如在你做饭的时候，能避免宝宝在你脚下爬来爬去。我的朋友的一些孩子 18 个月大之前主要就是待在围栏里。

折叠式婴儿推车

好的婴儿车能用很久，所以不要把时间或金钱花在用不了多久的婴儿车上。我们曾带着我们的大女儿和她的婴儿车环游了整个世界，三年后她妹妹使用时，推车质量还是很好。买一辆质量不错的推车并不意味着功能齐全。基本性能要符合要求，比如重量合适（你会花很多时间搬运、推车——拿进拿出汽车后备厢、上下公交车和火车、上下楼梯等等）、折叠自如、刹车容易、比较平衡（你不会买婴儿向后容易翻倒的推车）。最后，你要确定扶手够长，足以让你站立时能推到推车。许多推车都是为女性量身打造的，意思就是如果你身高高于 167cm，你就得稍微弯腰来推推车。开始你可能不会

注意到，但是不久，你的背可能就会找你的麻烦了。有些聪明点的制造商生产出了可调节的扶手。

都市人需要一辆结构牢固可收缩的婴儿推车，便于在地铁和公交车上穿梭——最好是一只手折叠一只手抱着宝宝。否则，你几乎不可能挤上公共交通车（至少不会妨碍到身后的人）。婴儿推车和婴儿车座组合十分笨重也很难折叠。

推车制造商有很多，产品设计和功能多种多样。有的是为跑步量身定做的；有的是给双胞胎设计的；有的看起来像哈利－戴维森的摩托车，不当推车用后可改装成儿童自行车。有的看起来一般，有的有军事迷彩伪装，其他的除了炫富（或是为买推车把房子抵押出去之前，你多富有），似乎没其他功能了。

浴　盆

新生儿使用小塑胶脸盆比用水槽要好的原因有几点。首先，你可能不想把你新生宝宝的小身体放在洗过生肉或有其他细菌食物传染源的地方。你肯定也不想让你的孩子在可能放食物的地方排便（虽然你可能在宝宝洗澡前后都清洗水槽，但是……）。第二，你一定会用海绵给宝宝擦浴，让宝宝躺在浴盆里，而不是浸泡在水中。在水槽中，你必须用一只手抱着宝宝，另一只手擦洗宝宝。肉嘟嘟嫩嫩滑滑的婴儿是很难用两三只手抱住的。

监控器

这些便捷的设备能让你随时随地监听或观察宝宝。有些高端视频监控器能让你通过网络设备实时监控（如果你需要返回工作，但是你不想错过孩子生命中的每一刻，这类设备非常不错）。如果你只需要一个普通监听器，去五金店或运动用品商店看看，在那里你能买到无线步话机和房间监控器，而且比去传统的玩具或婴儿用品店购买花费要少。在玩具或婴儿用品店，人们称之为"婴儿监控器"。

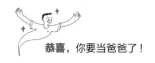

小心摩擦发光

从未听说过？那现在可能正是时候。1999 年的一天晚上，一位叫吉尔·费隆的英国家庭主妇受到了不小的惊吓，因为她看到有绿色火花从她儿子的纸尿裤中喷出来，当时孩子只有 11 个月大，正在睡觉。她打电话给尿片生产商，他们向她保证，火花是摩擦发光的结果，完全无害，可能是宝宝的屁股和尿片内部摩擦导致的。当你在暗房里咬 Wint-O-Green LifeSaver（一种水果卷糖）的时候，你也会看到火花，二者的化学反应一模一样。如果你互击两个糖块，就像划火柴或是猛拉一卷胶带一样，同样的事情也会发生。和静电不一样，摩擦发光不会产生任何热量。很明显，这个小男孩在整个事件中一直是睡着的，而且至今没有任何人受伤的记录。这只是你需要想到的事情而已。

婴儿背带

无论是背带、胸包，或是背包，你都会考虑怎么样来背宝宝。一定要确保舒服，而且，如果你和你的伴侣都要用，就要买可调节的。

尿 片

谁会想到尿片会变成一起政治事件，谁能想到如此普通的东西能成就友谊也能摧毁友谊？但是确实曾有这样的事情发生。

就在几年前，有两个阵营：一次性尿片和布料尿片。用一次性尿片的人很是邪恶，他们把成千上万吨废弃物、塑料，以及化学用品倒入垃圾填埋地，这些东西几千年都不会改变（也有一些"可进行生物降解的"尿片五百年后会分解）。相反，用布料尿片的人则是白色骑士，为后代子孙保护着地球。

现实相当复杂：尽管布料尿片都是纯天然的，但是这些尿片都是棉制品，由农田里的棉花制作而成。为了给尿片适当消毒（你不会使用别的小孩用过的尿片），尿片服务商店会漂白尿片并在差不多沸腾的水中清洗七次（这是真的），因此耗费大量的水、电以及化学清洁剂。干净的尿片随后就会用卡车运到各个城镇，空气里却满是有毒的污染物。能说些什么呢？我们干净了却有人可能遭殃。

渐渐地这一切变得更加让人迷惑不解。一次性尿片照样存在，仍然扮演着反派角色。但是你还是会买很多环保型一次性尿片。这些尿片具有以下一部分或是全部性能：无氯、无人工合成胶乳、无颜料、无香味、无凝胶、基本以玉米为原料、无GMO（转基因）、低过敏性、有机、可分解、适于在抽水马桶中冲掉。

另外，我们需要谈谈"可反复使用的"尿片，而不是布尿片。我和妻子给我们大女儿用的就是布尿片。但是她的排出物每次都会经过尿片掉到我的裤子上——令人不快——这就意味着要清洗更多衣物！可能是因为我不太会使用尿片。但是我确信使用那种在裤脚上有松紧带的一次性尿片就不会有这样的事情发生。

而今天，一切都变了。布料尿片不再是长方形的，不再用别针或弹性回纹针夹在一起。现在它们都是沙漏形状的，内部藏有时髦的可拆洗的维可牢魔术贴，能伸展，大小适合宝宝的屁股。（如果安装正确，这些尿片能像一次性尿片一样不渗漏。）另外还有混合尿片，外部可冲洗，衬垫只能使用一次（有时在抽水马桶中可冲掉）。

对比使用布料尿片长大的孩子，那些使用一次性尿片长大的孩子进行坐便训练要迟一些，因为一次性尿片在吸水方面做得太好了，孩子不需任何刺激，想尿就尿。如果你想看看，不妨拜访一下有刚学步的孩子的朋友家。有可能这个孩子会在房间里到处乱跑，沾满尿的尿片掉到膝盖处，但是他舒服得像只苍蝇在……好吧，你懂的。

不管怎样，在你点燃宝宝第一根生日蛋糕的蜡烛前，会用掉大约3000块尿片，在宝宝会使用厕所前，大约用掉6000~8000块尿片。要是双胞胎或是多胞胎，数量就增加两倍或三倍。

各地的价格不同，取决于选哪种尿片，住在哪儿，是否降价

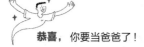

时购买，是否买了自己冲洗，等等。购物比较的最佳地址是 www.
Diapers.com。

婴儿食品

可以使用粉类、液体类、浓缩液等食品。但是当你们开始看价格的时候，你的伴侣可能会决定用母乳喂养更长一段时间。在给我们女儿断奶的时候，我们给她喂配方奶粉——每天早上我都会做一大罐，储存在冰箱里。

9

"亲爱的，是时候了……"

你的伴侣的状况

身体上

- 胎儿活动出现变化——由于空间拥挤，宝宝不能拳打脚踢，她能做的就是蠕动一下
- 失眠，疲乏
- 宝宝的头"掉"至骨盆，减少了胃部与肺部的压力，令她活力倍增
- 体重可能停止增加（甚至会瘦几斤），但是随着抽筋，便秘，腰痛，水潴留，脚、脚踝、面部浮肿等症状不断加重，她仍然苦不堪言
- 如果以前她的肚脐是内凹的，现在有可能外凸（但是这种变化只是暂时的）
- 性欲极弱（但有些女性实际上性欲会增强）

心理上

- 比以前更依赖你——甚至担心宝宝出生后你不再爱她（毕竟她已经不是结婚时的模样）
- 焦躁不安：身体慵懒、倦怠，变得郁郁寡欢，迫不及待地希望早点结束怀孕——或是不想结束
- 脾气暴躁：受够了别人老是问"宝宝什么时候出生"——尤其

227

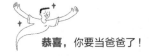
是宝宝过了预产期

- 可能会担心她不能给你和周围人足够的爱

- 担心临产时她还没有做好准备

- 在宝宝出生前，列出一条条务必做到的事（大部分情况下都是你要做的事）

- 越来越关注宝宝，可能还会突然莫名其妙地对女富豪玛莎·斯图尔特和室内装饰感兴趣

宝宝的状况

孕期的最后这个月，你的宝宝将会长得很快，体重一周能增加将近 170 克，在出生前一周左右会停止生长。在离开温暖的子宫前，她的体重会达到 6~9 磅（约 2.7~4 千克）（如果是双胞胎或多胞胎的话，体重就轻一些），身长约 20 英寸（约 51 厘米）——大得几乎没有空间能让她踢或戳你的伴侣。她的手指甲和脚趾甲往往长得很长，所以一出生就要进行修剪。一直包裹在她小小的身躯上、保护着她的胎毛和胎儿皮脂会渐渐褪去。尽管大家都说孩子出生时是看不见的，但她的视力很快就会正常。在子宫里的最后几周，她会练习吮吸、握手、转头、吞咽、眨眼，甚至是呼吸。

你的状况

迷惑不解

很好，几乎就要完成了。几周后，你就要和你的孩子见面了，这个你已经和他交谈过、让你梦寐以求、已为他设计好了大学教育的孩子就要降临世间。但是请注意：准爸爸们通常在伴侣孕期最后一个月五味杂陈。有时候你几乎忍不住心中的兴奋和期待。有时候你可能会觉得十分害怕，好像陷入困境一般想要逃离。简而言之，上个月你体会过的所有感受——无论好坏——都再次来袭。而现在，因为宝宝即将出生，这些感受会比以前更强烈。以下是预产期临近时，你将会经历的一些矛盾的心理状态：

● 一方面，你可能会觉得你已经对当好爸爸这个角色信心满满。另一方面，你可能会担心或是不确定你是否能处理为夫为父的双重角色。

● 在你的伴侣恢复期间，你可能真的想花些时间陪陪孩子。但是对于那些你伴侣日常所做的家务活，你可能会担心自己不知该如何处理（如果真是这样，你最好立即学会如何洗衣服以及如何操作洗碗机）。

● 你想做些什么，但是感觉你的伴侣并不需要你，你也很嫉妒她和宝宝之间的联系。

● 如果你已经从事两份工作，或是在工作上的职责越来越重，在一天工作结束之时，你可能只想回家好好休息一下。但是因为你的伴侣渐渐地行动不便，你还未进家门，可能就有一堆琐事等着你去处理。

● 你可能想在孩子出生后请一段长假，但是又担心会影响事业，或者担心你的联合账户蒙受损失。

● 你和你的伴侣可能会感觉到彼此间情感上的连接前所未有地强烈。同时，你们的性生活可能已经完全消失。

● 你可能情欲难抑，但是你在分娩课堂上看了一些非常形象的分娩视频，那些图像又在你脑中挥之不去。

● 当你的伴侣的身体变得越来越不舒服，她可能越来越不想和朋友出去玩，所以你们俩会有更多时间待在一起。这可能是宝宝到来前，你们能拥有的最后一段不被人打扰的静谧而美好的时光。但这也有可能使两人的情绪都变得极为焦躁。

● 你会发现自己经常和那些有小孩子的朋友和亲戚待在一起，或者你会避开有孩子的家庭。

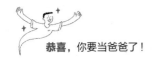

● 一想到要把你的孩子抱在怀里，你几乎会兴奋得不知所以，但是一想到会不小心把他掉在地上又恐惧不已。

越来越依赖你的伴侣

到此时，你和朋友、家人的注意力都集中在你的伴侣和宝宝身上。因为你是她最亲近、平常见得最多的人，你的伴侣会越来越依赖你：她不仅在身体上需要你的帮助，最后一个月心情的跌宕起伏也需要你陪她一起度过。在最后这个月，你就像坐过山车一般忐忑，对她也会越来越依赖。

你的伴侣在孕期对你的依赖很正常。但是，这个国家人们的社交习惯很荒诞且针对不同性别是区别对待的，在情感需要方面，男人应该独立、坚强、提供支持，不为情绪所左右——特别是在他们的伴侣怀孕的时候。所以，当你觉得自己十分脆弱，几乎要失控的时候，你的需求是没人会理睬的。更糟糕的是，你最依赖的那个人，你最想从她那里得到安慰和理解的那个人，可能正一门心思想着她自己和宝宝，没空关心你。

路易斯·萨亚斯医生所说的"相互依赖的不平衡"使这位父亲既要满足自己的情感需要，又要满足伴侣的情感需求。此外，很多情况下，这种不平衡会变成一种恶性循环："压力增加，分离感增强，依赖需求越来越强烈。"换句话说，你的依赖需求得到的回应越少，依赖感越强。

内疚感

尤其是在孕期最后一个月前后，很多男性开始责怪自己让伴侣经历这么多痛苦。是的，你就是那个让她怀孕的人，而且，她现在身体非常不舒服。你可能会觉得很奇怪，你的伴侣并没有责怪的意思。她理解，接受——你也应该这样——怀孕是两个人的事情，没有谁生孩子不经历这些（至少除代孕或领养之外）。所以，不要折磨你自己了——在这最后几周，你还要花时间做很多有用的事呢！

参与其中

保持敏感

在孕期最后这几周内，你的伴侣可能会很痛苦，很不舒服。尽管你不能完全减轻她的负担，但是听听以下一些建议可能会让你们俩撑过这最后的阶段：

● 不要接电话。把电话语音留言改成："嗨，我们的宝宝还没出生呢！简一切都好。宝宝一出生我们马上就会更新脸书。如果你有别的事，请留言，我们会回复你的电话。"虽然这听起来有点目中无人，但是相信我，如果你一天要接 20 次电话，每次都是回答同样的问题，你绝对不会觉得这样有什么不妥。

● 无论何时都不要走远。下班早点回家，把观看篮球赛的门票送人，推迟长时间的出差。

● 保持联系。每天给她打几个电话，发几条短信，或是发几封电子邮件，这样会让她觉得你爱她，她对你很重要。这样也会使她放心，表明你在外一切都好。绝对不能不带手机。如果有一次没带手机，打电话没人接，她马上就会十分恐慌，害怕你要么离她而去，要么就是出了车祸。

● 尽量保持镇静。如果你们俩都很紧张，她会更加紧张。

● 有耐心。她可能会做一些十分怪异的事情，而你能做的事就是容忍。如果房子已经装修好了，车也已经打过了两次蜡，而她还想把这些事重新做一遍，照她说的做——不然她会吵闹不休。

● 复习呼吸、放松，和你们计划在你的伴侣分娩时使用的其他技巧。

● 如果她想自己待会儿，就让她自己待会儿。如果她想和你待

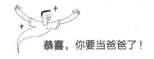

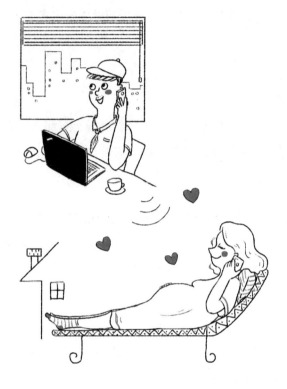

每天给她打几个电话，发几条短信，或是发几封电子邮件，这样会让她觉得你爱她，她对你很重要。

在一起，你一定要陪在她身边。

● 如果她还在工作，鼓励她停止工作吧。尤其是在她不喜欢自己的工作的情况下。在最近对南加州的女性所做的一项研究中，研究人员发现不请假的女性比在最后一个月请假的女性（在分娩前三到四周开始请假）剖腹产的概率高达四倍。在她休假的时候，你要鼓励她多睡觉。孕期最后几周的疲倦也会增加剖腹产的概率。

如果实在找不到办法，把第99~103页"表达关怀的方法"重新读一遍，试试那些你以前没试过的方法，或是那些你得心应手的方法。

如果过了预产期怎么办?

怀胎九个月,到十个月的时候宝宝还不出生,这应该是最让你们沮丧的事了。你已经不再接电话,担心又听到有人说:"你在家干吗呢?你现在肯定在医院吧!"你也已经厌倦了每天在办公室都说:"要是我明天没来,不要忘记……"空荡荡的摇篮看起来很孤独,你只是迫不及待想和满脸小褶皱的宝宝见面。

在大多数情况下,那些以为他们超过了预产期的夫妻其实都错了。当医生告诉孕妇她们的预产期时,他们经常忘记告诉她们,那只是根据每月 28 天一次经期估算的大概时间,而且通常时间会在预期时间前后一两周内波动。如果你的伴侣的经期或长或短且不规律,那么她的"正式"预产期会推迟多达三周。即使她的经期像表一样准时,那也几乎不可能知道真正受孕的时间。妊娠早期的超声波大部分孕妇都会做,比较准确,其预估的时间和实际的生产日期前后相差也就三四天的样子。妊娠中期的超声波图精准度低些,误差值在一周左右。妊娠晚期超声波图更不精准——几乎和实际时间相差会 10~12 天。

另外,还有许多因素会影响预产期的精确度。比如,非裔美国人和亚裔女性比白种人的女性孕期短三五天。年轻女性孕期比年长女性短,第一次生孩子的妈妈基本上会在预产期 10 天后分娩。

这个问题带来的麻烦是,你的伴侣可能正期待预产期的到来,而当时间超过了以后,她会大失所望。超过预产期一周左右,通常都不会出现大的问题,但是如果真的超过预产期很久就会有严重后果:

- 宝宝长得太大,自然分娩就存在困难,因而增加了难产或剖腹产的概率。

- 过了一定时期,胎盘会渐渐老化,以致无法为宝宝提供足够的营养物,这会导致子宫里的宝宝体重下降,增加胎儿宫内窒息的

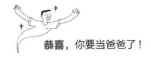
危险。

- 羊水可能不够，不足以满足胎儿的需要。
- 如果脐带处在不合适的位置，就会影响它的正常工作。

如果你的医生觉得孩子出生日期超过预产期，他／她可能会做一些测试确认宝宝一切正常。最常见的方法就是超声波和非应激测试，超声波用以确定羊水储量以及了解孩子的基本情况，非应激测试用以监控胎儿心率的变化以及对一定的刺激所做出的反应。

如果胎儿"通过了"这些测试，医生可能会把你送回家，告诉你如果 3~7 天内孩子还没出生就再检查一次。或者，他／她会建议你预定分娩日期进行诱导分娩。

如果宝宝还不出来让你有点难过，记住纽约医院产科医生约翰·米尔顿说的话："在多年的临床实践中，我从未见过一个孩子会待在子宫里不出来。"

分娩时间可控

女性分娩的时间不能控制，对吗？未必如此。耶鲁大学公共卫生学院的研究人员分析了美国成千上万份在情人节和万圣节开出的出生证明。他们发现，在情人节出生的婴儿多出了 5%，在万圣节出生的婴儿比万圣节前后一周的任何一天出生的婴儿减少了 11%。（在情人节当天，使用药物诱导分娩和剖腹产的女性很多，而在万圣节这种情况则较少，理由充分的情况下，这两种方法能在任何时间使用。）这项研究的主持人贝卡推断孕妇会下意识地避免万圣节，是因为万圣节总是和恶魔和死亡联系在一起，而选择情人节则是因为情人节总是和小天使和爱联系在一起。

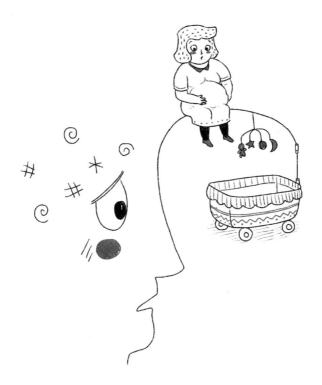

空荡荡的摇篮看起来很孤独，你只是迫不及待想和满脸小褶皱的宝宝见面。

生男孩有问题吗？

令人难过的是，可以这么说，大部分人不会考虑给他们的儿子做包皮环切术，甚至永远也不会讨论这个问题，直到他们不得不面对这个问题的时候才开始慌了神。因此，如果你和你的伴侣还没决定是否要做这个手术，现在是时候要好好考虑了。当然，如果你们知道你们将会有个女孩或是你们已经做了决定，请直接跳过这一节。如果你们俩都还没决定好，就请看看以下我们总结出来的包皮环切术的利弊。如果你和你的伴侣意见相左，就要小心了：最近几年，所有有关包皮环切术的争论已经变得极度政治化，而且双方火药味十足。

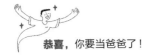

为什么会考虑包皮环切术

● 宗教原因。包皮环切术是犹太人和穆斯林的一项传统的仪式。几年以前，当地的一名拉比（犹太人的学者）的妻子到法庭起诉，要求阻止她的丈夫给她刚出生的儿子做包皮环切术。不用说，他们的婚姻也没能维持很久。有同样问题的其他案例最终也是以同样方式结束：夫妻离婚。

● 健康。许多研究表明，包皮环切术会减少男孩（不久就是男性）罹患尿路感染、阴茎癌、艾滋病以及其他一些性传播疾病的可能性，还会减少他未来伴侣得宫颈癌的可能性。未做过该手术的男孩比做了该手术的男孩得尿路感染的概率多10倍以上（1%VS.1‰），而这种手术的风险很小。另外，这种手术能完全避免包茎，即包皮口狭小，不能上翻露出阴茎头。有1%~2%未做过包皮环切术的男性都受包茎影响，这种症状能通过包皮环切术治愈，年龄越大，手术过程越痛苦。简言之，阴茎包皮能通过轻轻的拉伸或是医生开出的外用类固醇药膏使之软化、松开（请在常规医疗监督下进行）。

● 卫生。经过包皮环切术处理的阴茎更容易洗干净——对于父母和男孩自己来说都容易。

● 一致性。如果你做过这种手术，你的儿子可能也想看起来像你一样。在全球范围内，只有20%的男孩做过包皮环切术。但是在美国，这种手术更受欢迎，而且做这个手术会让男孩和更衣室里其他男孩没有差别。全国范围内，57%的男孩做过包皮环切术，主要取决于你住在哪里（中西部地区占67%，比例要高一些；西部地区占40%，比例较低）。比例低的原因可能是因为他们只考虑在医院做手术。要是产后在医院只待24个小时，根本没有时间做这个手术。

● 愉悦感。美国儿科学会说："男性做包皮环切术不会对阴茎的性功能／性敏感性或性满足产生不利影响。"成千上万个做过包皮环切术的男性性生活都很愉快，医生也没有发现包皮环切术会对男孩或男性的性生活、心理健康或情感健康产生任何消极影响，就算有也不是很多。其实，在最近的《泌尿学》期刊中有一篇文章提到，土耳其研究人员泰穆奇·森库尔和他的同事对一项假设进行了测试，他们找到那些以前没有做过包皮环切术正准备去做该手术的男性，询问他们接受这项手术的宗教原因、术前与术后 12 周的性满足和性功能状况。结果术前和术后的差别在于术后的男性射精时间长一点点，而这在男性看来是件好事而不是坏事。在另一些类似的研究中，有些男性表明他们的快感增加了。

为什么不会考虑包皮环切术

● 疼痛。不管你怎么认为，做包皮环切术总是疼痛的。手术伤口需要三天才能完全愈合。到 20 世纪 90 年代末，大多数包皮环切术都是在没有麻醉的情况下进行的。而今天，该手术一般都要使用麻醉霜或注射麻醉剂。妇产科医生马乔里·格林菲尔德列举了一些例子，这些举例表明，比起那些没有使用任何药物的孩子，术前使用了麻醉药的孩子"哭得少，手术过程中心率较正常，不易暴躁"。相对于那些年长的全国知名的医生而言，年轻的医生和美国西部各州的医生更可能使用麻醉药。手术是由儿科医生做还是妇产科医生做取决于医生的医学修为以及他 / 她所工作的地点。

● 其他风险。虽然可能出现的并发症很少，但的确会发生。有 1 / 500 的概率出血、阴茎损伤，或是因手术局部感染，但是导致死亡的概率几乎没有。比如，1979 年，全美只有一起与环切术相关的死亡案例。最近有项综合研究，全面对比了包皮环切术的风险和利益，发现该手术避免了 6 例因并发症而引起的尿路感染，而且避免了两项引发阴茎癌的并发症。完成这项研究的医生里斯塔基斯、哈维、泽尔及他们的同事们写道："包皮环切术依然相对安全，但是对于父母来说，我们报道的风险可能会超出可能的利益。"

● 一致性。正如以上所述，如果你没有做过该手术，你的孩子

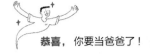

可能也想看起来像你一样。

● 快感。有些人认为阴茎包皮的存在是有意义的——保护阴茎顶部——去除包皮后，阴茎就没有那么敏感了，从而会降低未来生活的性快感。很多反包皮环切术的团队坚称，对男孩阴茎做包皮环切手术和对女孩做"生殖器切割手术"具有同样的影响。显然没有证据证明这是正确的。在世界部分地区女性也会行割礼（更确切的描述应该是生殖器切割手术），这包括切除女性全部或部分阴蒂，或是把小阴唇缝合在一起。这种手术的目的就是为了减少女性婚前性交的性快感或性交能力，人们认为这样就能使她将来不大可能走入歧途。其实，坦白地说，这二者之间是没有可比性的，我认为把这两个概念放在一起是无礼的。

● 到底有没有必要？有人认为，包皮环切术降低了很多健康风险，事实上可能只是更加卫生的缘故——而这是可以教导的。美国儿科学会和美国泌尿协会不置可否。儿科学会（AAP）："通过对科学证据的全面检查，美国儿科学会发现对刚出生的男孩施行包皮环切术，益处超过风险，但是这些益处还没有好到能让该手术推广至全球范围的程度。"泌尿协会（AUA）："给新生儿做包皮环切术在医学上可能有利有弊，有益处也有风险。如果是经验丰富的医生给新生儿做该手术则很安全……如果对健康的新生儿施行这种手术，方法正确，那么严重并发症的发生率是极低的。"底线是什么？这是个人的决定，做不做手术完全在于你和你的伴侣。

阴茎包皮环切术后的护理

术后几天之内你儿子的阴茎会变红，会痛。在完全愈合之前——需要一周到十天——你需要保护刚暴露出来的阴茎顶部，不要让它粘连尿片内部。在前两天尿片上有几滴小血迹很正常，但是如果血迹很多或是三四天之后红肿越来越严重，或是你的儿子术后6~8小时内都还没有小便，你就要赶紧叫医生。怎么护理你儿子的阴茎取决于包皮环切术的方法，所以在你做任何事之前要问清楚做手术的人。一般来说，你需要保持阴茎干燥，每次换尿片都要给阴茎顶部涂抹凡士林油，用纱布缠好。再说一遍，一定要和做手术的这个人商议具体的护理方法。

未做包皮环切术的阴茎护理

即使你选择不给儿子做包皮环切术，你也要花很多时间护理他的阴茎。不到六个月大的男孩中，有85%阴茎包皮不能缩回（即包皮收缩使阴茎顶部暴露在外），所以不要强行使包皮缩回。幸运的是，随着男孩日渐长大，他们的包皮也会自动缩回；1岁的时候，50%男孩的包皮能缩回，3岁的时候，80%~90%男孩的包皮能缩回。清洗未施行包皮环切术的阴茎的标准方法就是，尽可能长地舒服地收缩包皮，使用温和型香皂加温水轻柔地清洗龟头。绝对不需要使用杀菌剂、棉签，或采用任何其他的特殊清洗方法。

处理意外事件

临产：真临产还是假临产

现在你的伴侣可能已经经历了许多次布莱斯顿－希克斯收缩（"假宫缩"），为真正的宫缩热身。但是有时候这些假宫缩可能会强烈到让你的伴侣以为真的要临产了。如果真的临产，最起码你的伴侣可能会知道。（这听起来可能有点奇怪，尤其怀的是第一胎。然而，大多数与我交谈过的母亲都说那是真的。）但是在那之前，你——还有她——可能都不确定这些宫缩和其他一些反应是不是真临产。所以，在你们冲向医院之前，先花点时间搞搞清楚。

假临产

- 宫缩不规律，或不是一直有规律

- 宫缩没有越来越强烈或是越来越严重

- 如果你的伴侣改变姿势（从坐着到行走，或者从站着到躺

239

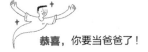

着），宫缩也常常随之停止，或者频率或强度随着变化

- 一般情况下，几乎没有什么阴道分泌物
- 腹部可能也会痛

真临产

- 宫缩有规律
- 宫缩越来越强烈，时间越来越长，随着时间的推移，每次宫缩间隔时间越来越靠近
- 阴道可能会有微带血性的分泌物流出
- 宝宝在孕期赖以生存的羊水破了
- 腰背下部可能也会痛

飞机、火车和汽车

好像在你看过的电影里，有一半的小孩都是在一辆疾驰的出租车后座、被雪困住的山洞里、飞机厕所里出生的。虽然那些影像可能会获得票房，但事实却是，98% 的孩子都是在医院出生的。（大多数没有在医院出生的孩子也都是计划要在医院出生的。）虽然在某种情况下，每对夫妻都会担心突然临产，其实男性真的更担心。

紧急生产

紧急生产一般分为两类：孩子出生前你有很长时间准备（你被大雪所困，由于地震被陷地下室，或船只失事，你知道你暂时还不能到达医院），或孩子出生前你时间很紧或没有时间准备（塞车，正被空降至安全地点，或不费事就生了）。无论是哪种情况，你都还没有准备妥当。

当然，你要做的第一步应该是拨打 911（假设有可能）。如果你有时间，无论在哪儿你都要确保你的伴侣所处的位置是最安全的，确保她感觉舒服。考虑到她的身体情况，舒服也只是相对而言罢了。如果有可用的设施，找些干净的毛巾或被单，把一根绳子或一根鞋带、一把剪刀或一把刀子浸泡在水中，煮沸。然后耐心等待，静待事态的发展。

如果你没有时间，一定要保持冷静。接生没有你想象的那样难。其实以此为生的医生经常只是在孩子出生前几分钟时才出现，或者主要是有并发症时才出现。因为大多数情况下，如果孩子发育良好，做好了准备，他们都会自己出来。那些出生很快的孩子出生后反而没有任何并发症。

无论你有没有时间做准备，一旦孩子要出生了，接生的程序都是一样的。你会明白过程开始时是这样的：

- 你的伴侣忍不住肚子下坠
- 可以看到宝宝的头——或其他身体部位

接下来的这部分，我们会谈到如果你必须自己接生，你应该做什么。这些信息并不能代替你的医生和助产士多年的训练。因此不要在家尝试——除非别无选择。

第一步：准备

如果有手机，打电话呼救。尽量让你的伴侣专注于呼吸和放松的技巧。拿一个枕头或一些衣服垫在她的屁股下，以避免出生时宝宝的头部、肩部撞到硬面上。

第二步：头部

头开始出现时，不要拉，而是支撑着头部，让它自己慢慢出来。如果脐带缠住了宝宝的脖子，慢慢地、轻轻地把脐带滑过头部。头部一出来，就要尽量把宝宝的鼻子、嘴巴上的黏液弄干净（通过产道的后半个身子可以自行弄干净）。

第三步：身体其他部分

撑住宝宝的头部，宝宝肩部出现的时候鼓励你的伴侣再用点力。

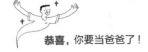
头出现以后，宝宝身体的其他部位会非常轻松地滑出来。滑出时，用手托着宝宝的头和身体。尽管你看到过或听到过什么，你都没必要拍打宝宝的屁股使他哭：他会自己哭的，他还会自己呼吸。当然，如果他全身瘀青或没有呼吸，你就需要使用你一到两个月前学习的婴儿心肺复苏法。

把宝宝放在你的伴侣的胸前，鼓励她马上开始母乳喂养。（母乳喂养会使子宫收缩，有利于去除胎盘，减少失血过多的可能性。）你不用担心因为脐带宝宝吃不到奶——脐带未剪断前一般都足够长，不会成为宝宝吃奶的障碍。马上把宝宝擦干净，用东西盖住妈妈和宝宝，使他们尽可能暖和。

第四步：剪脐带

用夹子或鞋带或是用沸水煮过的一根绳子，在离宝宝肚脐 8~10 厘米远的脐带上系一个活结。如果你知道两个小时内可以到达医院，现在就先别剪脐带。如果两小时内到不了，在离宝宝肚脐至少 5 厘米处再系一个结，在这两个节点之间用刀子或剪刀切断脐带。不要担心还有残留脐带留在宝宝肚子上：一周左右它会自动脱落。

第五步：胎盘

不要觉得宝宝生出来就没事了。宝宝出生后 5 分钟到半小时内，

紧急生产时要记住的事

◎ 呼救，尽可能快。

◎ 尽量放松。事事留心、体贴，不要着急。

◎ 尽量让伴侣生产的地方保持干净整洁。

◎ 婴儿心肺复苏。如果你还没上过心肺复苏课，你现在真的就应该考虑考虑了——只是以防万一。

胎盘就会流出。不要拉脐带"帮忙"；大部分情况下，胎盘都非常大而且有很多肉（让我联想起一大块肝脏之类），它会软软地"扑通"一下自行滑落。落下来后，用干净的东西把它包起来（或是让它落进一个塑料袋——但是不要扔掉；你的医生需要马上检查一下）。

胎盘脱落之后，每隔几分钟就给你的伴侣的下腹部轻轻按摩。这会引起子宫收缩，限制失血，开始使子宫恢复到原来的形状，或至少接近原来的形状。

急救箱

虽然你的伴侣极不可能在医院以外的地方生产，但是如果你想做到万无一失，这儿有一张物品清单，你可以把这些物品准备好放在家里、车上，或是放在孕期的最后这个月你和你的伴侣待得最多的地方。但是你要时刻记住，这些东西只能在紧急情况下使用。如果计划在家里生孩子，则需要准备更多的物品。

◎ 大且消过毒的垫子，用来吸干血迹、羊水等。医药用品店有售。如果你找不到这种垫子，报纸也可以——别担心，一点点墨迹没事。

◎ 非乳胶手套。

◎ 吸球，用来吸干净宝宝口鼻内的黏液。

◎ 脐带夹。任何医院用品店都能买到。如果买不到，用一根干净的绳子或鞋带也可以。

◎ 塑胶拉链袋，用来装胎盘。

◎ 如果必要的话，买一把干净的剪刀或刀子，用来剪脐带。

◎ 一些毛巾，生产后盖在宝宝和妈妈身上，保暖。

阵痛和分娩

你的伴侣的状况

身体上

分娩的整个过程一般会持续 12~20 个小时——生第一个孩子耗时最长，接下来几个孩子耗时较短——其实并没有确切可循的规律。分娩一般分为三个阶段，第一阶段由潜伏期、活跃期和过渡期组成。

第一阶段

第一期（早期阵痛或潜伏期）是分娩阶段中时间最长的部分，时间从几个小时到几天不等（但是平均时间大约是 8 个小时）。幸好这期间你一般会在家里度过。开始时，你的伴侣可能感觉不到宫缩。就算她能感觉到，她可能也会告诉你不要紧。宫缩一般持续 30~60 秒，每 20 分钟一次。在接下来的几个小时里，宫缩时间会延长（60~90 秒），强度增加，间隔时间缩短（可能是每 5 分钟一次）。

每位女性分娩初期都会有些不同的经历。比如我的妻子，在我们第二个女儿出生之前的一周，她几乎每天都经历了 6~12 个小时又长又有规律的宫缩（3~5 分钟一次）。你的伴侣可能会"见红"（阴道排出血色分泌物），并且背痛、腹泻。

第二期（活跃期）一般较短——3~5 个小时——但是比潜伏期要强烈得多。如果怀的是个男孩而不是女孩，时间有可能还会延长 10 分钟。如果还没去医院，此时该去医院了。起初宫缩时，你的伴侣

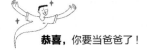

还能说话。然后宫缩会变得越来越频繁（2~3分钟一次）、持久、强烈。随后，她会开始感觉真正的疼痛。血色分泌物也增多，颜色也加深，你的伴侣疼得都不想说话了。

第三期（过渡期）经常持续1~2个小时。过渡期一旦开始，你就会明白"分娩"（英语中的分娩（labor）和努力劳动是同一个词）一词是怎么来的。宫缩简直毫不留情，而且每次宫缩都要持续90秒。间隔只有两三分钟，几乎没有时间缓神。而且这时宫缩会带来剧烈的疼痛，如果你的伴侣想要药物镇痛，那么应该就是此刻需要。她现在很累，累到发抖，还可能会吐，浑身直冒汗。

第二阶段（胎儿娩出）

这是整个过程中最剧烈的环节——对你的伴侣来说，幸好仅仅持续两个小时（"仅仅"只是针对那些没有分娩的人使用的一个词，但对你的伴侣而言，不如用"竟然"更恰当）。你伴侣的宫缩时间还是很长（超过60秒），但是间隔时间比较久。区别在于，你的伴侣不由自主地想要用力——类似于想要排便的感觉。宝宝的头顶刚刚露出（开始从阴道里出来）的时候，她感觉到强大的压迫感和刺痛感，但当孩子扑通一下弹出时，她就会觉得如释重负。

第三阶段（胎盘娩出）

孩子出生后不到20分钟胎盘就会和子宫壁分离。你的伴侣继续宫缩，因为这个时候子宫在尽力逐出胎盘，并停止出血。更多信息请见第253~256页"胎盘"一节。

你的状况

分娩开始对你对她而言都不是件轻松的事。当然，她正在——或很快就会——经受身体上无限的痛苦。同时你也很有可能饱受精神折磨。

我无数次——谢天谢地，幸好是在梦里——梦见我像个英雄一般同入室盗窃的小偷和杀人者拼命，保卫我的家和家人。但是即使我醒着，我也清楚地知道，如果一辆疾速奔驰的车就要撞向我的妻子或孩子，我一定会毫不犹豫地冲到车前救下他们。

而且我愿意受尽世上最痛苦的磨难来保她们平安。这种本能或许可以解释你感觉体内肾上腺素激增的原因。斯堪的纳维亚的一组研究团队调查了孩子出生期间爸爸们的心跳，他们发现，爸爸们平时心跳频率为72次/分钟，孩子出生前的那一刻心跳频率为115次/分钟。但是帮你的伴侣度过分娩期和决定把孩子从火场救出来是不尽相同的。

你要记住，孕期最后一个阶段最重要的事就是，这些痛苦——

入院时弄清所有问题

这是萨拉·麦克莫勒给她的学生的建议："在医院办理入院手续的时候，花几分钟检查房间、产房。你将要在那里待一定的时间，把橱柜打开，看看毛巾、病号服、浴毯、多余的枕头都放在哪里。再试着找找有轮子的凳子（你坐的凳子）、淋浴、呼叫护士的按钮，以及电子床的控制键。一般护士会告诉你这些，但是如果她忙着照顾其他病人，可能在你需要这些东西的时候不能立刻提供给你。"

在你熟悉环境的时候，一定要了解碎冰店和小吃店在哪儿，那些用来保暖的毯子在哪儿。要向护理人员特别介绍自己，并让他们了解你的伴侣可能需要的一些特殊关照。她是否有过过敏现象？她以前是否有过很糟糕的分娩经历？她是否害怕打针？你还要告诉他们你的想法——尤其是想尽可能参与的想法，同时也要跟他们说明，你很感谢他们的投入和建议。这个时候是问问题的绝佳时期。他们的的确确和你是同一战壕的，而且他们也懂得很多分娩知识。你和医护人员的关系越密切，分娩过程就会越顺利。

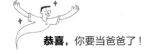

我们的和她们的——是会消失的。生育的痛苦一结束，你就能抱上新生儿。然而好笑的是，她的痛苦比你的痛苦消失得快。她可能浑身酸痛几个星期，但是等孩子六个月大的时候，你的伴侣几乎会把那些痛苦忘得一干二净。如果女性能记住那些痛苦，那我不敢想象她们之中谁还敢再生一个孩子。但是在我们第一个女儿出生六个月、一年，甚至是两年之后，我妻子痛苦的模样还是让我记忆犹新。当我们开始计划生第二胎的时候，一想到她又要经历同样的过程，我就感到害怕。

参与其中

精力和体力的投入

尽管你害怕、担心，这时却是你的伴侣最需要你的时刻——不仅仅是体能需要。我们将告诉你如何能最好地帮她度过阵痛和分娩期，但是在此之前，一定要非常有把握地告诉她分娩的具体时间、阶段。

第一阶段

第一期（早期阵痛／潜伏期）这个时候宫缩还不是很剧烈，但是你要尽你所能让你的伴侣尽可能舒服（摩擦后背、按摩……）。有些女性可能会告诉你具体做些什么，有些女性可能会觉得不好意思要求你。无论是哪种情况，你都要时不时问她，看看你能帮忙做些什么。她让你做什么，你就做什么。如果散步能让她舒服一些，你就陪着她。如果她想在客厅倒立（现在几乎不可能做到），你也要陪着。

判断是否真的临产，最简单的方式就是观察宫缩。如果宫缩变得越来越频繁、持久、强烈，那真的就是要临产了。如果并不是如此，要沉住气。但无论如何你都得把宫缩情况记录下来，因为当你打电话给她的医生询问是否要去医院的时候，医生需要知道情况到底如何。

早期阵痛发作时，对你的伴侣来说保持体力很重要，所以很多产科医生会建议吃点东西——沙拉、汤等。喝水也很关键。不管你的伴侣吃不吃，你都要吃饱喝足。你必须保持充足的体力，而且你肯定也不想在妻子宫缩时猛冲到小吃店买吃的。

最后，想办法得到休息——鼓励她也如此。不要被肾上腺素上升所迷惑，否则在你的伴侣真的临产时，你会吃不消的。你如此兴奋，感觉你有使不完的劲。事实上不是这样。激素（和疼痛）会让她坚持下去，对你却不是这样。

第二期（活跃期）该期的征兆之一就是，你的伴侣似乎对任何事物都失去了兴趣——对于什么时候打电话给医生这样的事情都懒得和你争了。在我的妻子每次持续 2~3 分钟的宫缩几小时之后，我一直鼓励她打电话。

她拒绝了。似乎很多女性"就是知道"何时去医院。所以，如果她告诉你"是时候了"，你应该立马抓起车钥匙。即便如此，你也要定期和伴侣的医生联系，如果医生认为要入院了，你的伴侣就得听，再怎么想待在家里都没用。

你的伴侣是否处于活跃期关键在于：宫缩时是否能走路、说话。如果不能，那很可能是进入活跃期。如果还不确定的话，以下就是活跃期的典型特征，能够帮助你确定：

你：亲爱的，宫缩已经持续三个小时了，我觉得我们应该出发去医院了。

她：好。

你：很好。先穿好衣服，好吗？

她：我不想穿。

你：但是你只穿了件睡衣，至少也要穿好鞋子袜子吧？

她：我也不想穿。

你：但是外面很冷。穿件夹克衫吧？

她：我也不要穿。

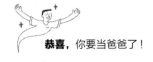
抓住要点了吗？

进入活跃期的另外一个特征就是，一反常态，不讲体面。许多护士、助产士、产妇陪护告诉我，她们只要看看女性床单就能知道她处于哪一阶段（孕妇睡在被窝里）。如果是潜伏期，她会把被子盖到脖子；活跃期，床单会掉落一半；过渡期（见下文），床单全部掉下。

一旦进入活跃期，你的伴侣就不能吃任何东西，除非她的医生特别交代可以吃（入院后可能不允许吃任何东西）。如果最终需要药物催产甚至是剖腹产，她胃里的食物会使情况变复杂。

第三期（过渡期） 我们经常在电视上看到女性分娩的视频，她们总是会抓挠着她们的丈夫／男朋友，叫喊着"别碰我！""离我远点，都是你干的好事"。我觉得我该好好消化消化这些画面，然后当我们到医院的时候，我真的怕我的妻子进入过渡期的时候会像她们那样，责怪我让她那么痛苦，然后把我推开。

幸好，这样的事从未在我家发生过。在妻子怀我们二女儿的时候，我们几乎走到了那一步。当时唯一让她舒服的地方是在沐浴间，我进去陪了她一会儿，一边尽心尽力给她按摩疼痛的后背，一边向她详细解释宫缩。然后她叫我先离开浴室一会儿。真的，当时让我刺痛了一会儿——我觉得我应该陪着她——但是显然她无意伤害我。

不幸的是，并不是每位临产的女性都能在压力下保持优雅。如果你的伴侣刚好对你说了些令人不快的话，或是唐突地把你推到房外，你需要设身处地地为她想一想，她此时正处于阵痛期，她的心正被一个愤怒的暴徒控制，这暴徒使出浑身解数让她愤怒、不耐烦。通常她正在经历的痛苦是如此强烈、难以抵抗，她摆脱宫缩的唯一办法就是完全关注宫缩，简单且带有善意的行为，比如说话或爱的抚摸都会让她们分心。

那么你究竟能做些什么？做任何她想要你做的事，而且得快。如果她不想让你碰她，就不要碰她，可以给她喂些冰块。如果她想

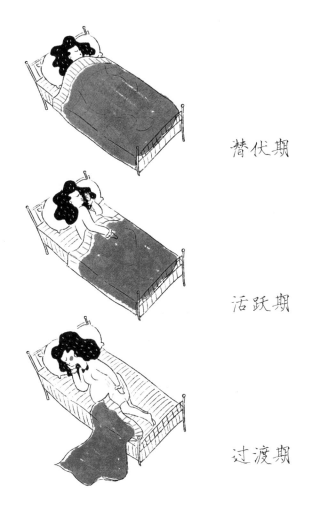

潜伏期

活跃期

过渡期

尽管你害怕、担心，这时却是你的伴侣最需要你的时刻——
不仅仅是体能需要。

让你出去，那就出去。但是你要告诉她如果需要你，你就在门外。
如果房间漆黑一片，而她告诉你房间太亮了，认同她的话并关灯。
如果她想听 24 小时电台猫王的歌，你就把电台打开。但是无论做什
么，你都不要和她争论，不要试图和她理论，而且最重要的是，如
果她咒你骂你，你也不要生气。她真的不想这样做，在这危机时刻，

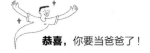

她才不必管你受伤的自尊呢。

第二阶段 1：屏气使劲生产

在进入这个阶段之前，我还一直以为我已经完全为妻子分娩做好了准备。除了偶尔感觉信心不足，我还是挺镇静的，我知道每一步会发生什么。医护人员同意并支持我陪妻子度过每一次宫缩。但是当妻子需要用力生孩子的时候，他们却变了。突然他们占据了主动，叫来了医生，其余的护士像变魔术一样都出现了，房间里满是设备——秤、摇篮式婴儿床、一盘消过毒的医疗器械、洗脸盆、尿片、毛巾。（我们刚好在一间联合产房；妻子正在用力的过程中，会被推往一间单独的产房，你会追在后面。不要惊慌，你可能觉得发生了什么紧急情况，但事实并非如此。）

护士们告诉我的妻子要做些什么，该怎样做，什么时候做。而我能做的只是静静地看着——我必须承认，最初我感觉有点受骗了。毕竟我才是一直陪伴着妻子的那个人。那是我的孩子快要出生了。但是在最后最重要的一个环节，我好像只是一个观众。除非你是专业的分娩教练或是训练有素的助产护士，不然很有可能会觉得自己就是一个观众，帮不上忙，还无法自控。

当我看着护士忙碌的时候，我马上意识到只是简单地抱着伴侣的腿说着"亲爱的，使劲，很好！"并不够。力度要到位、有效，更重要的是，能够说清楚该怎么做——"抬起屁股……放低双腿……头往后……宝宝像只小虾一样蜷缩……"——这些技能来自于多年的经验积累。

但是你觉得自己像个观众，并不意味着你真的就是观众。你的伴侣需要你陪着她，给她支持、鼓励——不是躲在房间的角落里或是藏在相机后面，而是待在她身边。如果在这个关键时刻你退缩了，她可能会觉得自己被抛弃了——即使她身边围满了专业人士。坚持住，让医护人员主导，问问他们你能做些什么（这个问题你本该一进医院就问清楚。更多信息请见第 247 页"入院时弄清所有问题"。

第二阶段 2：胎儿娩出

理智上，我知道妻子怀孕了。所有约诊我都陪她去过，听过孩子的心跳声，看过超声波扫描，还感受到孩子在踢腿。但是，对整个过程依然难以捉摸。直到孩子开始"到达顶部"（从我妻子的阴道探出她多毛的头部），所有的片段最终才组合在了一起。

几乎同时，我也意识到在妻子用力时我被替换下来有个很大的好处：孩子生出来的时候，我可以用双手去"接住"孩子——相信我，抱着我女儿满是血又热乎乎还有点滑的小身子，再把她轻轻地放在我妻子怀里，一下子就成了整个时刻最精彩的部分。

如果你想这样做，在孩子露头之前，一定要向医生、护士学习"接住"孩子的柔美动作（更多信息见 199~204 页"分娩计划"）。

可惜你的伴侣现在的姿势完全不能看到孩子诞生。但是很多医院为了弥补这一点遗憾，会在房间里放些镜子。但是，许多女性全神贯注在用力生孩子上面，而无心看镜子。

如果你期待你的新生儿看起来像嘉宝宝贝一样可爱，你可能有点会被惊到。婴儿出生时一般会被一层白色的东西包着，那叫作胎儿皮脂。他们有时候是蓝色的，经常带着血和黏液。他们的眼睛可能胀大，生殖器官浮肿，背部和肩部可能有点细小毛发。此外，在从产道出来的过程中，孩子的头可能变成了圆锥头。不管怎么样，这仍是世界上最美的一幕。

胎 盘

在我们第一个孩子出生前，我从来都没想过（或者我妻子也没想过）孩子生出后，分娩还没有结束。当你和你的伴侣欣赏着家庭新成员的时候，胎盘——在过去约五个月的时间里，曾是你孩子的生命保障系统——还没有排出来。你的伴侣轻微宫缩可能还会持续

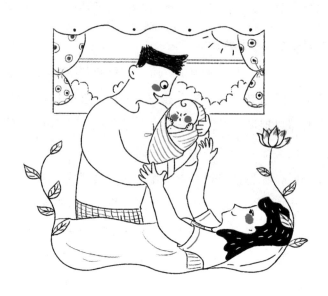

抱着我女儿满是血又热乎乎还有点滑的小身子，再把她轻轻地放在我妻子怀里，一下子就成了整个时刻最精彩的部分。

5 分钟到 1 个小时，直到排出胎盘。分娩过程中奇怪的事就是，你和你的伴侣可能都不知道她正在排出胎盘——你们的关注完全在婴儿身上。

但是一旦胎盘排出，你就需要决定该怎样处置它。在这个国家，很多人甚至都没有见过这个东西，而见过的人都把它留在医院，可能会被当作医疗废物焚化，但更有可能会被生物医学研究人员卖给化妆品公司（有很多用胎盘做成的美容产品）。但是在很多其他文化中，人们认为胎盘和它在子宫里滋养的孩子有着某种永久且近乎神奇的联系，处理时，人们总是带着无比的敬畏。事实上，在大部分文化中，处理胎盘需举办宗教仪式，他们认为，如果胎盘没有好好葬好，孩子——或是父母，甚至整个村庄——会面临一些严重的后果。

比如在秘鲁农村，孩子一出生，父亲就要去找个偏远的地点，把胎盘深埋，让动物或人不能意外地发现它。否则，胎盘可能会

"嫉妒"孩子得到的关注，引发一场大瘟疫来复仇。

在南美洲印第安人的一些文化中，有些物体会伴随胎盘一同埋葬，人们相信婴儿的一生都会受这些物体的影响。根据人类学家戴维森的研究，可拉部落的父母"会把成人生活中用到的工具微型复制，然后和胎盘一同埋葬，这么做是希望婴儿能好好工作。男孩的胎盘经常会伴随铁铲或镐一同埋下，而女孩的胎盘则是伴随着织布机或锄头埋下"。在菲律宾，有些母亲会把胎盘和书一同埋下，希望孩子聪慧过人。

但是胎盘并不总是被埋藏起来。在古埃及，法老的胎盘要包在特殊的容器里，以免受损。据研究人员安妮·格罗桑所说，有时候胎盘还能在公共场合当作法老的替身。有些历史学家认为，那些最小的金字塔其实就是为法老们的胎盘建造的坟墓。厄瓜多尔一位富有的印加人给他的母亲雕刻了一尊纯金雕塑——"她"的子宫里有他的胎盘。

即使现在，许多文化中的人们都相信胎盘有某种特殊的力量。很多女性——包括越来越多的好莱坞明星——相信食用胎盘（吃煮好了的或干的胎盘）能减少或消除产后抑郁，或帮助她们保持肌肤年轻。在秘鲁有些地区，胎盘都是火化，剩下的灰烬和着水喂给孩子吃，据说可用来治疗各种各样的儿童疾病。

越南传统医学用胎盘治疗不孕不育、预防衰老。在印度，触摸胎盘能让没生孩子的女性怀上自己的健康宝宝。在中国，有些人认为母乳喂养的母亲喝用胎盘煮的汤能提高母乳质量，或是吃一块风干了的胎盘能加速分娩。

这些胎盘的用法并不只限于非西方的文化。在中世纪的欧洲，如果一个婴儿伴随胎膜出生（头上满是羊膜），胎盘就会被保存、风干，然后在孩子10岁生日时给他吃。如果不这样做，人们认为这个孩子死后会变成吸血鬼。

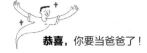

无论你和你的伴侣决定怎么处置胎盘，最好别声张——至少别和医院工作人员说。有些州试图规定如何处理胎盘，可能还会禁止你把胎盘带回家（如果你真的很想带回家，你可能要找一位富有同情心的护士帮你把胎盘包起来）。我们故意把我们大女儿的胎盘留在了医院。但是我们把我们二女儿和三女儿的胎盘在冰柜里保存了一年，然后才埋掉，同时埋掉的还有我们一些朋友孩子的胎盘，埋了之后，我们在上面种了棵苹果树。12年之后，在她的成人仪式上，我们吃了些那棵树上的苹果。没错，这些苹果都特别地甜。

帮助她度过阵痛和分娩的艰难时刻

在阵痛和分娩的过程中，你关注的焦点是你的伴侣。但是因为生孩子只能由女性来完成，许多男人其实不理解他们对于这一过程有多么的重要。现实就是你绝对责无旁贷。是，有医生、护士和助产士在围着你的伴侣忙碌，但是你的伴侣真的很依赖你，需要你帮她度过这一痛苦的过程。你的陪伴、你的积极参与能够产生很大很大的作用。在阵痛和分娩过程中，你的支持有助于缩短产程，你的伴侣感觉不会那么痛，对于妈妈的角色也会有一个更为积极的态度。

以下许多方法能帮你的伴侣渡过这一难关。有些选自于我和分娩教育家萨拉·麦克莫勒合写的一本书《最佳分娩》（*The Best Birth*）（她的更多方法请见第 178~179 页）。

◎ 提醒她放慢呼吸。做长长的深呼吸——吸气 5 秒钟，呼气 5 秒钟，这样就会变得非常镇静了。

◎ 鼓励她宫缩时呻吟，在宫缩间隙马上休息。尖声喊叫并不会使疼痛减轻，也不是分娩课里所教的呼吸方式。相反，是那种低沉的、喉咙里发出的咆哮声——深沉又响亮——你尽力发动车子时发出的那种声音。没有时间去讲究或担心隔壁房间或者隔壁楼层的人会怎么想。她们自己可能也正在发出这种声音。

◎ 帮助她放松。应对疼痛的人们总是咬紧牙关，握紧拳头，紧耸肩膀，或者屏住呼吸。这些都于事无补，反而得不偿失。

◎ 直接面对她的脸。这似乎有点咄咄逼人，但是真的有作用。阵痛之初，用眼锁住她告诉她做什么：不要紧咬牙关，放松握紧的拳头，垂下肩膀，呼……吸……随着阵痛越来越厉害，就跳过那些话，让她跟着你做：全身放松，松开，呻吟。在宫缩的空隙做这些尤其重要。一直保持紧张，或者在下一次痛苦的宫缩前就紧张起来，将会使她在相当短暂的间歇中更加难以恢复。

◎ 给她一小口水、冰屑，或冷敷。

◎ 按摩。背部、手、脚，或者她身体的任何地方（如果她愿意的话）。有时，按摩有点烦人，持续的背压则可能恰到好处。问问她按哪儿更有帮助：背部的高处或低处，或者靠近尾骨的地方。

◎ 口头麻醉。告诉她她正在做一件伟大的事，你说出来比她不认识的护士说出来意味更多。简单地说"真棒！""坚持！"也相当有效。

◎ 确保她至少每小时上一次洗手间。如果她上洗手间不是那么经常，说明她饮水不够。

◎ 扶她起来并活动活动。如果有可能，挺直腰板会使引力起作用，有助于宝宝下坠。四处走走，使她的身体处于活动状态，使骨盆连接处的耻骨松弛激素发挥最大的效应。你可以在早期阵痛宫缩期陪她这样做。但是一旦进入活跃期，只能在宫缩间歇时陪她这样做。

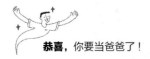

阵痛和分娩的三个阶段

阶段	正在发生什么	她的感觉如何
第一阶段 第一期 (早期阵痛 或潜伏期)	※ 宫颈正在消退(变薄),颈口扩张(张开)至大约3厘米宽 ※ 可能破羊水	※ 可能很激动,但又不是很确定"真的要生了" ※ 可能紧张、不安,不知道是否记住了在产前预备班学的东西 ※ 可能不想做很多事 ※ 可能会腹泻
第一阶段 第二期 (活跃期)	※ 感觉越来越不舒服 ※ 宫颈继续消退,宫颈口扩张至7或8厘米 ※ 可能破羊水(如果之前没破的话)或者可能马上要破了	※ 疼痛越来越厉害,真有点受不住的感觉 ※ 她开始全神贯注在宫缩以及分娩的过程上 ※ 幽默感全无
第一阶段 第三期 (过渡期)	※ 宫颈口已经完全张开(如果还没有,孩子可能还要往下掉一点才能让她使劲) ※ 她可能感觉到很大的推压力 ※ 她可能会恶心,还可能会哭——痛苦、害怕,或二者兼有	※ 她可能觉得很困惑,很沮丧,同时也很害怕 ※ 她可能会说她再也受不了了,要回家
第二阶段 (用力和胎儿娩出)	※ 不停出血 ※ 孩子现在正通往产道施 ※ 医生可能要施行会阴切开术	※ 她很自信,觉得自己能完成这项工作 ※ 她可能已经忘记了正常呼吸 ※ 她可能非常担心使劲的时候会拉便便,而且很可能她是对的
第三阶段 (分娩后)	※ 胎盘和子宫壁分离 ※ 会阴切开处或割开处(如果有的话)会被缝合好	※ 轻松 ※ 极度兴奋 ※ 说个不停 ※ 坚强得像个英雄一样 ※ 饥饿、口渴 ※ 腹部空了(因为孩子已生下来) ※ 渴望拥抱她的孩子(和她的伴侣)

你能做些什么

* 安慰她
* 讲笑话，散步，出去吃最后一顿浪漫二人晚宴，或是租一部电影——分散她注意力的任何事
* 使她保持身体内的水分——确保她按时洗澡
* 记录有关宫缩的信息——持续了多久，宫缩了多少次
* 如果是在晚上，鼓励她试着睡一觉；活跃的阵痛会把她弄醒，但是现在哪怕多休息一会儿也能对后来有帮助
* 在她打盹儿的时候，检查是否带了手提袋、手机，在你回家前，是否已经安排了人喂狗

* 在离家前往医院之前先打电话问医生：是否可以动身了
* 不要总是和她说话。她现在控制不住情绪，所以说话要简短精要。
* 安慰她、鼓励她
* 帮她应对每次的宫缩
* 喂她吃冰块
* 夸她有进步
* 多给她按摩

* 做她让你做的事
* 在医生让她用力之前，帮她控制住不使劲
* 用湿布擦她的前额
* 给她喂冰块
* 给她按摩（如果她需要的话）

* 继续安抚、安慰她
* 该使劲的时候鼓励她使劲，告诉她，她做得多好
* 鼓励她看着孩子出生（如果她想看，而且还有镜子的话）
* 不要妨碍专业的医护人员

* 夸她
* 把孩子放在她肚子上
* 鼓励她放松
* 如果她已经做好了准备，鼓励她开始给孩子喂奶
* 与她和孩子建立感情

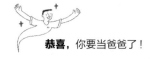

处置突发事件

不幸的是，并不是所有的分娩过程都能按计划进行。实际上，大多数不会出现意外。在下一章我们将会谈到，在美国有将近 1/3 的婴儿通过剖腹产出生。而且，有 60%~80% 顺产的母亲在某种程度上通常都注射过硬膜外麻醉药（下面会有详细说明）。尽管有这么多有关孕期方方面面的经验，但清楚地知道分娩时会发生什么、做什么样的选择这些有益的信息，会帮助你做出一个有根据且明智的决定，处理好那些无法预料的意外。获得这些你需要的信息的关键就是追问——不断地追问，直到你完全明白。打听清楚存在的风险，以及可能给你的伴侣和宝宝带来的益处以及影响。但唯一例外的是，如果出现明显的医疗突发事件，所有问题必须留待以后再问。

下面是分娩时会出现的一些意外，以及这些意外将会怎样影响你、你的伴侣和宝宝。

痛 苦

如果你已经上过传统的无痛分娩和布拉德利分娩课，或阅读过很多有关孕期的书（即使你没有），你和你的伴侣可能正计划"自然"（不用药物）分娩。可惜自然分娩总是听起来顺耳——不怎么痛——其实并非如此。根据纽约州立大学石溪分校石溪妊娠项目主管马尔奇·洛贝尔博士所说，"专为孕妇阅读的一些通俗读物常常有意轻描淡写分娩时经历的痛苦程度，而且还有可能夸大产前准备能减轻痛苦的功效"。想想在电影电视中看到的那些分娩的画面。分娩时的痛苦看起来好像无法忍受，但是从来不会超过几分钟。

因为你的伴侣才是那个经受肉体折磨的人，想办法减轻她的痛苦的时候，一定要尊重她的判断。但这并不意味着你不能发表任何意见。随着分娩的进行，你的伴侣会变得越来越不理性，几乎没有能力做出重大决定。所以你就要提出你的主张，但是要符合她喜欢的方式（或至少接近）。在分娩前，你们俩要针对她对药物分娩的态度进行多次全面的讨论，这就是为什么我强烈建议你们讨论的原因，弄清楚她的看法：是否希望你给她提出用药的建议，是否需要等待她要求用药的时候用药。你们可能还想约定一个暗号，意思是"我现在立刻需要用药"。有些女性可能会尖声叫医生（或你）"做点什么帮她减轻痛苦"，但并不是真的想用药。

如果你们在分娩期讨论使用药物分娩，你一定要绝对支持她。看着所爱的人受苦对你来说是痛苦的，但是在她宫缩期间和她争论真不是聪明的做法（你们也解决不了问题）。尽管大部分女性通过药物缓解了疼痛，但许多女性会觉得用药是一种懦弱的表现，或觉得她们很失败——作为女性和母亲，好像无药物分娩是向成熟女性过渡的一部分。此外，有些产前准备方法认为药物是最终导致分娩并发症、剖腹产等的罪魁祸首。但这不是绝对的，不管你怎么发挥想象力。如果你带着怀孕的妻子进了医院，几天以后又和不再是孕妇的伴侣和健康的孩子离开医院，你就赢了。其实怎样分娩根本就不重要，只要药物或程序符合医疗需要（而且几乎总是如此）。

我并不是说你的伴侣应该使用——或是需要使用——止痛药。只是无论你做什么，多了解一点点总是好的（更多信息见262~265页"嚯！这下轻松了"）。

精疲力竭

疼痛不是你的伴侣可能需要药物介入的唯一原因。有时候分娩进程很缓慢（或是已经停滞了很久），医生可能开始担心需要你的伴侣用力生产的时候，她已经精疲力竭了。我二女儿出生的时候就发生过这种情况。经历了20个小时的阵痛之后，宫颈口只扩张了4厘米，我们的医生就建议使用催产素（一种可以刺激宫缩的药物）以及硬膜外麻醉剂（见第262~263页）。这两种药能消除分娩的痛苦，让我妻子的子宫颈迅速完全扩张。我相信这种方法能真正避免剖腹产，在开始使劲生孩子之前，使我的妻子得到了短暂又宝贵的休息时间。

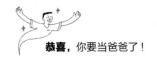
嚯！这下轻松了

如萨拉·麦克莫勒所形容的，"处理痛苦和遭受痛苦存在极大的区别"。尽管如今人们总是强调自然生产（不用药物），但是在阵痛和分娩时，越来越多的女性似乎会选择某种药物镇痛。产科麻醉师唐纳德·卡顿，是《氯仿赐福：19世纪以来对分娩疼痛的医学和社会反应》（*What a Blessing She Had Chloroform:The Medical and Social Response to the Pain of Childbirth from 1800 to the Present*）一书的作者，他说，实际上有证据表明自从药物分娩在19世纪40年代引入以后，女性就一直在寻求替代自然分娩的方法。

今天的女性实际上有很多选择，基本上可以分为两类：局部镇痛或消除身体某些部位的疼痛，以及全身镇痛，放松整个身体。

局部镇痛

这些药物只对身体的某些具体部位产生镇痛作用，因此得名。所有局部镇痛药物（以及所有能减轻分娩带来的疼痛的药物）中最常见的就是硬膜外麻醉剂，通常在阵痛活跃期使用（第一阶段第2期），这个时候痛感最强烈。在麻醉师麻醉你的伴侣的腰背部时，她需要弯下身子或蜷缩侧卧；麻醉师将一根带有麻醉药的导管插入脊髓周围的"硬膜外腔"，然后粘在她的后背上。

根据美国妊娠协会的说法，硬膜外麻醉的目的就是为了让痛觉缺失，或减少痛苦，而不是像麻醉那样直接导致失去知觉。硬膜外麻醉被广泛认为是目前最安全、最有效的分娩止痛剂。这种药几乎能马上生效，消除你的伴侣因宫缩带来的痛苦，但仍然让她保持清醒和警觉。可能最重要的是，这些药不会"进入胎盘"（影响婴儿）。

直到几年前，硬膜外麻醉还存在母体血压降低、头痛和呕吐的风险，或者感觉不到什么时候该用力（会减缓分娩的过程）。也有很多人认为硬膜外麻醉增加了剖腹产或使用器械分娩的风险。如今，麻醉师能更好地把握剂量，大大减少了这些风险。越来越多的研究表明，使用了硬膜外麻醉剂的女性不再可能需要剖腹产或使用器械分娩；事实上，硬膜外麻醉能使分娩更快。减少了疼痛，女性能得到宝贵的短暂休息（有时候甚至能打个盹儿），所以当需要用力的时候，她会精神焕发，充满力量。

过去硬膜外麻醉还有个问题，因为麻醉师麻醉了女性下半身，所以女性在接下来的时间里完全不能动弹。但是腰麻硬膜外联合麻醉（CS）或"可行走的硬膜外镇痛"能同样减轻痛苦，还能让女性稍微动动（虽然名字听起来是如此，但你的伴侣可能还是不能走路）。可行走的硬膜外镇痛（"可行走的硬膜外镇痛"是一个专业术语，基本意思是产妇使用小剂量的麻醉剂，以减轻痛苦，甚至在分娩中可以行走）并不是到处都有，所以你要问一下你的伴侣的医生，你们要去的医院是否可提供。

硬膜外麻醉并非完美无缺——对于大约10%的女性，局部镇痛不会完全阻止她们的痛苦，而且有时候影响身体两侧的强度还各不相同。可能还有副作用，但是很少会出现。这些副作用包括颤抖、恶心、瘙痒，以及血压下降。

你可能还想问问医院硬膜外自控镇痛是否可能。麻醉师会把麻醉剂准备好，然后允许病人调整麻醉药的剂量（合理的），这就是硬膜外自控镇痛。因为能控制任何一种麻醉药的剂量，病人使用的麻醉剂不会多于医生预备的剂量。只要知道减轻了痛苦就按一下按钮，就可以减少需要。

其他不常见的局部镇痛包括阴部神经阻滞（把药注射到阴道的两边，使阴道口张开变得麻木）和脊髓阻滞（把药物注射到腰背部脊髓周围的液体中——和硬膜外麻醉一样，但是持续时间较短，引起并发症的风险要稍微大些）。

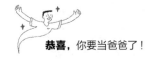

全身镇痛

这种能减轻全身疼痛的药物包括镇静剂。镇静剂和麻醉剂，比如杜冷丁和芬太尼，它们通常通过静脉注射或添加。也包括全身麻醉，能让接受者完全昏迷，但很少使用，除非在紧急剖腹产的时候才使用。

除了能够马上抑制宫缩，全身镇痛的主要优点之一就是你的伴侣阵痛一开始就能使用。这些药能够缓解她的焦虑，不会影响她用力生产或感受宫缩。

但是这些药物的缺点是会影响你的伴侣的整个身体，能导致许多副作用，包括昏昏欲睡、头晕目眩和恶心想吐。在某种程度上，这些药物与其说是消除了你的伴侣的痛苦，还不如说是仅仅让你的伴侣转移了注意力。更糟糕的是，因为这些药物是直接进到你的伴侣的血液里，它们也会"穿过胎盘"，意思就是说分娩的时候，婴儿可能也会昏昏欲睡，一时无法正常吮吸，或是出现很少见的情况，即无法自主呼吸。

幸好那些症状很快就会自动消失。还有一种药，盐酸烯丙羟吗啡酮（纳洛酮），能逆转这些副作用。

催　产

怀孕 40 周后的任何时刻，你的孩子都有可能出生。但是他们并不总是按时出生，有时候还不愿意出生。可能有很多不错的方法能让宝宝出生，而且只要你一提超过预产期了，就会有很多人告诉你这些方法：吃某种色拉调味料或醋，吃辛辣食品，多散步，吃鱼肝油，等等。

其实有些研究表明，性爱对此会有所帮助：乳头刺激以及伴侣的高潮可以引起宫缩，你的精液含有前列腺素，和用来催产的凝胶或药片作用类似。正如莉萨·兰金所说，"改变子宫颈内的环境会引起宫缩，让分娩开始"。但是在你尝试任何方法前，先问问你的医生，有趣的是，在你的伴侣身上使用——或不使用——止痛药，对你也会产生影响。对于大部分准爸爸来说，任何能让伴侣更舒服、痛苦更少的方法都是极好的。但是除了这些，药物也能减少压力，让你的伴侣和你在整个经历中都会心情愉悦。在一项专门针对临盆的女性使用硬膜外麻醉对她的伴侣产生影响的研究中，意大利研究人员乔治·卡波格纳和米凯拉·卡莫西亚发现，"孕产妈妈没有接受硬膜外止痛法，她们的伴侣感觉到他们的存在只是徒生烦恼，帮不上一点忙。"另一方面，当妈妈们真的使用了硬膜外麻醉，相比那些他们的伴侣没有使用麻醉的爸爸，这些爸爸们会觉得对自己更有帮助，更加投入，也没有那么焦虑和紧张。

但是对有些男性而言，减轻她的痛苦可能会让他失望——有点扭曲，但是可以理解。他们的想法就是：我们应该在她痛苦的时候帮她度过痛苦，但是如果她不需要我们那样做，也许她根本就不需要我们。换句话说，减少痛苦也会减少爸爸的存在感和重要性。建议：如果你的伴侣想要药物镇痛，支持她。帮她还有很多其他的方式。

以确保安全。

如果你的伴侣的预产期超过了很长时间，你的医生会认为差不多了（两个月之前你的伴侣就已经得出了这样的结论），他会建议用催产素（后叶催产素的一种药品形式）或喜克馈（一种前列腺素）催产。有些人认为催产素会让分娩更加痛苦，剖腹产的概率也会增大，但是也有很多人反对这种观点，认为所有的催产素只会引起正常分娩。

分娩常见的其他意外事件

产钳或真空吸出器

如果你的伴侣的子宫颈完全张开，她一直在使劲生，但是宝宝

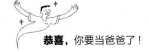

还是僵持在里面，她的医生会建议使用产钳——末端为勺状的长钳（想象一下夹沙拉的钳子，大得能夹起一个椰子）——来接生。产钳这两个字常常使每位准父母的心里都感到害怕。

但是现今产钳只会用来轻轻地托住婴儿的头，引导他通过产道。有时候用产钳分娩会让婴儿太阳穴或下颚部分出现瘀青，几天或一周后才会消失。在极少数案例中，也出现过永久性疤痕或其他伤害的情况。另外，你的伴侣需要进行额外的药物处理，可能还需要进行会阴切开术，切口可能要大于正常情况（见下面）。

在越来越多的案例中，医生不使用产钳，而是使用一种真空式的吸引装置，附在婴儿的头顶，以同样方式移动婴儿。真空吸出器可能会使婴儿头皮肿胀或瘀青。但是比起使用产钳，你的伴侣就不需要那么多的止痛药。

如果胎儿难产，阴道分娩需要加速，或者你的伴侣精疲力竭（或使用了药物催产）而无法用力地使劲，医生也会建议用产钳或真空吸出器。需要牢记的是，大多数妇产科医生要么培训过使用产钳（一般年长的医生比较擅长），要么培训过使用真空吸出器（年轻医生），但不会二者都培训过。使用得当的话，产钳或抽吸有时候能避免剖腹产。

会阴切开术

会阴切开术就是在会阴处（介于阴道和肛门之间的位置）切开一个小口，扩大阴道开口，让婴儿的头部更容易出来。（你畏缩了吗？我肯定）。就在大约十年前，产科医生对妈妈们施行会阴切开术的比例首次达到 70%~90%。人们认为这样有控制的切口能帮助女性避免分娩后在肠胃、泌尿、性生活方面出现问题。

但是最新研究表明，会阴切开术更有可能引发这些问题。如今，人们选择会阴切开术的概率低于 20%。总的来说，70% 第一次分娩的妈妈们都会有一道小的自然裂口。"自然裂口"这个词听起来真的

亲爱的，不要太性急

如果你的伴侣或孩子的健康真的受到了威胁，她的医生可能会建议在 39 周或 40 周之前催产。现在好像有越来越多的女性真的想提前分娩。她们有各种非医学理由。

有的担心分娩时孩子太大。有的想在医生能随叫随到的那天分娩，或者也可能是在她度假前分娩。有的想让她们的孩子在某一特定的日子出生（一个亲戚或朋友的生日，尤其是一个良辰吉日，或是为了得到税收减免选择一年中的最后一天），而有些女性则希望一个特别的人能陪她分娩（密友、亲戚、《人物》周刊的狗仔队）。还有一些人只是对怀孕十分厌烦。

希望照顾你的伴侣的人不会赞同任何非医学早产引产的要求。如果她同意了，你要尽力说服她和你的伴侣。全国妇幼健康教育计划（NCMHEP）的新研究发现，即使几周也会有很大影响。NCMHEP 认为足月是 39~40 周。他们说，提前出生的婴儿"极有可能出现呼吸、喂食和体温控制等问题"。他们也更有可能被送往新生儿重症监护室并出现感染。国家儿童健康与人类发展研究所（www.nichild.nih.gov）副主任凯瑟琳·斯邦认为，"孩子的大脑正在形成对协调、运动以及学习来说都极其重要的所有连接"。说得够多吗？

吓到我了，但是其实如果使用会阴切开术，裂口会更大。所以，尽管看起来很矛盾，但是这些裂口也会比常规会阴切开术好一些（没那么痛）。但是如果出现以下情况，可能就需要行会阴切开术：

- 孩子体型特别大，挤过阴道可能会伤害到宝宝或你的伴侣。
- 使用产钳
- 婴儿臀先露（见下文）。
- 医生发现裂口越来越大。

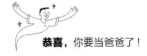

臀先露

如果婴儿臀部先露出来，头朝上，屁股或双脚朝下（只有 3%~4% 单生的婴儿会出现这种情况，但是所有双胞胎婴儿中，有 1/3 是以这样的方式出生的）。实际上，臀先露还分几种不同类型：伸腿臀——也就是说婴儿的双脚笔直向上靠近头部，而臀部先出来；完全臀——就是指臀部在下，婴儿盘着腿"坐着"；足先臀——指一只脚或两只脚都朝下。你几乎无法阻止孩子达到他 / 她想到的任何位置。然而在美国，有很多医生不会让臀先露的婴儿从阴道出生。也就是说如果婴儿无法倒过来，通常经过非手术过程"外转胎位术"后就会进行剖腹产。

电子胎儿监护仪（EFM）

EFM 自 20 世纪 70 年代以来就很流行，而且今天，有 85% 的女性分娩时都会使用 EFM。EFM 分为两类：外部监护仪和内部监护仪。

外部监护仪是一种相当复杂的仪器——包括图像、数字输出、高科技警示音。用两根腰带把机器绑在孕妈妈的腹部。一个监测胎儿的心跳，一个监测孕妈妈的宫缩。

胎儿监护仪真的很酷。正确连接好后，通过看数字显示就能得到准确信息，你就会知道你的伴侣的宫缩是什么时候开始的——甚至比她自己感觉到的还快——如果她身上放一个宫内压力计（IUPC，这是一根放在胎儿旁边的管子，能测量宫缩的强度），你还能知道宫缩强度。

在一个很有趣的研究中，研究人员克里斯蒂·威廉姆斯和黛布拉·乌姆贝森发现，大多数准爸爸喜欢胎儿监护仪器——部分原因是通过得到这些信息，爸爸们觉得自己真的参与其中了。"通过观察并交流不断变化的宫缩强度，这些男性认为自己能给妻子提供有价值的信息，"他们这样写道，"这在丈夫们看来，他们在妻子分娩过程中起到了作用，比仅仅只是提供支持和鼓励要重要。"

注意这些词的使用，"这些男性认为"和"在丈夫们看来"。因为威廉姆斯和乌姆贝森还发现，女性通常觉得监护器是一件令人讨厌的东西，而且它们提供的信息不见得有帮助。

毕竟她们自己也会知道同样的信息，只是用一种稍微不同的方式：忍着剧痛。另外，监护器并不总是正确的。宫缩在屏幕上显示好像已经结束了，但对她来说还远未结束呢！

所以，要小心点。这些监护器也许能帮你引导伴侣度过宫缩期。你可能会说诸如此类的话："亲爱的，准备好了吗？来了——好像这次会很剧烈。"但是说这些话前要好好想想（因为我体会过，所以我才这么建议你）。

在很多医院，待产的女性一入院就会按常规戴上外部胎儿监护器——尽管对于低风险的怀孕，美国妇产科医师学会并不建议这么做。如果你的伴侣没有使用硬膜外麻醉剂，还在走路，或许可以对她进行间歇性监控（用听诊器或手持式多普勒可以做到，就像这几个月来你在医生办公室听你孩子心跳的那种工具）。另一个选择就是便携式监测仪：把监测仪用带子系在她的腹部，通过无线电把胎儿的心跳和孕妈宫缩数据传送给医护人员。但是，如果她用了麻醉剂或催产素，就必须对她持续监护，没有可商量的余地。需要使劲用力生产的时候同上。

内部胎儿监护仪分为两种：一个附在孩子头皮上的电极，和上文提到的宫内压力计。如果你的医生觉得密切关注孩子的心率很重要，他／她就会选择内部监护仪中的一种或两种对你的伴侣进行监测。

除非你的伴侣有需要持续监测、无法拒绝的理由（比如说有胎儿宫内窒息的迹象），不然最好还是不要选择内部监护仪。原因是：

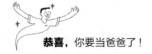

- 结果很容易被曲解。曾经有一项研究，让四位医生解读50种不同的跟踪输出（监护器生成的信息）。这四位医生可能只有22%的意见一致。更糟糕的是，两个月以后，要求同样的四位医生评估相同的输出信息，他们的评估则有20%是与前不同的。

- 它能把你吓得魂飞魄散。当我的妻子第一次分娩的时候，一部胎儿监测器连接到她身上，听到孩子每分钟140下稳定的心跳声时，我们都感到放心了。但是突然心率降到了120，然后是100、80、60。其实一切正常——医生只是正在设法改变孩子的位置——但是听到她的小心脏心跳慢下来，我和我妻子几乎心脏病突发。如果你的伴侣的医生认为监测有医疗需要，最好把音量调低（最好一直是静音）。

- 对它的作用不清楚。胎儿监测原本是希望能阻止脑瘫。但是尽管意愿很好，却已经导致了剖腹产和器械分娩的增加。具有讽刺意味的是，它对防止脑瘫也没起到任何作用——患病率在最近50年保持不变。这件事说明的道理就是，医生可能在监测器上看见发生在孩子身上的事，很担心，然后手术。在很多案例中，在追踪信息上看起来像是胎儿宫内窒息，其实根本就不是。

产后：嗨，宝宝！

你和你的孩子第一次接触就是给他／她剪脐带。事实上，如果顺产，你剪断的就是联系孩子与妈妈的脐带。如果是剖腹产，外科医生会剪断脐带，你只能仪式性地剪一下。无论是哪种，都会让你觉得很神奇，让你觉得自己和孩子有某种联系。（听起来啼笑皆非，不是吗？）

研究人员索米尔·布兰达奥和芭芭拉·费格雷多发现，宝宝出生一个月后，给孩子剪了脐带的爸爸比那些没有给孩子剪脐带的爸爸会对孩子投入更多情感。

孩子刚出生的那几分钟，你和你的伴侣紧张的身心会一下子放松下来。终于见到了你们俩的结晶，这个独一无二的小不点。你的伴侣可能想要试着哺乳（尽管新生儿出生后约 12 个小时内不会饿），你可能想轻轻抚摸他／她细嫩的肌肤，也会对他／她细小的手指甲感到惊奇。但是孩子刚出生的几分钟内可能会被医生和护士弄来弄去，而不是被你搂着、抱着，这取决于医院、出生条件和你自己的意愿等因素。

产后一分钟，你的孩子就要做一个阿普加测试，让医护人员全面了解孩子的情况。这种测试是在 1953 年由弗吉尼亚·阿普加医生创设的，是要测量孩子的外貌（肤色）、脉搏跳动、痛苦的表情（反射）、活动和呼吸等。护士或助产士会按各个分类给孩子打 0~2 分。（脸色发青或苍白的婴儿可能得分为 0，面色红润的婴儿得分为 2；呼吸不规律或微弱的婴儿得分为 0，呼吸正常或哭声很大的婴儿得分为 2）。大多数婴儿能得 7~9 分（原则上讲，几乎没有哪个孩子能得 10 分——除非这是医护人员认识的某个人的孩子）。这个测试 5 分钟内会重复做一次。

出生后不久，你的孩子就需要称体重、量身高、戴上写有身份的手环、洗澡、换上尿片、按上脚印，然后裹进毯子里。有的医院还会给每位新生儿拍照。做完这些之后，大多数医院（通常是根据

接触孩子

有些医院对父母和婴儿之间的接触有非常严格的规定——喂养可能会有严格的规定，见孩子的时间也有限。而在其他方面则比较灵活。我的三个孩子出生的医院都不会把婴儿放进婴儿室（除非孩子有严重的健康问题）。在住院期间，健康婴儿会放在母亲的身边。很多医院还允许爸爸在晚上和妈妈、婴儿待在一起。你可以问问医院的工作人员，看看医院有哪些规定。

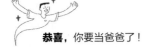

法律规定）会给孩子滴硝酸银药水或涂抗生素软膏，以免得淋病。尽管这些程序要在小孩出生后一小时内完成，但你可以问问医护人员他们是否可以留出几分钟，让你和你的伴侣先认识一下孩子。

但是如果你的孩子是剖腹产，或是有其他并发症，他／她可能就会立马被带去吸肺，然后再清洗（更多信息见 278 页）。

剖腹产

　　一切顺利的话，大多数父母更愿意用"正常"的方式把他们的孩子带到这个世界上来。大多数时候也确实如此。但是分娩是一件不可控且不可预测的事，而且事情发展也不总是按计划进行。事实上，在美国，超过 30% 的孩子是在医院通过剖腹产出生的。

你的伴侣的状况

　　很多分娩预备课（见第 175~181 页）把大部分重心放在顺产、无药物介入的生产上，但是正如我们前面所讨论的，很多女性觉得阴道分娩压力巨大，万一生不出来就会觉得自己很"失败"——尤其是在她们花了几个小时痛苦地分娩之后。

　　此外，剖腹产后恢复不同于阴道分娩（更多信息见第 281 页）。我们的第一个女儿就是通过剖腹产出生的，那时我的妻子（和我）在医院待了三个晚上。但是我们的第二个女儿出生后（从阴道出生），我们只在医院待了 5 个小时。（好吧，我们好像太急了；大部分人顺产后都会在医院待 24~48 小时，但是我的妻子真的不想待在医院里。）

你的状况

　　毋庸置疑，你对剖腹产的理解绝对不同于你的伴侣的理解。研究人员凯瑟琳·梅发现，只有 8% 的男性反对他们的伴侣做剖腹产；

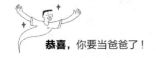

剖腹产常见的医学原因

尽管有些剖腹产都是有计划的，但是大多数的剖腹产都是在阴道分娩时可能对妈妈、宝宝或是两者造成危险的情况下进行的。原因如下：

- 妈妈的骨盆太小，宝宝的头不能从产道里出来（直到她尽力想把宝宝从阴道生出来之时，她才能知道这是否真实）。

- 分娩无法进行。阵痛几个小时后，女性可能累得精疲力竭，无法用力使劲生孩子，或是子宫颈在活跃期开始后停止张开。

- 宝宝在某些方面出现危险。她的心跳速度下降得很快，心率图的变化让人担忧，或是其他原因。

- 你准备再生几个孩子。

- 你的伴侣因为身体状况有危险，包括心脏病、糖尿病、高血压，或生殖器疱疹频发、肥胖症。

- 胎盘问题。A 型胎盘（分娩开始前胎盘与子宫壁分离）导致流血，甚至危及妈妈和宝宝的生命。胎盘前置（胎盘完全或部分阻塞在宫颈口）导致大出血，阻止宝宝离开子宫。

- 宝宝的位置。在一定情况下，如果宝宝是臀先露（屁股或双脚先出来）或是横着的（侧躺着，而不是头朝下），一般都需要剖腹产。

- 以前做过剖腹产。20 世纪 80 年代之前，最流行的说法是"一次剖腹产，次次剖腹产"。鉴于剖腹产的比例越来越大，很多妇产科医生建议用 VBAC（剖腹产后从阴道生产）来减少剖腹产的比例。

92% 的人感觉"如释重负"。尽管我没有参与这项研究，但是它却准确地反映了我自己的经历。"失败"这件事从来就没在我和我妻子身上发生过。相反，我清楚地记得那时我特别庆幸，因为妻子的痛苦终于可以结束了。看到孩子那么快、毫不费力地生出来，我就想，

VBAC 比例到 90 年代一直稳步提升。但由于越来越多女性选择 VBAC，子宫破裂的案例也不断增加（从百分比来看，风险还是很低的）。但是，为安全起见，很多产科医生都不建议 VBAC，有些医院甚至禁止 VBAC。但是最近有研究发现，很多做过剖腹产的女性都很适合做 VBAC（一般都是指 35 岁以下，未出现过妊娠并发症，产期未延迟，同时所怀宝宝也不是很大的女性）。尝试过 VBAC 的女性中有 75% 成功。如果你的伴侣以前生孩子做过剖腹产，问问她的医生，弄清楚 VBAC 和计划再次剖腹产的风险及利益，做出最适合你家庭发展的决定。

◎ 你的医生觉得宝宝太大了。美国妇产科医师学会把任何重于 4500 克的宝宝定义为"太大"。如果宝宝达到这个体重，很有可能出现肩难产，这个时候头已经出来了，肩膀却卡住了。（如果这位母亲有糖尿病，宝宝体重就要降低至 4 千克。）

◎ 你的伴侣的年龄。年龄越大，剖腹产的概率越大。劳里·格林，一位旧金山妇产科医生，曾给我最小的女儿接生，这样说道："子宫是一块肌肉，像其他肌肉一样，随着年龄的增长，它的力量会日渐减弱。42 岁的女性要拼命使劲生下宝宝，22 岁时如果生一个同样大小的宝宝，则可能没有任何问题。"

◎ 怀疑宝宝畸形。如果宝宝有出生缺陷或其他畸形，可能会导致阴道分娩风险，医生就会建议剖腹产，这不仅仅是为了使产伤降到最低，也是为了确保所有专家能在最佳时间为你的宝宝顺利接生。

为什么不早点这样做呢？

虽然每位父亲都会为他的伴侣松口气，但是剖腹产对他来说的确也是件煎熬的事。一般来说，在她准备接受手术时，他和妻子会被分开，而且通常不会被告知正在发生什么。我记得我那时是一个

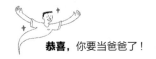

剖腹产常见的非医学原因

听起来令人难以置信，有时候的确不必进行剖腹产。

- 剖腹产更简单。有些产科医生认为剖腹产比阴道分娩更安全。

- 人口统计数据。尽管全美剖腹产比例接近33%，实际数量却有变化。在一些州——像佛罗里达、新泽西和路易斯安那——比例将近40%；而在其他州——新墨西哥、犹他州、阿拉斯加——比例低于25%。已婚有保险的女性比未婚无保险的女性更倾向于剖腹产——34% : 25%。40岁以上的女性比25岁以下的女性选择剖腹产的比例可能要高出两倍——50% : 25%。剖腹产的高比例并不只限于美国。例如，在泰国和越南，剖腹产比例超过了35%。在巴拉圭和厄瓜多尔，比例超过40%；而在中国，剖腹产比例将近50%；认为阴道分娩"低级"的巴西，剖腹产比例为70%(80%~90%或者以上是在私人医院分娩)。

- 你的伴侣希望做剖腹产。选择具体分娩日期能让女性在她和家人都方便的时候生产。好莱坞推崇"分娩用力不时髦"。有一部分星妈选择剖腹产是因为她们害怕阴道分娩带来的疼痛，或是会对她们的性功能或泌尿功能有影响。"在问题出现前进行剖腹产能百分百有效避免这些问题。"身为产科医生及研究人员的布伦特·泊斯德这样写道。泊斯德医生同时发现，"选择做剖腹产的健康女性相对而言，短期并发症发生概率较低，长期并发症则很少见"。另一方面，萨拉·麦克莫勒认为，"权衡利弊：几小时的痛苦（大部分

人留在产房外，拼命想透过小窗看看我的妻子。我不仅十分害怕，还感觉特别无助——无用——在我眼前穿梭的医生、护士、助理挡住了我的视线，我看着他们穿手术服，洗手，打开装有手术刀、导管等的包装。只有一个人——接生的儿科医生——叫了我一声，拍了拍我的肩膀，告诉我一切都会顺利的。我觉得他是我生命中最令

能够用硬膜外麻醉来减轻）对比六个星期不能上下楼梯，不能抱你的宝宝，不能开车。"我猜测如果你有司机和仆人，这些就都不算问题了。

◎ 文化因素。在中国、印度以及其他文化中，日历上充满着黄道吉日和诸事不宜，有些人认为合适的生日能对孩子的一生产生极大的影响。

◎ 害怕法律诉讼。如果分娩过程中出现了差错——胎儿或产妇危难，甚至出生缺陷，律师都有可能把它们归因于分娩时发生的事，产科医生还可能会因为分娩时间过长而受到指责。在有些案例中（但绝不是所有案例），产科医生会为了减少风险和加快进程而选择剖腹产。

◎ 经济因素。绝大部分医学专家只有当有医疗需要时，才会进行剖腹产手术。但是有时候钱能打破这一原则——经常是下意识地。研究人员马里特·热哈韦（英国哥伦比亚大学）和艾琳·约翰逊（麻省理工学院）发现，做剖腹产有奖励的医院（通常医生和医院的保险补偿都较高），剖腹产的比例也比较高。很明显，有些剖腹产真的不必要。本身就是医生的母亲——想必不大可能赞成这一不必要的过程——接受"紧急"剖腹产的比例要比"其他高学历的母亲"低 7%~9%。

◎ 方便。你的伴侣也许想要某个特殊的医生给她接生。为了孩子保育能排上队，或是为了满足学校入学的出生截止日期要求，或你的伴侣个人或职业上的需求，你们会计划剖腹产。（在丽萨·兰金的案例中，她特别希望她身患癌症、奄奄一息的父亲见到他的外孙女。）

我感激的一个人。

我终于被允许进入产房（穿着一套电视剧《实习医生风云》里的医生穿的流行服装，戴着口罩），我被告知——毫无商量余地——要坐在妻子头部旁边。在她的胸部上面有一个帘子，我看不到医生在干什么。我准备戴上手套帮忙，但是只要我一站起来想仔细观察时，

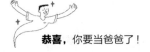

麻醉师就把我按了回去。我实在无力争辩，但是我有个朋友，他的伴侣几年后在同一家医院做剖腹产，他当时真的争辩了，而且还真成为手术中"起作用的一位"。

我从几个产科医生那儿听说，让爸爸待在妈妈头部旁边的部分原因在于防止爸爸晕厥，而且麻醉师只是不想同时照顾两个病人。产科医生丽萨·兰金这样写道："这不是个人问题，我很乐意让爸爸们起作用，但是他们有时候会被吓得摔倒在地上。"

参与其中

我和我的朋友可能比较幸运，有些医院，根本就不许男人进入产房。其他医院只允许上过特殊剖腹产课程的男人进产房（而这种课程男人都不会去上，除非他们计划剖腹产）。我希望在你们住院之前，你和你的伴侣就已经明确告诉了产科医生，如果需要进行剖腹产，你们的选择是什么，而且你们也要熟悉相关的医院政策（其他要和产科医生商量的事见9~11页）。

不要忘了，尽管剖腹产相当普遍——美国医生每年要进行150万例剖腹产手术——但它依然是一个大手术，而且术后你的伴侣需要特殊护理。

首先，听起来也许奇怪——剖腹产后你的伴侣会觉得自己完全被忽视了。她可能在手术中完全恢复意识，迫不及待想见新生儿。但是，妈妈顺产后能立即看到并触摸到新生儿，而剖腹产取出的宝宝一般会立刻转移并对他／她进行吸肺。有时候宝宝还没完全取出来就得进行。（从阴道产出的宝宝肺部有大量的羊水和其他黏性物质会通过产道挤出来，但是对于剖腹产的宝宝来说，这些物质经常需要人工清除。）

你可能要进行一个剪脐带的"仪式"（医生可能已经在手术过程中就剪断了脐带）。如果宝宝就在产房护理，你一定要告诉你的伴侣发生了什么——她一定想知道（虽然麻醉师已经给她打了麻醉药，她可能已经晕晕乎乎，顾不上这些）。在一些医院，剖腹产出生的孩子一出生就被抱离产房，直接带到婴儿室进行清洗、检查，基本上和顺产婴儿的过程一样（见前文所述）。整个过程所需时间从几分钟到几小时不等。

尽管你可能想在妻子产后继续和她待在一起，安慰她，但还是要问问医生你能不能和你的孩子待在一起。新生儿一出生就不能立刻依偎在父母的怀里实在令人心酸，甚至还不能和你们俩任何一个待在一起，这就更加糟糕。和我们的女儿待在一起还能减轻我的妄想症，我曾想象过她在婴儿室出现意外（大多数医院安保措施都十分到位，所以这是不可能出现的情况）。但是如果医生通知你真出现了意外，不要太沮丧——在医学上，很多剖腹产出生的婴儿刚出生时体征都不是很稳定（但是没有危险，只是需要额外关注），而且医护人员也不想让你一直在过道上走来走去，妨碍别人。

当你终于来到婴儿室，你需要脱衣服。不是全部脱完——只要脱掉衬衣。和宝宝的肌肤相亲会产生意想不到的效果。"母亲因为产后并发症常常不能和孩子接触，"瑞典研究人员克斯汀·埃兰德松写道，"没有和父母有过那样接触的孩子往往需要花较长时间来哄，学习吃奶也会滞后。"根据克斯汀·埃兰德松所说，剖腹产后的孩子和爸爸身体上的接触与和妈妈的接触一样舒服、舒缓——这比把孩子独自放在婴儿室的摇篮里要好得多。剖腹产出生的宝宝只要放进爸爸怀里，15分钟内就会停止哭泣，而且出生后一小时内就会进入梦乡，而放在摇篮里的宝宝却要花上110分钟。

伴侣的情绪恢复

意外的剖腹产会引发你的伴侣产生剧烈的情绪冲突。她可能像你一样如释重负：痛苦结束了，宝宝也安全降生。同时，她会自然地事后批评自己以及自己所做的决定，她开始在想她是否可以做些

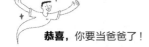

其他的事来避免手术。或者认为：她未能顺产，她是失败的。做剖腹产的时候，这些感觉尤其普遍，因为分娩"未能进行"（意思就是说子宫颈没有按照医生所认为的速度尽快张开，或是尽管宫缩充足，子宫颈却停止张开）。

带给爸爸的精神创伤

危及生命的紧急情况在分娩过程中相对比较罕见，但是确有发生。而当这种情况发生时，毫无疑问，会给母亲带来创伤。但是爸爸呢？准爸爸最害怕发生的事情之一就是，他们的伴侣在孩子出生时意外死亡。如果伴侣经历了一场生死较量，最后"死里逃生"，这个过程带给他心里的恐惧恐怕一时也无法消弭。

牛津大学的玛丽安·奈特和她的团队发现，准爸爸因为不知道产房正在发生什么，不知道他们的伴侣和宝宝是活着还是死亡，会产生一种无能为力的感觉，导致一些父亲受到应激障碍（PTSD）创伤。结果可能会影响家里的每个人。

受到应急障碍创伤的父亲很少寻求帮助，因为他们不想被视为软弱不堪，担心人们会取笑他或者认为他们应该忽视自己的需求而全神贯注于伴侣和孩子。因此，随着时间的推移，他们会感觉更加孤立和抑郁。加之与产生应激障碍创伤有关的场景总是在他们大脑中重现，使爸爸很难与他们的宝宝建立联系，也很难陪伴新妈妈，给予她支持。分娩中，有伴侣参与的产妇比没有伴侣参与的产妇身心更健康，并且产后爸爸的参与会增加母乳喂养的可能性。

在紧急情况发生时，与医务人员沟通是帮助父亲面对的关键。毫无疑问，他们优先考虑的是而且应该是妈妈和宝宝。但即使最小的事也能产生巨大的作用，就像在我妻子紧急剖腹产之前，一位医生拍拍我的肩，说几句安慰的话一样。

如果你感觉到你的伴侣有这些消极的情绪，对于你来说帮她克服这些情绪十分重要。有些医生认为，如果不予以克服，问题就会升级，从而导致产后抑郁。她真的需要明白：没有人能比她做得更多，比她更坚强或更勇敢；她没有因为痛苦而早早放弃；为了使宝

剖腹产产后恢复谨记事项

◎ 你的伴侣的切口至少有几天时间会非常敏感，或者很疼。幸好医生会给她静脉注射止痛药。

◎ 护理人员会非常频繁地探查，以确保你的伴侣的子宫在变结实并返回到它原来的状态。护理人员会了解她产尿多不多，查看绷带包扎情况。

◎ 在你的伴侣的肠胃再次开始有反应之前（一般产后 24 个小时之内），她会接受静脉注射。静脉注射停止后，她就要开始吃流食，然后加一点易消化的食物，最后恢复正常饮食（有些医生会让他们的病人跳过流食，直接吃易消化的食物，那是因为医院的食物本来就适合这类病人）。

◎ 你的伴侣需要起床到处走动。虽然剖腹产是一个大的腹部手术，但是产后不到 24 个小时，护士可能就会鼓励并帮助你的伴侣下床走两三步，即使看起来相当疼痛。

◎ 整件事有点像幼儿园的艺术项目。除了缝针，你的伴侣的切口可能还会用胶带、胶水、订书钉来缝合。没错，就是订书钉。直到听到医生把这些东西扔进瓶子里发出叮当声的时候，我才敢猜测我妻子的伤口已经缝合好了。不过订书钉即将过时。宾夕法尼亚州盖辛格医疗卫生系统的研究人员丹尼亚·麦基恩最近发现，与那些用订书钉缝合剖腹产切口的女性相比，用针线缝合的女性切口裂开的概率要小 80%，术后出现并发症的概率要小 57%。但不足之处就是，针线缝合的时间要多 8~9 分钟，好在你的伴侣没有其他地方需要缝合。

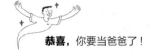

宝顺利出生，她已竭尽全力；再坚持几个小时对任何人都没有好处；对宝宝和她自己来说她做的这个决定（或至少是她同意的决定）是最正确的。

你觉得就是这样，以至于你觉得根本没必要说出来。但是这些话的确需要说出来，尤其是要由你说出来。你一直陪着她，你比谁都了解她究竟经历了什么。因此，对她来说，从你口中说出来的安慰和赞美的话远比从好心的亲戚、护士，甚至是她的医生所说的有意义得多。生孩子并不是什么比赛。作者维姬·奥文斯写道："它不是专为你个人的享受和满足，也不是展现你能力和身体健康的机会，而是让人类繁衍延续，仅此而已。"对于生孩子的看法，虽然这不是最浪漫的表达，却是相当准确的表达。

重要警告

绝对，绝对，绝对不要建议你怀孕的伴侣做剖腹产——让你的医生先开口。在我的妻子怀第二个女儿的时候，第一次阵痛和分娩带给她的痛苦还历历在目。我曾经跟她说，一想到她要再次忍受可怕的分娩疼痛，我就十分沮丧，我还建议她考虑剖腹产。

我不知道一个人怎么可能突然大发脾气。尽管我的意图非常不错，而且我是真心实意为她着想，想减轻她的痛苦，但是她却觉得我十分无情。很明显，我低估了顺产在她心目中难以置信的地位——尤其是在她已经经历过一次剖腹产之后。

对于建议伴侣进行剖腹产，与我交谈过的大部分男性都有同感。他们中的大部分人都明白不能冲动行事。希望你也不会冲动行事。大部分情况下，告诉你的伴侣你的感受以及你的经历是要做的最正确的事。就剖腹产而言，千真万确，这可是烫手的山芋。

最后的思考

如前所述，美国大约有 1/3 的婴儿是通过剖腹产出生的——

1996 年剖腹产出生的婴儿达到 20.7%，而 1965 年只有 4.5%。是不是太高了？可惜没有明确的答案，因为存在很多复杂的因素。而最大的一点，当属肥胖症。根据美国妇产科医师学会的说明，孕妇中超过一半的人体重超重或是过于肥胖。体重正常的女性剖腹产的概率为 20.7%，超重的女性剖腹产的概率为 33.8%，而过于肥胖的女性剖腹产的概率为 47.4%。肥胖和体重超重的女性患糖尿病的概率也较高——所有这些又进一步增加了剖腹产的概率。当你控制这些因素时，美国实际剖腹产概率已经与其他工业国家的剖腹产概率持平了。

在剖腹产这个问题上，不管你是什么观点，剖腹产依旧会存在。著名的妇产科医生和生育医疗专家埃朗·斯密克斯认为，在未来几百年内，几乎所有的婴儿都会以这种方式出生。为什么？斯密克斯医生说，重要的是，人类骨盆越来越小。由于食物内糖分、淀粉、脂肪含量越来越多，胎儿也越长越大。在 1965 年，美国出生的孩子平均体重约为 3 千克。今天，婴儿的平均体重为 3.4 千克。较大的婴儿 + 较小的骨盆 = 剖腹产。这是不可避免的。

亲爱的，我们现在做什么？

你的伴侣的状况

身体上

- 分娩后接下来的六周左右时间内，阴道分泌物（也称恶露）渐渐地由血红色变为粉红色，再到棕褐色，最后变为黄色。

- 做了会阴切开术或剖腹产的话，她的身体会很不舒服（但是接下来的六周内，疼痛会消失）

- 便秘、痔疮——希望不要同时出现

- 分娩后第三天奶涨、乳房不适；如果她是母乳喂养，她的奶头会疼痛两周左右

- 体重渐渐减轻

- 疲倦——尤其在分娩时间长且不易的情况下

- 继续宫缩——尤其是在喂奶的时候——但是几天内，这种现象就会消失

- 脱发（许多女性怀孕期间不会脱发，但是孕期一结束，拥有一头秀发的美好时光也跟着结束了）

心理上

- 孕期终于结束，可以松口气了

- 兴奋，沮丧，或兼而有之（见 286~289 页）

- 担心不能做个好妈妈，不能母乳喂养（但是在接下来的几周，

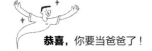

她会信心满满，所有这些担心都会消失）

- 迫切需要认识宝宝

- 行动不便，不耐烦

- 莫名其妙地忧伤，或是觉得失去了什么——感觉自己不再是关注的中心，这是不可否认的事实，就如你遇到的每个人无数次地告诉你，生活不会总是一成不变的

- 性欲减少，宝宝出生之前好像还有一些

产后忧郁和抑郁

大约有 50%~80% 的新妈妈会有"产后忧郁"。其间，有点淡淡的悲伤和伤感，情绪摇摆不定，精力缺乏甚至精疲力竭，食欲不振，注意力难以集中或难做决定，产后烦躁不安或焦虑。（你只要想想多少个不眠之夜，缺少肌肤之亲，又担心不能履行新的责任，许多新妈妈经历过的孤独感，也就不足为奇了。）许多人认为，产后忧郁是由新妈妈的体内激素急剧变化引起的。有些人则认为是缺少睡眠的原因。然而人类学家爱德华·哈根认为，产后忧郁和激素没有多大的关系。相反的，他认为产后忧郁和社会支持度低有关——尤其是爸爸的支持。也可能是新妈妈用以"谈判"以获得更多参与的"手段"。

无论是什么原因，产后忧郁不会对你的伴侣的生活造成很严重的影响。这些症状在分娩后一两天内开始出现，四五天后会很明显，在大多数情况下，几周以后，这些症状就会自动消失。

如果你注意到你的伴侣有这些症状，你要尽可能全身心投入，给予她支持。接手更多照顾宝宝的事，鼓励她多休息，或是出去走走；在不影响工作的情况下，晚上多帮忙照顾宝宝，监督她好好吃饭。再说一遍，这些症状很正常，不需要太担心。所以，耐心点，不要期待她立刻复原，也不要要求她迅速振作起来。

大约 10%~20% 的新妈妈，产后忧郁会发展成为产后抑郁，这会

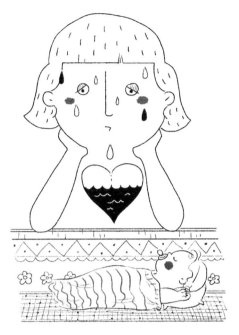

大约有 50 ～ 80% 的新妈妈会得"产后抑郁症"。

严重得多。其症状包括：

● 产后忧郁两周后没有消失，或是产后一两个月感觉心情抑郁、易发火

● 感到悲伤、疑虑、内疚（觉得自己不是时时刻刻想当母亲）、无助、羞愧（因为分娩时的表现不是自己期望的）、无望，这些会打乱你的伴侣的正常生活

● 无力参加她过去喜欢的活动

● 累了也无法入睡；或者大部分时间嗜睡，甚至在宝宝醒着的情况下

● 食欲发生显著的变化

● 对宝宝和其他家庭成员极度关心、担心——或是缺乏兴趣

● 担心她会伤害宝宝或她自己

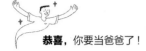

密切注意她的行为和态度。如果你确实关心她——而且你最了解她，最清楚她的举动是否反常——你可以鼓励她向你倾诉，告诉你她的感受，然后说服她去看医生或心理医生。如果她不想去（许多患有产后抑郁症的女性会否定她们心理上出了问题），你自己带她去。

可惜的是，很多患有产后抑郁的妈妈们都没有及时得到帮助——她们觉得跟别人诉说内心的感受会很尴尬。如果不进行治疗，这些症状会持续几年。有时候可能还需要服用抗抑郁药。

在帮助妻子度过产后抑郁的过程中，你能够发挥主要的作用。下面是一些有用的方法：

● 提醒她：抑郁不是她的错，你爱她，宝宝也爱她，她一直都表现出色，你们俩会共同渡过这个难关。

● 尽可能多做家务活，帮忙照顾宝宝，这样她就不必担心自己无法做每件事了。

● 时不时或经常鼓励她去休息。

● 晚上多帮忙照顾宝宝，这样就能保证在不被打扰的情况下，她能睡至少五个小时。

● 定时作息，以释放你自己的压力。没错，她得靠你去帮她，但是如果你自己也崩溃了，又怎么能很好地呵护她呢？

非常非常重要的说明。你很可能听说过卡罗尔·科罗纳多、英那克莎·阿穆尔、迪安娜·兰妮、安德里亚·叶芝以及其他新妈妈杀害自己孩子的案例。你可能也听说过这些妈妈们都患有产后抑郁症。这些一般都是从记者或电视台主持人那里听来的，他们真应该知道得更多。她们绝对不是产后抑郁。患产后抑郁症的女性不会伤害她们自己的孩子。叶芝和其他人患的是产后精神病——1000位新妈妈中只有一两位会患这种病。

产后精神病的症状通常在分娩后就会立刻出现，而且任何人都能发现。一般症状表现为：心境非常不稳，狂躁，出现幻觉，脱离实际，言语疯狂或语无伦次。产后精神病是可以治疗的——通常需要服用强效的抗精神病药——但是患病女性需要尽快得到帮助，尽快服药。所幸尽管有媒体炒作，但是大多数患有产后精神病的女性都没有伤害她们的宝宝或是其他人。

宝宝的状况

几千年来，大部分人都认为新生儿只能吃、睡、哭，还有就是四处张望。但是如果用心观察，你就会发现你的新生儿极具天赋。

从子宫出来几个小时后，你的宝宝已经开始尝试和你以及周围的人交流。他能模仿你的面部表情，控制他的身体，能表达他的喜好（大部分婴儿更喜欢有图案的物体，而不是纯色的物体；更喜欢弯曲的线条，而不是笔直的线条），而且记忆力超人。马歇尔·克劳斯告诉我，他曾和一个出生才 8 个小时的女婴做游戏，他让一个同事抱着她——（这位同事对婴儿来说是个陌生人）——然后慢慢吐出舌头。几秒钟以后，宝宝模仿了她的动作。然后克劳斯医生把宝宝递给其他 12 个参与这个游戏的医生和护士，但他们都不许伸出舌头。当宝宝最后返回到第一个做游戏的医生身边时，在没有任何刺激的情况下，她立即再次伸出了舌头。尽管才生出来几个小时，但是她却能明显地记住她的"朋友"。

如果你想让宝宝对你做出反应并和你玩，那就在她活跃、精神好的时候跟她玩。（在前几个月，婴儿对对比鲜明的事物反应强烈，因此有黑白两种颜色的玩具和图案通常极受欢迎。）但请耐心点。虽然婴儿是无比聪明的小家伙，但是他们也有自己的想法。也就是说，有时候无论你多费劲，你的宝宝也不会像一只受训的海豹那样时刻都配合你来表演。

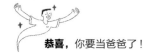
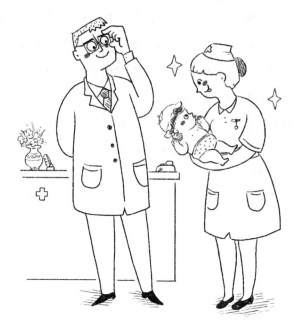

如果你用心观察，你会发现你的新生儿极具天赋。

你的状况

无条件的爱

几乎每位作者无论早晚都会尝试去描写爱，但极有可能会失败。不过，莫里斯·桑达克的经典绘本《野兽国》与众不同，它精准地捕捉到了一个人对自己孩子的爱："请不要离开，我们会吃了你，我们是如此爱你。"听起来很疯狂，而我觉得我对女儿的爱正是如此。无论是我们在一起玩、看书、聊天，还是在她们睡觉时，我凝视着她们光滑而平静的脸，这时会突然很想把她们抱起来，揉碎成小球迅速放进嘴里含着。如果你还不懂我在说什么，相信我，你不久就会明白的。等着瞧吧。

我妻子第二次怀孕的时候，我最担心的是我不能像爱第一个孩子那样爱第二个孩子——我对第一个女儿投入太多，已经没有足够的爱分享给新宝宝。但是我真的不必担心。在我第二个女儿出生后三秒，我就想把她也吃进肚子里。第三个孩子也是如此。

当爸爸，感觉很好

除了兴奋之外，你可能还很镇定自若，心态平和。你可能不太想去工作，只想多陪陪家庭新成员。当然并不是只有你是这样的。加拿大研究人员安妮·斯托里发现，孩子一出生，新爸爸们的睾丸素就会降低三分之一。根据猜测，这种睾丸素降低情况会让男性更有父爱或者更安定。

对女性身体的能力感到敬畏

看你的伴侣分娩的确能让你懂得谦卑；你的勇气、力量、决心很可能都没有经历过那样的考验。但是没有什么比目睹孩子从阴道里生出来，能让你确信女性的确不同于男性。

我知道顺产已经有成千上万年的历史，而且那也应当是宝宝出生的方式。但奇怪的是，整个过程中有些很不正常的现象存在——宝宝太大，而出口太小（这让我想起一个类似瓶子里装船一样的难题）。讽刺的是，剖腹产反倒更"正常"，更人性化：当胎儿发育完全，切开一个适当尺寸的口子让宝宝出来。在我看来这样很简单。你可能认为，有了所有的其他领域的高科技，我们就能发明出一个更快、更容易、更少痛苦的生孩子的方式。

嫉 妒

"对你体验当爸爸最具有毁灭性和破坏性的一种情绪就是嫉妒。"马丁·格林伯格在《父亲的诞生》（*The Birth of a Father*）里这样写道。当然你有很多可以嫉妒的事，但是问题在于，你在嫉妒谁？是因为你的伴侣能母乳喂养，能和宝宝有亲密关系？还是因为宝宝从你伴侣那里获得了比你更多的注意，而且完全占有了伴侣的双乳而

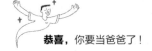

让你无法触碰？答案是，二者兼有。

既然宝宝已经生了出来，和你的伴侣交流也就比以前更重要了。格林伯格写道，嫉妒"潜在的毁灭性不在于有这些感受，而在于隐藏这些感受"。所以如果你嫉妒，告诉她。但是如果你不能和伴侣讨论这种感受，你可以跟一个男性朋友或亲戚倾诉。那时你就会惊奇地发现，这种心理其实很普遍。

感觉被推开或是被忽略

几乎每一位我研究过的新爸爸（超过 1000 位）都谈到过刚当爸爸时有种被推开或排除在外的感受。帕梅拉·乔丹写道："妈妈们起关键作用，她能让她的伴侣变得很重要，也可以让他什么都不做。最具推动力的妈妈们……让她们的伴侣经常公开分享他们身体上的感觉和情感上的反应。她们积极鼓励伴侣分享成为爸爸和当爸爸的体验。"

但是屈服于你的这种感受也很容易，放手让你的伴侣去承担育儿的工作，而你什么都不做。不要这样做！鼓励她说出自己的感受和想法，明确地要求她让你尽可能多地参与进来。

减少潜在的嫉妒情绪或被推开的感觉，最好的方法就是立刻去了解你的宝宝——甚至是在你们出院之前。换尽可能多的尿片（如果你从来没换过，让护士演示给你看），用海绵给你的宝宝洗澡，或者在你的伴侣休息的时候，带宝宝出去走走。

无论如何，做好准备。你回家的时候，可能会发现自己有被宝宝抛弃的感觉。典型的场景就是：你回到家里，和宝宝玩得很愉快，这个时候她开始大吵大闹，然后哭泣。哭闹很厉害。你尝试一切方法来解决问题，但是几分钟以后你就会明白，她是饿了，想要妈妈。所以，你把孩子交给你的伴侣，然后在接下来的 20 分钟内感觉自己不称职，毫无用处，而且完全多余。

这样经历几次以后，我敢保证你一定会被伤到。想远离任何让你痛苦的人和事是十分正常的。但是不要认为是你不好。宝宝并没有表示她／他更喜欢你的伴侣，或是觉得你是个讨厌的爸爸；只是碰巧妈妈是她最爱的港湾。所以，不要退缩，试着寻找其他方法来建立你和宝宝之间独立的关系，建立这种关系的活动基础是不涉及喂奶而且完全与你的伴侣无关。

惊讶于成为父母后生活的改变

事实上很难解释成为父母后你的生活会发生改变的方方面面。你知道的，你将要负责一个手无缚鸡之力的人的安全和幸福。你也听说，睡眠会减少一些（好吧，减少很多）并且失去更多的隐私。而且，你已经准备好不能读很多书、看很多电影，或是不能像以前那样经常去听音乐会。

这些是一些明显的大的变化，但是一些小细节却能让你意识到你的新生活和过去的生活区别有多大。

最好的情境是：有时候我女儿会把食物放在嘴里，嚼几下之后又改变心思，把它拿出来递给我。大多数情况下，我会想都不想就直接拿过来放进嘴里。你可能也会这样做。更奇怪的是，自从当爸爸之后，我会很认真地和朋友讨论尿片材质的颜色和光滑度。你也会的。

与孩子建立感情

没有人具体知道在什么地方、什么时候会与孩子产生感情，但是有关抚养孩子广泛认可且流传已久的说法是，女性比男性更会带孩子，所以更适合养育孩子。我的同事、具有开创性的研究者罗斯·帕克，在最早探究父亲与婴儿互动的一个研究中发现了一件令传统人士震惊的事情：爸爸和妈妈一样关心孩子，对孩子有同样的兴趣，投入也一样多，他们抱、摸、亲、摇孩子以及对孩子耳语的频率至少和女性一样多。几年以后，马丁·格林伯格创造了一个术

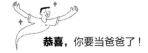

语——"*engrossment*"（"专注"），用来描述"父亲对宝宝的投入、关注以及兴趣"。

帕克以及诸多其他研究者多年以来不断肯定这些有关父亲与婴儿互动的发现，并总结出，在育儿方面，引发男性专注度的原因和女性有类似感觉的原因是一样的：和婴儿的早期接触。和孩子待的时间越久，这种感觉越强烈。这不足为奇，帕克和其他研究者发现，比起那些没有参与孩子出生的父亲，参与了孩子出生的父亲和孩子产生感情的速度比较快。但是如果在孩子出生时你无法到场，也不

爸爸产后抑郁？没错

专门研究男性产后抑郁的心理治疗师威尔·科提纳发现，在宝宝出生后几天、几周甚至是几月内，有四分之一的爸爸会经历上述抑郁症状。可惜男性总是很少谈及他们的感受或求助，尤其是当他们理应到新妈妈身边寻求帮助的时候。而最大的问题在于男性和女性表达抑郁的方式不同。女性容易哭，男性容易生气或是远离家庭，躲进办公室。因为抑郁症——包括产后抑郁症——通常认为比较容易影响女性，而不是男性，因此很多心理健康专家并没有注意到这些症状，或仅把它们看成是新父母面对挑战时的正常适应行为。如果这些症状没有被辨认出来，就没有治愈的可能，这也就解释了为什么那么多父亲在宝宝出生九个月后还是表现得很抑郁。而且，整个过程都不求助当然只会让情况更加糟糕。

这些症状通常在孩子出生一两周后突然出现，包括压力感、焦虑感或挫败感；讨厌听到宝宝哭，憎恶宝宝，嫉恨宝宝得到的所有关注；还有疲惫，对自己当新爸爸的表现感到失望。有关新妈妈患抑郁症对宝宝的消极影响的研究很多，而有关新爸爸患抑郁症的研究却很少，现有的研究也不尽完美。正如你能预料的，抑郁的新爸爸难以和宝宝联络感情。而且比起那些爸爸不抑郁的孩子，那些爸爸患有产后抑郁

用担心。《做父母的六个阶段》（*The Six Stages of Parenthood*）的作者爱伦·加林斯基这样写道："早期和孩子的接触也不是神药，它并不能保证会得到孩子的依恋。早期没有接触也并不会阻止和孩子建立亲密的感情。"

如果没立刻喜欢上宝宝，我该怎么办？

尽管我们已经花了很多时间讨论爱你的孩子会带来的快乐，以及和婴儿尽快联络感情有多重要，但是在宝宝刚出生后，很多新

症的孩子出现行为问题、情感问题和社交问题的可能性要多出两倍，语言认知也比较缓慢。

尽管没人知道到底是什么原因导致产后抑郁，但是有些男性比其他人更容易得抑郁症。有患抑郁风险的最明确的因素就是你的伴侣抑郁，或是男性本人曾经患过抑郁症。其他因素则包括经济问题，与伴侣或父母相处不融洽，未婚，或是意外怀孕或怀孕了而你并不想要孩子。产后抑郁不分社会经济水平或种族地位。抑郁症一般都是影响第一次当父母的人，但是尽管第一次有孩子没有出现任何症状，之后有孩子也有可能出现抑郁症状。

如果你怀疑自己可能患有产后抑郁，你要明白，那不是懦弱的表现。抑郁症不会让你成为一位很糟糕的父亲，或是意味着你不爱你的孩子。那只是一种在医学上已被认可的症状，成千上万的爸爸们正受它影响，如果进行治疗，你就不会受它的折磨。如果你并不确定，科特纳的网站 www.postpartummen.com 提供匿名调查，能让你弄清自己的状况，而且提供一系列资源帮助你。无论你做什么，都不要把你的感受隐藏起来。得抑郁症不是什么羞耻的事——不论引起抑郁症的原因是什么，而且进行治疗很重要。不要让抑郁症从你身边夺走孩子给你带来的快乐，毁坏你们的感情，或是破坏你的家庭。

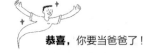

爸爸（在这方面还包括很多新妈妈）感觉和宝宝的联系不是很密切。很少有人——尤其是妈妈们——会直接当众说出她们对宝宝没有任何感觉。这听起来很毛骨悚然，不是吗？但是私底下，这个事实就会暴露出来。精神病医生凯罗·布森和拉梅什·库马尔发现，25%~40% 的妈妈和爸爸承认，他们对孩子的第一反应是"冷淡"。研究人员凯瑟琳·梅用一种语气稍微强烈的话说："这种感情联结的理论简直是胡扯。我们尽力说服父母们相信科学并没有证明这一点：如果在宝宝出生后 15 分钟内没有和他／她有肌肤接触，他们之间就不会有联结。"

我必须承认，在某种程度上，这种说法比你经常听到的"一见钟情"型的联系更合理些。毕竟，你根本就不了解这个小家伙。他／她的长相与想象的大不相同。而且如果你伴侣的分娩时间长且痛苦——甚至可能危及生命——你可能会下意识地责怪孩子这么难生出来，或者只是累得没力气去欢迎这个新生命的到来。他好像只会哭、吃，然后弄脏尿片。这还是好的时候。特别让人沮丧的是，听了你的笑话，孩子从来不会笑。照顾孩子有那么多额外的事情要做，谁还有时间去爱宝宝？

我敢保证，如果你没有立刻对宝宝产生疯狂的爱，你绝对没有问题。更重要的是，没有什么证据表明，比起第一眼就从头到脚爱上孩子，这会使你在以后与孩子的关系中少一分关爱。你只要慢慢来，不要给自己压力，一点儿也不要认为你是个失败的父亲。几乎所有的新爸爸在两个月时间内都会对宝宝产生骨肉亲情。

许多证据表明，父母与孩子之间的骨肉亲情来自于身体的亲密接触。所以，如果你想加快和孩子建立感情，试试只要有机会就抱着孩子，尽可能照顾他，满足他的基本需求。

如果是双胞胎（或多胞胎），感情联系这件事对你来说可能就麻烦得多。因为比起单个孩子，他们更有可能早产，多胞胎可能要在医院婴儿室待几天甚至是几周，这就会减少你跟他们相处的时间（和宝宝们单独或一起相处）。如果其中有一个孩子能和你回家，而另一个（或另外几个）要待在医院的话，事情就会更复杂。既要照顾医院的宝宝和家里的宝宝，还要照顾你的伴侣，你会深感分身无术，备受煎熬。不幸的是，对于每人花多少时间，没有一个确定有效的方案。你只要尽力去做，并多花点时间和伴侣讨论彼此的感受和需求就好了。

哎呀，这根本就在我意料之外！

尽管你之前听说婴儿长得有多好看，你却可能会有一点异议——至少在孩子出生后的一周左右。如果你的孩子是顺产，通过产道时他的鼻子可能会被挤平，让他看起来有点像圆锥脑袋。冷静点。在接下来的几个月里，他的鼻子会长起来，他的头也会变圆。

孩子排出绿色的焦油状大便会让你觉得他肠道有问题吗？当然没有问题。前几次排出绿色物质是正常的，进行母乳喂养后，大便颜色就会看来比较正常。孩子皮肤有痘痘吗——尤其是脖子和眼睑上——她身上有奇形怪状的胎记或小粉刺吗？没关系，沉住气。

你只要把她身体洗干净——不要用力擦或挤痘——她会自己好的。你的孩子斜视吗？没事。只要他的眼部肌肉得到更多锻炼和协调，他就能直视你。他背部和肩部多毛会使你们担心满月之时他会有什么变化吗？不必担心。那些绒毛是胎毛，很快就会脱落。我提到这些，是因为抑郁症和未满足的期望密切相关。

参与其中

出生后的几天

在前几天，你将要学会如何同时承担多种角色。你依旧还是伴侣的爱人和朋友，当然，你还是一位父亲。但是现在，对你来说最重要的身份是你的伴侣的支柱。除了处于身体恢复期（下文会谈到），她

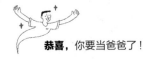
还需要时间去了解宝宝，以及学会如何喂母乳（如果她选择母乳喂养的话）。

我们第一个女儿出生的时候（剖腹产），我们三个人在医院待了四天（对我来说，就是睡在一张不平整的简易床上，很不舒服的三个晚上）。但是当我们第二个女儿出生的时候（顺产），孩子出生后不到半天的时间我们就出院了。但是无论是哪种情况，回到家的前几天我都非常忙碌——煮饭、购物、洗衣、整理孩子的房间、通知孩子出生的消息、接听来电和接待访客，还要保证每个人都得到足够的休息。接下来的章节，我们会讨论在前一两周你会遇到的问题。我们也会在本书续集《恭喜，你当爸爸了！》里用更多的篇幅对后续的内容进行更详细的讨论。

回家……却不知所措

我们把大女儿带回家的几分钟内，我和妻子面面相觑，几乎同时间："现在我们该怎么办？"这无疑是个很重要的问题，而且时不时就会被提出来。

康复建议

就宝宝而言，除了给他/她喂奶、换尿片，欣赏他/她，没有太多事要做。但是你的伴侣却不同。无论之前你听说过多少有关女性在产房分娩几分钟后就返回工作的事例，但是事情并不总是那样。孕育孩子对女性的身体会造成极大打击。而且，和普遍认同的观点相反，顺产后的恢复期不比剖腹产后的恢复期短（尽管大部分有过这两种经历的女性说顺产更容易恢复）。

无论你的伴侣是如何分娩的，她都需要一段时间——可能超过你们俩认为的时间——完全恢复。根据最新的研究，分娩后的第一个月，超过 40% 的新妈妈经历过疲倦和胸痛。此外，阴道的不适感、痔疮、食欲不振、便秘、多汗、痤疮、手麻木或刺痛、眩晕，以及

通过领养和辅助生育技术当上的爸爸也能和宝宝建立联系

很多养父母——特别是那些因为无法生育而领养孩子的父母——总有点觉得不安全或不自然。很多家庭也有同样的感受——尤其是在孩子和他们没有血缘关系的时候（因为都是捐赠的卵子或精子）。他们总是认为和孩子建立感情、爱上孩子的过程没有亲生父母那样自然。这种想法是错误的。

通过对领养和借助辅助生育技术育有宝宝的父母的研究表明，这些父母大部分在第一次接触孩子的时候就对孩子产生了某种喜爱；不管他们什么时候接孩子，什么时候第一眼看到那张几个月前寄来的照片，或者，如果他们够幸运的话，恰好在出生现场，都没关系。但同时，像很多亲生父母一样，很多养父母或者和孩子只有部分血缘关系的父母第一次见到孩子的时候不会产生作为父母很特别的感觉。

如果你领养了一个新生儿，你们将更容易建立感情。但是很多人要等孩子几个月大以后才能领养。从现实来讲，这会使有关的所有人建立感情的过程更困难，因为婴儿和养父母需要花时间熟悉彼此。

但这绝对不是完成不了的任务。"无论是亲生还是领养，第一次做父母都会引起很多不同的感受。"马歇尔·克劳斯这样写道，"而且尽管很多父母第一次接触到孩子就喜欢上了，但是其他很多人发现把领养的孩子当作是自己的孩子要花一周或是更长的时间。"如果你没有立刻感受到做父母的感觉，首先要做的就是看看第 295~297 页的内容"如果没立刻喜欢上宝宝，我该怎么办？"。

从长远来讲，这是一个好消息。据研究人员苏珊·格伦博和她的同事称，"比起自然怀孕生子的父亲，通过辅助生殖技术生子的父亲和孩子的互动更多，对养育孩子的贡献也更大"。

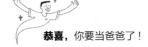
热潮红等都是产后一个月内的正常症状。还有 10%~40% 的女性性交时感到疼痛，呼吸道感染，三到六个月内脱发。难道你不庆幸自己不用生孩子吗？

下面是你的伴侣在康复过程中，你能做的一些事情，可以帮助你的伴侣尽可能轻松地得以康复，开启正确的育儿之旅。

- 帮助你的伴侣打消迫不及待要做许多事的想法。
- 接手家务活，或找人帮忙。如果家里很乱，不要彼此责备。
- 灵活安排。想要保持过去没当爸爸时的正常日常安排是不现实的——尤其是在孩子出生后的六周内。

欢迎回家，大兵老爸

回家来到你服役时出生的宝宝身边，你是既兴奋又害怕。当然，如果这是你第二个或第三个、第四个孩子，你可能自己清楚地知道将会面临什么，需要做些什么。但是如果这是你的第一个孩子，一回到家里，你可能会发现家里的一切都变了，你可能理不出一点头绪，不知道妻子的需求，不知道面对这一切如何做出反应。

你可能感觉到的第一件事就是非常矛盾，既想马上照顾妻子，又想尽快逃离。毫无疑问，没有你，你的妻子能度过孕期和分娩期并不容易，但至少她有九个月的时间做准备。而你的世界瞬间会发生变化。前一分钟是军人，然后就是爸爸。不同的服装，相似的职责。

接下来，你会觉得内疚——部分原因是因为自己居然会有想要逃离的想法，但是大部分原因是因为在孕期和分娩期不能陪在妻子和孩子身边。别想这些了！你们俩都知道你被外派是特殊情况，而且你也无法改变现状。你可能还觉得嫉妒，嫉妒孩子与妈妈之间的亲密度（更多信息见第 291~293 页）。试着不要这样想。你并不能改变什么，就算能改变，你也不会这样做。你能做的就是尽快融入这个家庭。你

● 不要让孩子成为你和伴侣之间的羁绊。如果她有时间，把宝宝放在亲戚或朋友那里和她来一场约会。

● 对自己、伴侣、孩子有点耐心。你们应对这个时期的事情都还有点生疏。

● 敏感于伴侣的情绪。康复包括身体康复，也包括心理情绪的康复。

● 确保和宝宝有独处的时间。在你的伴侣睡觉或是出去散步的时候，你就可以和宝宝独处了。

● 指定探望时间，限制探望人数。接待访客需要耗费很多精力，

的妻子会感激你为她减轻了一些负担。更重要的是，你也能有个和孩子建立感情的机会。

但是不要让自己压力太大，立刻就和孩子建立感情，也不要对尽力弥补失去的时间感到担心——不存在这样的事情。你只要尽力做到多抱孩子，多给孩子洗澡，多给孩子换衣服和尿片，多喂喂孩子，多逗孩子玩，多休息。再接着和孩子玩就可以，有空看看本章"参与其中"一节，对宝宝做的一些非同寻常的事感到惊讶吧！记住：（1）开始永远不会太晚；（2）越早参与，你和孩子的关系越亲密；（3）你将会犯很多错误。这是做新爸爸有趣的部分。

但是前几周不会很有趣。即使你的伴侣每天都给孩子看你的照片，放一些你自己制作、自己朗读睡前故事的 YouTube 视频给孩子听，但是孩子还是得花一段时间去习惯有你在他身边的事实。你抱着她的时候，她可能会哭、会焦躁、会推开你，或是紧贴着你的伴侣或另一个她更熟悉、照顾过她的那个人。朋友，这会让你难过吗？你可能是最坚强、地球上战斗力最强的老兵，但是你的小婴儿却能让你分分钟渺小到像吉露果子冻一样。如果想知道其他更多有关兵爸爸的事情，可以捡起我的《军营里的爸爸：实践指南》看一看。

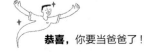

超出你的想象。而且被拨弄来拨弄去，宝宝会不开心。同时，在宝宝出生后一个月左右的时间内，你还要请那些想触摸宝宝的人先洗手。

● 保持幽默。

帮助哥哥姐姐适应弟弟妹妹的到来

处理哥哥姐姐对弟弟妹妹到来的反应需要温柔、感性。孩子们可能会因为成为大哥哥或大姐姐而特别兴奋，但是过后只要他们意识到这个弟弟或妹妹并不只是一个暂时的来客，大部分孩子就要经历一段心理调适的过程。

有些孩子会生气、嫉妒。谁不会这样呢？在过去几年里，他独享你和他的妈妈。而这时，甚至都不问问他的意见，你就带回来一个人，这个人还抢走了你们对他所有的关注。更糟糕的是，这个突然出现的玩伴还是个身上长满痘痘的婴儿，除了哭，除了吃喝拉撒睡之外就不会干别的了。除此之外，看到每个人对新生儿都"哦……""啊……"个不停，年龄大点的孩子会觉得自己没人要，也没人爱。最终，刚做大哥哥或大姐姐的孩子可能会偷偷流眼泪，或者大发脾气，甚至试图打婴儿。你应该用非常肯定的语气和他谈谈，让他能够立刻明白：你理解他们的感受，生气没关系，大发脾气没关系，画一些发泄恨意的图画或打洋娃娃都行，但是绝对不能做任何伤害婴儿的行为。

有些孩子则会退步到原来幼稚的程度。比如说我的大女儿，在她的妹妹出生前，她完全知道如何大小便，但是小妹妹带回家的几周内她又开始尿床了。有些孩子突然像婴儿一样说话，要你给他／她在睡前多讲些故事，多抱抱他／她，或者在你没能给他足够关注的时候，要求你们给他／她足够的关注。

所以，你能做些什么来帮助这些大点的孩子解决这种不可避免的嫉妒问题呢？

● 如果大点的孩子来到医院，不要让他待太久。最初的兴奋不会持续很长，而且一定要让他花些时间陪妈妈。他一直很担心她，看见她躺在病床上，手臂上可能还悬挂着输液管，会让他很害怕。有机会就让孩子抱抱妈妈，确保她没事对孩子来说很重要。

● 经常告诉他——爸爸妈妈都非常爱他，而且这份爱永远都不会改变。在我小女儿出生的时候，我也曾对我的大女儿这样说过。她担心如果我爱小妹妹，她就不能得到同样的爱。我点燃一支蜡烛，让她想象火焰就是我对她的爱。然后我又拿来一支蜡烛，用第一支蜡烛点燃它。第二支蜡烛的火焰像第一支蜡烛一样明亮，但第一支无论如何都不会减弱。爱也是如此。

● 在身边准备一些小礼物。人们给婴儿带来礼物而没有给大点的孩子带来礼物时，把这些小礼物送给他，以免他产生被忽视的感

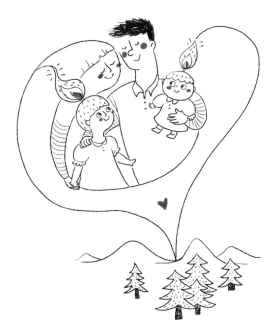

经常告诉他——爸爸妈妈都非常爱他，而且这份爱永远都不会改变。

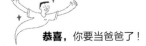

觉。这并不是什么大不了的事，你只是让他明白他也很特别。如果你有他婴儿时的相册或剪贴簿，给他看看这些照片，和他谈谈他出生时收到的礼物。

- 强调做大孩子的好处。比如，婴儿太小，不能玩大孩子玩的玩具，不能吃大孩子能吃的食物。

- 开始培养大孩子和新生儿之间的感情，教他们和婴儿温柔互动。让大孩子帮忙给婴儿换尿片、洗澡、喂食，以及穿衣等都是不错的方法；这样就能让他参与进来，使他觉得婴儿是"他的"。但是不要逼大孩子过多参与，那会让他觉得你要他在身边，目的就是为了照顾那个比他更重要的新生婴儿，这会让他更加厌恶那个"小入侵者"。

- 塑造良好的行为举止。给大孩子说明抱婴儿和对待婴儿的正确方式。用洋娃娃做示范就很不错，既能掌握诀窍，又没有风险——尤其最重要的是托着宝宝头部的环节。如果你在人工喂养宝宝，给大孩子说明正确举瓶子的方法和判断宝宝已经吃饱的方法。绝对不能让大孩子单独照顾婴儿（除非大孩子已经是十几岁的孩子了——而如果真的是十几岁了，他/她可能需要报酬，因此手头一定要准备好现金）。大孩子抱婴儿的时候，一定要让他坐下，看到他富有爱心、温良的行为举止，千万别忘记赞美他。

- 尽力留出一些你和大孩子独处的时间。在婴儿出生前，把你们过去做过的所有活动都做一遍——阅读、散步、画画、交谈、看电影，或者只是出去玩玩。现在他可能是孩子们中的老大了，但他仍然需要你花时间陪在他身边，像以前那样关心他。同时也要确保大孩子和妈妈独处的时间。

迫在眉睫的问题……产生长远的影响

喂养宝宝：母乳喂养还是人工喂养

当你还是婴儿的时候，母乳喂养可能不太受欢迎，你妈妈的医

给孩子穿衣服的注意事项

给孩子穿衣服并不是件容易的事；他们的衬衣领口合适，但他们的头似乎总是大得穿不进去，而且他们的手也总是不肯从袖子里伸出来。下面就是给孩子穿衣服的一些注意事项，让给孩子穿衣服容易些：

◎ 把手伸进袖子里，把宝宝的手拉出来——这样比从另一边推要容易得多。

◎ 买开裆的裤子或套装。有些制造商生产出一些很漂亮的婴幼儿服装，但是无法穿上去，也无法脱下来。开裆裤使换尿片更容易——你不需要脱掉整件服装来换尿片。给小孩穿那种一直到脚踝都没有开裆的裤子会让你十分痛苦。孩子在可调桌上不停蠕动的时候，给他穿有弹力袖口的衣服也不太容易。

同样的，不要给你的孩子穿太多。因为一些奇怪的原因，人们总是喜欢把他们的孩子裹在各种毯子、毛衣、帽子和手套里——甚至在夏天也是如此。但是除非你是爱斯基摩人，否则你没理由把孩子裹成这样。一个根本的原则就是，给宝宝穿和你一样多的衣服，给他再戴上一顶帽子。分层穿衣服有时是个不错的方法——如果孩子太热了，你就给他脱掉一层。最后，我之前提过的，但是有必要在这里再重复一遍：如果他们还不会走路，就不需要穿鞋子。不仅浪费钱，还把孩子正在发育的脚整天束缚在一双硬邦邦的鞋里，这样真的会损害孩子的骨头。

生很有可能给出一大堆不要母乳喂养的理由。但是从 20 世纪 70 年代开始，母乳喂养重新迎来了黄金时代——以至于现今很少看到有人不提倡母乳喂养。甚至在医学界，大家也普遍认为母乳喂养是你能为你的孩子做的最好的事。美国儿科学会最近建议婴儿前六个月内只喂母乳，不喂其他食物，接下来的六个月再逐渐停止母乳喂养，

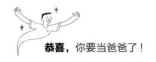
有关母乳喂养的一些特殊注意事项

虽然母乳喂养很自然，但是你的伴侣和孩子可能还是需要去别的地方花上几天或几周的时间掌握母乳喂养的诀窍。孩子可能不会立即知道怎样适当地咬住乳房，而你的伴侣——以前从未做过——也不是确切地知道要做什么。

初始期，因为乳头经常皲裂或出血，对你的伴侣来说可能十分痛苦。而且每天要给孩子喂六七次，你伴侣的乳头可能要花两周时间才能完全恢复。

令人惊讶的是，宝宝出生两到五天，她的乳房才开始出现真正的乳汁。但是也没必要担心孩子得不到足够的食物。宝宝在前一两天吃得不是很多，这两天他们纯粹只是在练习吮吸。宝宝需要的营养都能从你伴侣分量极少的初乳中得到（初乳就是真正乳汁出现前的奶，能帮助孩子未成熟的消化系统热身，准备随后消化真正的食物）。

总而言之，母乳喂养的前几周对你伴侣来说压力很大。如果情况就是这样，不要建议她把母乳喂养改为人工喂养。相反，要多多支持她，鼓励她所做的一切，在她喂奶期间给她带些吃的或喝的，然后鼓励她继续尝试。你可能想向儿科医师打听当地哺乳顾问的名字——是的，的确有这么一个职业。很多医院聘请了这些人，在你们出院之前，他们会来你们的房间给你的伴侣做哺乳指导。就以我们的亲身经历为例来说明一下这项工作的过程吧。当时医院给我们指派的哺乳顾问是一名男护士。尽管他的乳房不能哺乳，但是他能教我妻子怎样做。你的支持在这时就显得尤为重要了。研究表明，那些得到丈夫支持和鼓励的女性母乳喂养的时间会更长，做出母乳喂养的决定也会使她更开心——真是皆大欢喜的一个结果。

喂养双胞胎

虽然母乳喂养无疑是最好的，但同时喂养两个宝宝经常会造成一些混乱。首先，在最初的几周内，他们两个每隔两三个小时就要喂一次。有时他们俩会同时饿，有时则不会。理想的情况是，你能够按同一喂养时间进行。但要做到这一点并不是那么容易，因为总会有一个比另一个吃得多一点。如果你的情况就是如此，可以学学许多哺乳妈妈的方法，无论什么时候，只要比较饿的一个宝宝想要吃奶，就同时喂两个宝宝吃奶。这样就容易多了。不管怎样，每次喂完奶，换了尿片后，差不多又要开始喂奶了——这会让你的伴侣觉得她就像是开了一家 24 小时营业的奶品点心铺。为了让自己得到休息，很多双胞胎的妈妈会果断选择母乳和人工混合喂养。人工喂养既可以用母乳（自己挤奶比孩子吸奶要快些），也可以用婴儿配方奶粉。

不管怎样，如果是双胞胎，你就真的要投入更多的时间和精力，多给孩子喂喂奶。

同时添加辅食。

如果你和你的伴侣还没有决定母乳喂养，你就要多了解一下选择母乳喂养的理由（除了不用母乳喂养会被很多人嫌弃之外）：

对宝宝而言

● 母乳能给新生儿提供所需要的均衡营养。此外，母乳含有几种在婴儿配方奶粉里找不到的脂肪酸。

● 母乳能适应孩子不断变化的营养需求——好像变魔术一样。我的孩子在出生六七个月内除了母乳什么都没吃，现在她们都非常健康。

● 母乳喂养会大大减少孩子食物过敏的可能性。如果你的家庭（或你伴侣的家庭）有食物过敏史，儿科医师会建议你们至少坚持六

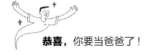
个月不给宝宝添加辅食。

● 比起吃婴儿配方奶粉长大的孩子，母乳喂养长大的孩子成年后不易变胖。原因可能是孩子而不是父母来决定什么时候停下吃东西。

● 母乳喂养的孩子得哮喘、胃病、糖尿病、肺炎、蛀牙、耳部感染、儿童期白血病，以及婴儿猝死综合征（SIDS）的概率比较低。

● 人们认为母乳喂养能把母亲体内对某种疾病的免疫能力传输给婴儿。在孩子的免疫系统成熟之前，最初的这几个月的母乳喂养是至关重要的。

● 比起非母乳喂养的孩子，母乳喂养的孩子智商可能更高。

对你和你的伴侣而言

● 方便——不用准备，不用加热，不用洗奶瓶或奶具……

● 免费。配方奶粉要花很多钱。

● 给了你的伴侣和宝宝建立感情的一个绝佳机会。而且，母乳喂养能帮助你的伴侣的子宫恢复原状，可能还能降低她得卵巢癌和乳腺癌、II 型糖尿病以及产后抑郁症的风险。

● 大部分情况下分量足，又不会造成浪费。

● 宝宝的尿片也不会发出恶臭味。这是真的。和那些吃"真正食物"的婴儿相比，母乳喂养的孩子排出的大便不及他们排出的大便一半臭。

有关婴儿猝死综合征的注意事项

婴儿猝死综合征（SIDS），指外表似乎完全健康的婴儿突然意外死亡，是新生儿父母面临的最恐怖的事情之一。这儿有充足的证据：每年有 2000~7000 名婴儿因为这种病夭折。婴儿猝死综合征是一周至一周岁大的孩子最普遍的死因，每一千名婴儿中就有一名会出现婴儿猝死综合征。尽管已经耗费数百万美元的巨资用来研究、抵抗SIDS，但是至今没有一个人能肯定 SIDS 的起因，也没有医学检测能够确定哪些孩子出现 SIDS 风险最大。即便如此，这儿还是有一些我们必须知道的内容：

- 两到四个月大的婴儿最容易出现这种情况。

- 六个月大的婴儿出现 SIDS，死亡率高达 90%。

- 男孩比女孩更容易出现 SIDS；早产儿、多胞胎婴儿、早产婴儿、母亲在 18 岁以下生下的婴儿、非裔美国人或美洲印第安人所生的婴儿更容易出现 SIDS；父母吸烟或照顾孩子的人吸烟，在这种家庭的婴儿更容易出现 SIDS。

- 寒冷天气出现呼吸道感染和过热时更常见。

- 与接种疫苗无关。

因为 2/3 的 SIDS 婴儿没有进入风险最高的范畴，下面提供一些使风险降到最低的做法：

- 让宝宝仰卧。专家过去常常认为，仰卧的孩子如果吐奶会因呕吐物窒息。事实并非如此——宝宝们都很聪明，他们会转头。人们也很喜欢让孩子俯卧，避免孩子后脑勺变秃或扁平。现在我们了解到，让孩子俯卧只会让风险增加两倍或三倍。自从"仰睡运动"

你真的希望宝宝一出生你的岳母就搬来和你们一起住吗？

当有人——尤其是父母（你的父母或她的父母）——要来住在你家帮忙照顾新生的孩子时，你得考虑周全。因为在育儿观念上，刚做爷爷奶奶的人会更传统，而且还可能不会同意让你插手照顾孩子。对于怎样给孩子喂饭、穿衣，怎样抱孩子，怎么和孩子玩，诸如此类，他们可能也会有很不同的看法。如果真的有人和你们住在一起，陪你们度过这个时期，一定要保证他 / 她明白，你和你的伴侣才是真正的父母，最终要按照你们说的去做。

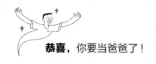

给早产儿爸爸的建议

如果你的孩子在 35~36 周前出生，他可能要在恒温箱里待一段时间，至少得等到四五磅（约两三千克）重才能带回家。

若想缩短这个时间，其中一个方法就是给孩子做按摩。迈阿密大学医学院触觉研究所的负责人蒂芙妮·菲尔德发现，除了常规治疗，每天三次每次 15 分钟的温柔按摩，能使早产儿生长的速度比没有这种经历的早产儿快 50%。他们在医院待的时间几乎能缩短一周，药物服用量也能相应减少。一周岁的时候，比起同样是早产儿却没有按摩的孩子，接受过按摩的早产儿长得更高，发育得更好。很棒对不对？

开始以来，SIDS 的死亡率减少了 43%。但是有件事需要注意：仰睡的孩子不能经常锻炼手臂，自己爬起来和翻身的时间都比较长。所以，一定要确保孩子醒着的时候有足够的时间俯卧着，以便他们的上半身得到锻炼。

- 不要吸烟，也不要让孩子周围的人吸烟。虽然不可能说吸烟会直接增加 SIDS 的风险，但是它们之间似乎有某种联系。

- 不要给宝宝穿得太多（见第 305 页）。

- 把宝宝放在硬床垫上睡觉：不需要枕头、绒毛毯、长毛绒沙发、电热充水床垫、粗毛地毯或豆袋。婴儿床垫要紧密地贴合到婴儿床上，这样孩子就不会意外滑进垫子和边框之间。把床上其他东西都拿出来，比如填充玩具或多余的毯子，这些东西可能会意外地盖住宝宝。

- 母乳喂养。就像不许吸烟一样，尽管并没有明确的证据证明母乳喂养会真正减少风险，但似乎有些联系。

- 给孩子一个奶嘴。没人能确切解释，但是有很多实例证明奶嘴能降低风险。等孩子完全适应母乳后才能开始使用。如果奶嘴从孩子嘴里掉出来，别管它，没必要再把它塞进孩子嘴里。

● 不要惊慌。尽管 SIDS 对任何父母而言都是一种灾难性的可怕经历，但是记住，1000 个孩子中，有 999 个幸免于难。

生完孩子后的性生活

很多医生建议女性分娩后至少六个星期之内不要有性生活，要给子宫颈闭合时间，等待流血期结束。但是在你把那天在日历上画起来之前，你得记住，六周只是一个建议。对有些父母来说，这段时间会更长，而其他父母需要的时间就比较短。对产后性生活的典型认知模式是，妈妈们不太想做爱，而爸爸们却欲火焚身。其实并不是这样的。安妮·斯托里发现体内睾丸素的降低会让新爸爸们性欲减弱。但有时候这种认知模式很难打破。密歇根大学的研究人员

"我们还能做点什么吗？"

人们最常听到的问题之一就是，他们是否能帮忙做点什么。有些人是认真的，而有的只是出于礼貌——他们说"需要我帮忙吗？"意思就是："我能帮你抱会儿孩子，等下就还给你吗？"你可以准备一张杂事清单，然后让他们选择，这样就能知道他们到底是不是真的想帮忙。这些事包括洗衣服、去杂货店购物、换轮胎、发传真、装饰卧室等等。

我的老大、老二出生的时候，我们的一群朋友在一周多时间里每天轮流给我们送饭。不用煮饭，不用购物，让我们有更多时间待在一起，也让我们能好好休息一下。当然，我们的朋友生孩子的时候，我们也去看他们，给他们送去了菠菜、千层面和红酒。

老三出生的时候，我妻子的姐姐搬来和我们同住了两三个星期。至少我认为她在我家，虽然我只见过她几次，但是在她离开之前，她已经给我们冷冻好了足够吃几个月的食物。

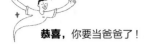

莎丽·范·安德斯认为，夫妻之间性欲不强和她极力强调的"脏乱的阴道"没有多大关系。事实上，最可能导致性欲低的因素包括疲倦、压力、没有足够时间，以及宝宝的睡眠习惯。

婴儿哭闹

婴儿都会哭，面对这个事实吧！他们天生如此。婴儿中有80%~90%每天都有哭闹的时候，哭闹的时间可以持续20分钟到一个小时。然而，就算是最有经验的父母，抱着一个哭闹不止的孩子也会让他们感觉很受挫。

我认为爸爸比妈妈更容易觉得自己不适合带孩子，可能是因为社会原因，大多数男性认为自己不太会照顾孩子，因此对自己的育儿能力没有足够的信心。

当（除非）你的孩子开始哭泣的时候，忍住别把孩子递给伴侣。对于安慰哭泣的孩子，她不比你厉害（也许很快会）。但是首先，你可以做下面这些事，缩短孩子哭泣的时间：

- 马上做出反应。宝宝哭的时候，马上抱起她绝对不可能宠坏她。至少你是在告诉宝宝，她很安全，你一直在她身边。同时当你抱起她的时候，她会停止哭泣，这会让你有种强烈的被需要的自信。

- 记下你的伴侣母乳喂养期间所吃的食物。有几个很糟糕的夜晚，一向心情愉悦的孩子莫名其妙地哭泣，我们疯狂地给医生打电话。在那之后我们发现，我妻子晚饭吃的花椰菜就是罪魁祸首。也有可能是孩子对妈妈饮食中所含的牛奶产生的反应。如果是这样，儿科医师可能会建议你的妻子在接下来的几天不要喝牛奶，然后看看有什么变化。

- 让你的伴侣给孩子多喂几次奶。孩子哭的原因可能只是想多和你们亲近亲近。除此之外，少食多餐更适合于新生儿娇嫩的消化系统。

- 了解你的孩子。出生后几天内，你的宝宝的哭声会各不相同：

婴儿肠绞痛

大约在两周大的婴儿中，20% 的婴儿会开始肠绞痛——不明原因的哭泣，不同于"平常的"哭泣，一次会持续几个小时，有时候甚至是整天或整夜。大约六周大的时候，婴儿哭泣持续的时间最长，持续强度最强，而且经常经历整整三个月的时间才能完全消失。

因为对于引起肠绞痛的原因和解决办法并没有达成一致意见，你的儿科医师可能无法提供快速治愈的方法。但是有些父母可能会使用一些成人用的非处方药来缓解（部分或完全）婴儿的疼痛。一定要问问医生，你的宝宝服用这些药是否有用。

"我累了""我要吃""给我换尿片""我难受得要死""在车座上好无聊"，以及"我哭是因为我很生气，你们怎么安慰我都不会停下来的"。一旦你能分辨出这些哭声，你就能做出适当反应，让你的宝宝开心起来。知道孩子的行为习惯也很重要——有些孩子喜欢睡觉前翻来覆去，哭一会儿（或很久），有些孩子就不会。

● 多抱抱孩子。有研究表明，宝宝抱得越多（甚至是没哭的时候），哭得越少。

● 观察时间。在前一两周，宝宝的哭闹还好办。但是之后，她哭得越来越多，六到八周的时候哭得最厉害，之后又会渐渐好起来。

处理孩子的哭闹

如果你已经尝试了各种办法让孩子停止哭泣，但却没什么效果，看看下面这些内容，可能对你有帮助：

● 轮流应付哭闹。你和你的伴侣都得遭受马丁·格林伯格所称的"哭泣暴政"的折磨。你们两个人每 20 分钟或半个小时轮一次班，这样做对你们有极大的帮助。"休假"的时候做点运动能让你在

313

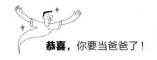

> ## 有关孩子在公共场合哭泣的说明
>
> 　　处理在公共场合哭泣的孩子对我来说特别有压力。并不是因为我觉得我无法处理这种情况，而是我觉得很尴尬，担心别人的反应。他们会觉得我在伤害宝宝吗？他们会叫警察吗？如果他们叫了警察，我该怎么证明孩子是我的？幸好没人叫警察，但是总是有人会提建议，有的似乎还有用（"好像宝宝饿了"），有的完全则是性别歧视，看起来还很愤怒的样子（"你还是把孩子带回家交给她妈妈吧"）。
>
> 　　尽管我害怕孩子在公共场合哭闹，这听起来有点偏执（好吧，很偏执），但是我知道还有人也和我一样。几乎每位和我交谈过的爸爸在类似的场景下都有类似的想法。但是我必须承认，大部分听我提到过这一点的女性（包括我亲爱的妻子）都认为我真的是疯了。

下一轮开始前镇静下来。

● 寻求帮助。小孩哭闹几分钟都能让人心情暴躁和沮丧。如果连续哭叫几个小时，你真的很难保持理智，更不用提控制情绪了。（更糟糕的是，如果宝宝意识到你的紧张和生气，他会比之前更加难以抚慰。）如果你担心自己会痛打孩子（除了言语上的），一定要向他人打电话：你的伴侣、儿科医师、父母、保姆、朋友、邻居、牧师，甚至是解决父母压力的热线。如果你的宝宝真的很爱哭，把这些人的号码存放在手边。如果你知道事实上每位父母都有这样的烦恼，你可能会得到些许安慰。如果有谁跟你说他们没有要把哭闹的孩子扔出窗外的想法，他们是在撒谎（或者他们没有孩子）。

● 让孩子"哭个够"到某种程度。如果孩子哭了超过 20 分钟左右，把孩子放在婴儿床里，让他／她继续哭。如果 5~10 分钟后还没有停止大喊大叫，把孩子抱起来，再花 5~10 分钟左右的时间使用上面提及的方法，必要的话可以来回重复。注意：在你尝试了所有方法之前，不要让孩子独自哭泣。一般来说，你应该对宝宝的哭闹立刻做出充满爱意的反应。有研究表明，得到这种反馈的宝宝会明白在他们需要帮助的时候有人在他身边。最终他们会哭得越来越少，这样有助于在他们的成长过程中变得更自信。

● 不要认为宝宝是专门针对你的。你的宝宝并不是故意和你作对——真的。面对这种暂时的情况，你的沮丧很容易影响你对待孩子的方式，而且是永久性的。

和孩子玩

你可能没有想过能和新生儿玩游戏，但是你的确可以——而且也应该。和孩子玩游戏是你们能做的事中最重要的。孩子能从玩耍中学会所有他们需要知道的事。除此之外，你也会很开心。一般来说，宝宝们喜欢有肢体接触的游戏，而且等他们再长大几天，他们就已经知道父母中谁会和他们玩游戏，怎样玩——然后他们也会做出相应的反应。下面是一些和宝宝玩游戏的时候要记住的重要事情：

● 一般来说，男性和女性玩游戏的风格不同。女性倾向于强调社交类和情感类的游戏，而男性更喜欢有肢体接触和能量消耗高的游戏。两种类型的亲子互动旗鼓相当，没有哪一方更好——每一种类型都不同，都不可或缺，而且也没有可比性，无高低之分。罗斯·帕克和其他人发现，比起那些很少和爸爸玩游戏的孩子，喜欢和爸爸玩游戏的孩子比较聪明——他们更擅长数学，智商测试中分数也更高。体能游戏——特别是和爸爸玩的游戏——有利于鼓励孩子独立。高水平的体能游戏能让男孩和女孩在未来的社交生活中更受同龄人欢迎，也更有主见（好的方面）。同时他们在解读他人的情感暗示以及管理自己的情绪方面，要比那些很少有机会玩游戏的孩子更胜一筹。

● 注意：尽管你的孩子还不能接住飞球，投跳得分，或者甚至是抓住拨浪鼓，你们还是可以玩得很开心。以手舞足蹈为例，令人惊

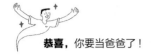

讶的是，这种胡乱的手舞足蹈如同宝宝其他许多自然反应一样都是有用意的。比如说，摆臂可能是最具有防御性的动作，可以用来推开危险物。你可能还发现你的宝宝开始拿到任何东西就塞进嘴里吮吸——食指、奶头、拇指。这种反应能确保他们在学会怎样控制吮吸肌肉前的几天或几周内摄取到营养。在本书的续集《恭喜，你当爸爸了！》中我们会更详细地谈论类似的各种反应以及你将怎样和他们玩得更有趣。

● 学会克制。你完全可以和几天大的婴儿玩游戏，但是每次只能玩 5 分钟左右。玩太久会让孩子不安或烦躁。

● 开始时简单点。模仿游戏是个不错的开始。伸出你的舌头或是嘴巴呈 O 形，保持几秒钟，然后看宝宝是否也跟着做。

● 抓住宝宝给你的暗示。如果你用心观察，你的宝宝会给你一些极强的提示，告诉你他是否有兴趣玩。如果他试着抬起头，转头看向你，或是他的眼睛和脸部看起来神采奕奕，这就是互动最好的时候。如果他哭泣，不停蠕动，不看你，看起来无聊，或是他的脸部和眼睛僵滞，那就停下来休息一会儿。

● 放点音乐。无论什么类型的音乐，但是要适合孩子听。宝宝的耳朵对声音十分敏感，所以，把音量放低一点，如果是早产儿的话，得放得更低点。

● 安排好游戏的时间。体能游戏最好是在宝宝灵活而清醒的时候进行；阅读以及其他比较安静的活动最好是在宝宝安静而非常清醒的时候。在你能全身心投入到宝宝身上的时候——没有电话或其他事情干扰——和宝宝做游戏。最后，在宝宝刚喂完奶后，不要立刻和他 / 她玩得太兴奋。相信我，我可是受了大教训的。

● 要舒服。选择一个跟婴儿身高差不多的姿势——最好是仰卧或俯卧在地板或床上。

● 要有耐心。如前面所提及的，你的宝宝不是一个受训海豹——

别太早抱太大希望。也不要期待他能按你的提示来做。

• 鼓励孩子。用很多面部和口头的鼓励——微笑、笑出声。尽管孩子无法理解你说的话，但是他／她绝对能明白你的情绪。即使只有几天大，你的宝宝也想取悦你，多鼓励会让他／她建立自信心。

• 要温柔——尤其是小心婴儿的头部。因为孩子的头相对比较大（刚出生时头部有身体的 1/4 大，成年后，头部只有身体的 1/7 大），而且颈部肌肉也没有发育完全，他们的头部在前几个月可能比较松软。一定要托着孩子的头——从后面一直托着，避免突然或猛烈的动作。

一点警告

• 不要摇晃孩子。因为这会使他们的小小脑髓在头骨内发出咯咯声，导致瘀青或永久性伤害（一般称作摇晃婴儿综合征）。

• 不要把孩子往天上扔。对，你的爸爸可能这样对你做过，可是他本不应该这样做的。这个动作看起来很好玩，却十分危险，不值得冒这个险。甚至是一些小碰撞都会引发脑震荡，现在众所周知，脑震荡会导致长期严重的消极后果。

男孩与女孩的区别

在 20 世纪 70 年代和 80 年代，所有政治上正确的人坚称，男孩和女孩没有区别——当然，除了一些明显的身体构造上的区别。任何行为上的区别都被认为是社会化的结果，并由家长和环境强加在孩子身上。但是在过去的几年里，研究人员开始质疑这个理论，他们的答案在于肯定大部分父母都认同的看法：男孩和女孩不一样。而且在出生前，他们的大脑就不一样。以下是我们得到的信息：

•《脑内乾坤》(Brain Sex) 的作者安妮·莫伊尔博士说，出生后几个小时内，女孩对人和脸更感兴趣，而男孩更喜欢看着眼前晃荡的物体。四个月大的时候，女孩能区分照片上她们熟悉的人和陌

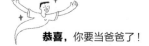

生人，而男孩却不能。

● 在区分玩具时结果也一样。研究人员杰曼·亚历山大发现，当要从两个物体中选择一个看的时候——一个洋娃娃、一辆玩具卡车——三个月大的女孩倾向于选择洋娃娃，而男孩则更喜欢卡车。到一岁大的时候，男孩更喜欢机械运动，而不是人的活动；他们选择观察雨刷来回运动，而不是观察人们说话。女孩们的选择刚好相反。

● 男婴和女婴会出于本能模仿成人，但是在出生后三个小时，女婴比男婴更会模仿。

● 研究性别角色的卡罗尔·比尔认为，比起女孩，男孩感性信息接收较少。他们一般对食物的辨识度也比较低，对于触摸和痛苦的敏感度也比较低。而且通常耳朵听力一只比另外一只要差，也就是说对于听取背景杂音，男孩比女孩差，这也就解释了为什么在你小的时候，你的父母总是觉得你忽视他们。这可能还能佐证为什么女孩比男孩先学会说话，通常要早一到两个月。

尽管如此，男孩和女孩前18个月并没有多大区别，如果宝宝只戴尿不湿，其他什么都不穿，大多数成人是无法辨别他们的性别的。但是即使这样也不能阻止我们分别对待他们。

最先讨论类似问题的几份研究中，两个康奈尔大学的研究人员雅恩和桑德拉·康德利，给两百位成年人看了一个九个月的孩子玩各种玩具包括盒子里的弹簧人的录像。一半人被告知他们在观察一个男孩，另一半人被告知他们在观察一个女孩。尽管每个人看的都是同样的录像，但是两组成人对于宝宝行为的描述却截然不同。"男孩"组一致性认为弹簧人突然弹出来的时候，孩子是震惊的反应。"女孩"组则认为是害怕的反应。

家长们不仅对男孩和女孩的认知不同，而且还区别对待他们（面对震惊的小孩和害怕的小孩，你的反应会完全不同）。心理学家迈克尔·格里安举例说，妈妈对哭泣的女孩比对哭泣的男孩反应更快，而且给她们母乳喂养的时间也会久些。而且如果女孩发脾气，妈妈会增加对她的喜爱，抱着她，安慰她。但是当男孩也同样使性子时，妈妈却通常不予理睬。（这种行为可能会导致一些长期性的严重后果。在一则研究中，研究人员劳拉·艾伦发现，比起那些很少得到拥抱的男孩，获得拥抱较多的男孩智商较高。）

和孩子玩耍的时候，爸爸对待男孩比较粗放，而对待女孩则更小心谨慎。而且当孩子们开始学走路的时候，父母双方都会让儿子不停地摔跤，而对于女儿，甚至在摔倒之前就会冲上去把她们抱起来。

这样处理的好处在于能鼓励男孩独立，教会他们不用大人干涉，自行处理问题。但缺点是由于缺少监护，他们经常比女孩更容易受伤。此外，心理学家凯瑟琳·克莱克写道："那些在女孩真的'摔倒'前抱起她们的父母不仅剥夺了她通过自身努力克服障碍的机会，可能还会给出他们认为她没有能力做到的信息。"

所以你该如何避免进入这些圈套呢？先尝试做这些：

- 不要局限于你的偏见和先入为主的想法。
- 做出努力。如果你有个儿子，你没有理由不拥抱他——拥抱绝对是充满男子汉气概的行为。如果你有个女儿，从现在开始的几个月里，你没有理由不和她打闹。她会很喜欢和你打闹，而你也一样。
- 给孩子提供各种各样的玩具。大多数女孩总是玩洋娃娃，但是有些女孩如果有机会的话，也会很乐意玩消防车（尽管她很有可能把它裹在毯子里，然后给它唱催眠曲）。而大部分男孩总是把他们的烤面包咬成枪状，而有些男孩也可能会和洋娃娃玩得很开心。

今日父亲

孩子出生几周或几个月内，你大部分的时间都陪在伴侣的身边支持着她。但是不久，你们就会开始过一种更"正常"的生活——你们两人中会有一人回去工作，或者两人都会返回职场。你也可能想去看看电影或拜访朋友。渐渐地，你会真切地体会到作为父亲真正的含义，弄清楚你想要怎样融入孩子的生活中。当他受伤或难过的时候，你想成为他的依靠？你知道她穿多大码的鞋子或者她喜欢拉上拉链的裤子还是套裙？你是否会给他预约体检或带他去玩或者你会把这些留给你的伴侣来做？

无论你如何决定，要不了多久，你就会明白在美国当父亲——尤其是当一名负责任的父亲可不是一件容易的事。工作责任本身就很棘手，有时候还让人很沮丧，但是你将要面临的最大的障碍——你可能想都没想过的障碍——就是社会。

过去，人们一直认为男性没有在家庭生活中担当积极的角色，因为他们根本不想去担当。但是今天这种看法还正确吗？几乎完全错误。越来越多的男性开始明白，传统意义上的成功并不是他们想要的。我们致力于在孩子的生活中占据重要一席，无论是生理上还是心理上。在一个又一个的研究中，20~45 岁的男性中绝大部分都表示，有固定的工作时间是比完成挑战性任务或获得高薪还重要的事情，因为这样他们会有更多的时间照顾家庭。而目前的问题是，社会（我的意思是所有人）不仅不会支持我们，而且还会极力阻止

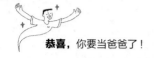

我们。原因很简单，美国人并不是特别重视父亲的角色，而是更重视母亲的角色。（这些话甚至还能臆造出一些迥异的形象：母亲的角色等同于关心、教育和爱，而父亲的角色只不过是生物学上的概念而已。）因此，如果男性扮演的角色不是他们"应该"扮演的角色的话，他们几乎不会被社会所认可。

人们对父亲传统角色的认知早早就开始了。甚至在孩子走路之前，无论男孩女孩都会被灌输父亲不过是多余的这种思想。其实你只要想想父母给你读的那些书和那些你可能会读给自己孩子的书。你难道没发现《戴帽子的猫》《小象巴巴》《野兽国》《你是我的妈妈吗？》《月亮，晚安》《逃家小兔》，或是《彼得兔》中都没有父亲角色吗？

我的第一篇文章发表在《新闻周刊》上，题目是"并不是所有的男人都是狡猾的狐狸"。其中谈到了我在儿童文学作品中感知到的所有父亲的负面刻板印象。我花了一整天待在当地图书馆儿童区和图书馆管理员交谈，并阅读儿童读物，竟然发现爸爸这一角色几乎没有在书中出现过。在绝大部分儿童读物中，妈妈是唯一的家长，而爸爸——即使出现了——远远比不上有爱心的妈妈，工作很晚回家，抱着孩子，蹦跶5分钟就把他放到床上。这个图书馆曾经有（现在还有）一个特殊的儿童读物目录，即积极的女性榜样——女英雄和母亲。作为女儿的父亲，我觉得很棒。但是作为同样承担了照顾孩子责任的父亲，我简直难以置信，既感到失望，又感到恼火，居然没有发现积极的男性榜样的书目（或是很多书）。

在大部分经典儿童读物中，你也会找到相同的消极的父亲形象，比如说《小象巴巴》。时常会有人抱怨这本书的殖民主义倾向（你知道，这头丛林里的小象在大城市里找到幸福，并把文明和漂亮的衣服带到了他落后的大象村）。但是似乎没有人觉得奇怪，巴巴的妈妈被邪恶的猎人杀害后，他是一名"孤儿"。为什么他只能在另一位女性的臂弯里找到安慰？为什么亚瑟和莎兰的母亲独自去城市接他们的孩子？父亲不关心吗？他们有父亲吗？

如今，我们总是说"firefighters（消防员）"和"mail carriers（邮递员）"而不是"firemen"和"mailmen"，而且大部分新出版的儿童读物都在有意识地做出努力，要把女性形象带出厨房和婴儿室，让她们成为有责任的职业女性。许多消极刻板的形象（有些书在图书馆和书店都已经找不到了）已经减少，而且还出现了很多突出残疾人、少数民族和来自于其他宗教及文化的人物形象的书籍。但三名来自英国布莱顿大学的研究人员在他们最近的研究中发现，很多最新出版的书籍里只有父亲的形象保持不变。根据马修·亚当斯、卡尔·沃克和保罗·欧康尼尔所述，"对比妈妈，很显然，爸爸都不大可能被主角或叙述者提及，不大可能和孩子们一起出现，不大可能出现在家里或家的附近，不大可能和他们有身体上的接触，不大可能表达情感，或者不大可能参与各种家庭活动"。

如果孩子们只能从书上了解世界，你可以把这些消极信息从书中删去。但是，你的孩子们迟早会在屏幕上自己发现这些。你知道差不多六个月大的孩子一天要在电视机前待 1 个小时吗？仅仅在几年之内，他们每天看电视的时间就会超过 4 个小时！还不包括玩电脑、电视游戏或在视频网站观看电影的时间。大多数情况下他们会遭到同样的刻板印象的狂轰滥炸：如果爸爸真的会出现，他们也是没有用的。如果只考虑孩子接触电视的时间，那么与书本相比，这些形象只会给孩子带来更多的负面影响。

研究发现，爸爸被描绘成消极形象是妈妈的 8 倍之多。事实上只要你想想爸爸最突出的电视形象，你就会发现，他们之中大部分都会被自己的妻子瞒骗或揭露，被他们的孩子嘲笑，在各个方面都被描绘成无能之辈。当然这些爸爸爱他们的孩子，但除了他们的好心，没有妈妈的细心指导，他们甚至都不能完成最简单的与孩子有

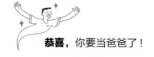

关的任务，换尿片都要穿防护服。

商业广告上的父亲形象（一般是男性）差不多也是如此：他们不仅比其他人要木讷，而且几乎完全无视孩子的需求。而妈妈们似乎是唯一关心孩子的人。说句公道话，我必须指出，有些广告商正在把爸爸塑造成会教育、照顾孩子、能力强的类型。例如，吉福花生酱广告有时把几十年的广告词"挑剔的妈妈选择吉福"换成"挑剔的爸爸和妈妈选择吉福"。但是仍然有人在抵制。比如，在最近的三届或四届奥运会上，成百上千条宝洁公司广告滚动播出的是"为母亲喝彩！"。我并不是在反对妈妈，只是想说，爸爸常常是鼓励他们孩子去参加运动的人，是他们团队的教练，是和他们一起传球、投篮、讲究滑雪技巧的那个人。忽视他们的贡献，显然就是侮辱他们。

那么，这些都意味着什么呢？意味颇多。我们都知道，反复的媒体暴力曝光会导致暴力行为，连续推出骨感模特的形象会导致女孩和年轻女性的饮食紊乱，连续推出肌肉发达的超级英雄会导致男孩和年轻男性患上"男性厌食症"（有一种想变得越来越强壮的冲动）。于是出现了这样的结果，媒体上爸爸（包括丈夫和普通男人）的消极形象对孩子们（以及成年人）对父亲身份的态度和观念产生了深远影响。同样的那些形象还会导致"想在社会上承担父亲角色的男性减少，并且在这些人中产生了这样的一种看法：不管怎样，男人需要承担父亲角色，但是仅此而已。"马特·坎贝尔在网站www.mensactivism.org 这样说道。

就我个人而言，我们这一代的父母已经深受其害。但是让我最难过的是，我们正在创造这样的下一代，女孩从小被灌输爸爸像傻瓜一样的思想，认为还是由她们独自带大孩子为好，男孩认为当一个负责任的爸爸没意义，因为所有人都会取笑他们。

当然，说这些并不是在暗示男人只是不幸的苦主，或者说爸爸面对的所有障碍都是别人的错。其实，有些最重大的障碍都是由男性自己树立的。比如，在职场，男性仍然占据权力地位的主要位置，如果有男职员想从工作中抽出时间陪伴家人（请产假或减少工作时间），他们的老板就会骂他们，把他们当作无用之人，甚至还质疑他们对工作的态度（更多信息见 145~156 页）。

尽管有诸多障碍，我们之中还是有些人会冒着失去工作和经济来源的风险去冲破"另外的玻璃天花板"——限制我们升迁的障碍——回归家庭。但是在许多情况下，当我们真的回到了家里，我们又会迎头撞上另一重障碍——不是别人，正是我们的伴侣强加的障碍。

尽管大多数妈妈觉得爸爸应该在孩子的生命中担当重要角色，但是也有研究显示，她们希望爸爸的角色"不是比妈妈的更重要"。其实，研究人员在一项全国范围的研究中发现，三位女性中就有两位女性好像受到了平等参与的威胁，她们自己可能会"巧妙地阻止爸爸对孩子的投入，因为她们自己才是孩子主要的养育者"。结果呢？正如前所述，不管你喜不喜欢，涉及孩子的事，你的伴侣想要你参与多少你就只能参与多少。她对你的激励越多，你参与得也就越多。

也许听起来似乎所有这些障碍多得都难以克服。好吧，障碍可能很多，根深蒂固，但是只要你愿意付出时间和努力，你就会和孩子之间建立或保持一种积极的亲密关系。下面是给你的一些建议：

● 卸下包袱，积极主动。如果你不积极主动，你就永远也不能承担抚养孩子的责任，这是你想承担也是值得为孩子承担的责任。所以，在孩子哭着或身上发出臭味的时候，不要让你的伴侣把孩子从你的臂弯里拽走，你可以这样说，"不，亲爱的，我能处理"，或者是，"没事，我真的需要练习"。如果不知道怎么做，征求她的建议也未尝不可——你们两个之间可以取长补短。但是，要她告诉你怎么做，而不是替你做。

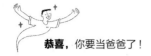

- 多实践。不要以为你的伴侣如魔法般地比你知道得多。她知道的育儿知识就像其他任何事一样都是边做边学的。如果你想做得更好，那你也得像她一样。例如，有研究表明，缺少实践的机会是爸爸对孩子亲热的最大障碍之一。一旦爸爸有机会抱孩子，他们至少会像他们的伴侣那样疼爱孩子——看着孩子轻柔低语、抱着孩子轻轻摇晃、抚慰孩子。（人们普遍认为男人天生冷漠。）

- 不要贬低你喜欢和孩子做的事情。正如前面章节所讨论的，爸爸和妈妈与孩子的互动方式不一样，但对孩子的发展都同等重要。有可能"女孩玩的游戏"是你的伴侣和孩子一起玩的，她或许想让你也和他们一起玩。不要听人说摔跤、打"怪物"或其他"男孩玩的游戏"没有"女孩玩的游戏"重要，这两类游戏只是两种不同的互动方式而已。

- 经常参与影响孩子生活的决定。也就是说做出特别努力和伴侣共同承担责任，例如膳食计划的制订，食材和衣服的选购，带孩子去图书馆或书店，认识孩子朋友的父母亲，约孩子们一起玩等。不做这些，你就会给他们留下这样的一些印象：你认为他们不重要，或者你不想成为主动的父亲。做了这些，你就更有可能让你的伴侣感觉舒服，使她自信地和你分担抚育孩子的责任。但是，也要尽量分配一些个人的、"优质"时间给孩子。当然，有些人可能不得不带着孩子满城跑——预约就诊、上芭蕾舞蹈课，或练习足球——但这些不应该是你和他们的唯一接触时间。

- 保持沟通。如果你对现状不满，要让伴侣知道。但是要温柔。如果她开始不愿意和你一起分担做父母的责任，你也不要太往心里去。男人并不是唯一不适应社会的人。很多女性从小就认为，如果她们不是主要关心孩子的人（即使她们也在外工作），她们就是失败的母亲。2010年，得克萨斯大学奥斯汀分校所做的一项研究发现，父亲对孩子越负责任，母亲就越会失去自尊。首席研究员吉田孝行·佐佐木说："我们认为，职业女性会遭遇自我能力缺失。因为如果她们的丈夫全身心投入，照顾孩子又如此熟练，她们会认为自己未能实现文化期待是一种失败。"如果你的伴侣在外工作，你可能要用这些话来提醒她，这些话是国际妇女组织前主席凯伦·蒂克劳曾经告诉我的："在男性作为父母的价值被认可之前，养育孩子的重担将会主要落在女性的肩上，这会让她们在职场获得平等的努力将会付诸东流。"

● 如果你能为其他男性做些什么，那就做吧！万物平等，偶尔试试雇用一名男保姆。当你和妻子晚间外出时，考虑请一位男性朋友代替你平常请的女性朋友来帮你照看孩子。如果你需要放松自己，不妨找朋友十几岁的儿子过来帮忙。一直不相信男人和男孩会让他们认为自己不值得信任，在他们成为父亲后，承担他们和他们的伴侣愿意承担的责任将会使他们很难受。

● 让你的伴侣成为你的宣传员。帕梅拉·乔丹写道，男性往往不会被他们的配偶、同事、朋友或家人看作是父亲，而被看作是助手或养家糊口的人。怎么办？"通过孕期父亲的表现和育儿经验，母亲能够主动证明她对他作为关键参与者的认可，以此来清除别人对父亲的误解。"乔丹说。

● 获得他人支持。即使在孩子出生前，你可能已经意识到很多人会支持新生儿的母亲。但是，不久你就会意识到，几乎没有几个人会给予新任爸爸支持，若有也是少之又少。如果你发现有，那可能也只是限于睡前和他们孩子接触 5 分钟的那些人。

读了这本书之后，你知道男人和他们伴侣一样存在许多怀孕、分娩和养育问题。所以，如果你在社区不能找到支持新任爸爸的支持团体，何不自己当一位开拓者创办一个呢？和已经有孩子的男性朋友打打球，电话里聊聊天，带着孩子们出去散散步，或一起在公园吃午餐。谁知道呢——如果你把新任父亲团体的宣传工作做得足

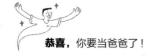

够好，你也许能够把它变成一项真正的生意。不要笑：许多人在母亲的团体里正赚着钱呢！

最后的话

这本书自始至终都在谈论做个积极、负责任的父亲会给你和你的孩子带来怎样的好处，谈论第一个孩子出生前如何开始担当父亲的角色。但我们还未提及的是，你的父亲角色会给你和你的伴侣的关系带来怎样的积极影响。

回到"第三个月"这一章，我提到过，宝宝出生第一年，90%的新任爸妈之间沟通的次数会越来越少，沟通效果也不佳，而且几乎半年的时间都是这种状态。确保能避免陷入这种状态的方法就是你，爸爸，积极参与并坚持。意思就是，你得面对孩子，供养家庭，而且你和你的伴侣致力于共同抚养孩子。

社会学家佩珀·舒瓦茨发现，共同努力抚养孩子的夫妻"似乎能创造更亲密、更稳定的关系。他们一起做很多事。在电话上交谈的时间更多，一起带孩子的时间也更多。在这项研究中的妻子们说，她们认为一起抚养孩子创造了一种更亲密的成人关系"。一起养育孩子有助于你们俩一起处理难带的孩子的问题。"当有着互相支持的婚姻关系的夫妇生出一个难带的孩子时，他们会直面孩子给他们带来的挑战。"俄亥俄州州立大学教授莎拉·沙利文说。

除此之外，当你积极参与其中时，你的伴侣的压力会变小，很少郁闷，在她和你的关系中会感觉更幸福。果然，很多研究表明，积极参与孩子抚养的父亲比那些不积极的父亲离婚率要低。

所以，尽你所能努力融入孩子的生活中，这会对每个人产生最大利益。而且，你还要长此以往一直坚持。虽然并不容易，但是对你、你的孩子和你的伴侣来说回报不可估量。

一切还在继续……

《恭喜，你要当爸爸了！》很快就要接近尾声了。诚挚希望你能喜欢这本书，就像我喜欢把这本书带给你一样。但是，不要觉得你现在已经有了孩子就可以停止学习。绝对不要这样想。事实上，你的旅程才刚刚开始，做个负责任的爸爸需要付出、耐心以及充分的理解。如果你还想再多学些——我也希望你能如此——我已写了几本可以帮你继续前行的书。《恭喜，你当爸爸了！》正如你所猜想的，是关于宝宝出生后第一年的。《奶爸育儿第二和第三年》会持续写到孩子 3 岁生日。《爸爸育儿指南：学龄期孩子》持续写到孩子 9 岁。所有这些书都是接着这本书开始写并加以扩展的：了解你自己和你经历的事，了解孩子的发展，了解你的伴侣的状态，怎么样才能成为你想成为的父亲，怎么样才能成为家人期望你成为的那种父亲。

现在，就好好努力使自己成为一名了不起的爸爸吧！

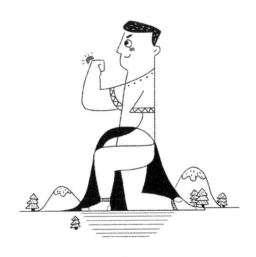

现在就好好努力使自己成为一名了不起的爸爸吧！

不孕不育：当事情并非如你所愿

计划怀孕的夫妻中（或者没有避孕的夫妻），大约 25% 会在第一个月内自然受孕，大约 50%~60% 六个月内怀孕，60%~75% 九个月内怀孕，将近 80% 一年内怀孕。但是这 80% 对于不同的夫妻就有不同的意义。很多研究判断，如果你和你伴侣的年龄在 20~24 岁之间，一年内自然受孕的概率为 86%；25~29 岁之间，概率为 78%；30~34 岁之间，概率降至 63%；在 35~39 岁之间，概率就只有 52%。如果一年内（伴侣年龄为 35 岁或更大，六个月内）没有怀孕，你们就会被列入神秘的不孕不育一类，如果你们一直在努力想要怀上孩子，你们可能需要借助外部力量的介入。

不管你听说过什么，不孕不育可不仅仅是女性的问题。大约 35%~40% 的时候可能既和女性有关，又和男性有关，对于 20% 的夫妻来说，可能双方都存在问题。原因见第 334-335 页。接下来，我就不解释原因了。

诊断生育能力问题可能是一个漫长且花费昂贵的过程。实际治疗的话则更加耗时耗财，很有可能，还得不到保险报销。科技一直在进步，而且人们认为科技能帮助很多夫妻提高受孕率——有时达到 50%——但是它不能保证真正达到理想的效果。真的无法保证。

医生开始诊断时会拿走你们完整的病历，旨在审查不孕不育的原因。你们俩要做体检。检查你身体的时候，医生会拉扯和挤压你的睾丸。他可能还要做精液分析（见第 342 页"自慰一下"）。

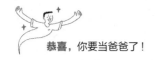
这儿有个好消息：因生育问题寻求帮助的夫妻在经过治疗后，大约有 90% 都能成功受孕。这些治疗比如改变生活习惯（饮食、锻炼、更换可能影响生育的药物、选择合适的性交时间），吃药（刺激排卵、增加精子量，或防止流产），人工授精（用男性自己的精子或捐赠的精子），做小手术（绕过障碍物、去除肿瘤和囊肿、清除疤痕组织，或解决其他引发不孕不育的身体问题）。

患者中只有 3%~5% 需要使用一些高科技手段，比如体外受精、卵子捐赠、单精子注射、羟基前列腺素脱氢酶，以及其他一些选择（具体定义和其他有用的措施见第 340~341 页）。那些治疗后还是没有受孕的夫妻，就只能选择代孕或领养了。

艰辛煎熬的治疗过程

我能轻描淡写吗？解决不孕不育可不是件容易事。那些需要经历耗时久、花费高的不孕不育患者就更不容易了。首先是身体方面：要提取精液样本、取卵、测试血液、药物治疗和激素注射，以及相关的副作用处理，侵入身体内部的健康检查，而且要在非常恰当的时机迅速性交。

单就身体方面，就让人受不了，还要加上心理上的打击、艰辛、煎熬，令人难忘！

你的伴侣的状况

社会上大多数女性一天天长大成人，就一直憧憬着自己有一天会成为母亲。

所以当憧憬和梦想破灭的时候，它会使人们产生各种不同的感受。一些专家认为，对不孕不育，女性比男性更难以接受。（在一项研究中，治疗中的女性有 49% 认为不孕不育是"她们生命中最苦恼的事"，而男性中只有 15% 这样认为。）你的伴侣每个月都有经期来提醒，有没有怀孕，很容易得知。而且，因为她是那个独立承担怀孕孩子这份苦差事的人，社会、家庭、朋友，甚至是她的宗教信仰都会给她在繁殖生子这方面带来更大的压力，而你的压力相对要小。在她经历不孕不育时，她可能会有以下体验：

● 紧张、压抑。《哈佛心理健康报》引用的最新一项研究发现，"不孕不育的女性感觉的紧张和压抑和那些被诊断出患有癌症、高血压的患者及心脏病突发的患者是一样的"。

● 难过、悲伤。因为梦想破灭。

● 羞愧难当、觉得自己机能不全。因为不能履行生孩子的职责。

● 内疚。尤其在不孕不育是"她的错"时。

● 生气。尤其在不孕不育是"你的错"时。

● 防护心理。如果是"你的错"，她不想让你感觉自己很糟糕或是缺乏阳刚之气。有时候这种心理表现为更多地想要和你做爱，想以此来证明你依然性感迷人——即使你的精子数很少。

● 心怀不满。生育产品制造商欧加农在研究中发现，经过不孕不育治疗的女性中接近1/3认为她们的伴侣没有"像她们一样一心一意致力于怀孕"。在同一项研究中，有40%的女性说其他人"给了她们最大的支持"，但不是她们的伴侣。还有26%的女性觉得她们的伴侣"本可以给她们更多的支持"。

● 缺少亲密。有位不孕不育科的医生告诉我，做生育治疗的夫妻发生的性行为不是做爱。按计划发生的性行为了无生趣，会让所有的浪漫消失殆尽。

你的状况

以上研究发现，对比男性，越来越多的女性把不孕不育看作是她们生命中最令人心烦意乱的事。我认为这种现象出现的原因之一在于，面对不孕不育，男性表现出的沉默和逃避，使人感觉他们跟

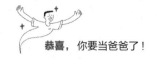
不孕不育的原因

因为不孕不育的原因很复杂，我也无法在这里解释清楚。所幸不孕不育科医生／诊所会有很多资源提供给你，他们会极详细地和你探讨每个问题。但是他们可能无法提供更多的信息，例如不孕不育可能给你们带来的情感起伏、影响你们不孕不育的复杂细节等。所以，看看你可能存在的问题，让我们先从不孕不育的原因着手探讨。

你的原因

◎ 精子数稀少、精子形状和活动受损或不规则。原因可能是：

※ 抽烟

※ 吸毒

※ 饮酒

※ 环境带来的毒素：化肥、铝和其他有害物质

※ 药物：睾酮替换物、类固醇和溃疡药物

※ 疾病：如糖尿病、染色体缺失、生殖器感染、肥胖症

※ 前列腺疾病、性病、睾丸损伤、睾丸肿瘤

※ 化疗阶段你可能遭到辐射

※ 内裤太紧或睾丸过热

◎ 睾酮缺乏

◎ 青春期后得过腮腺炎

◎ 妈妈或奶奶／外婆服用过己烯雌酚，这是一种可以防止流产和其他孕期并发症的药物（20 世纪 70 年代当作处方药）

◎ 隐睾（即阴囊里只有一个或没有睾丸）

◎ 精索静脉曲张，即阴囊内静脉膨胀，使睾丸无法冷却

◦ 年龄（见 336~337 页）

◦ 长时间骑自行车

◦ 压力

她的原因

◦ 输卵管／卵巢，或二者都有损伤或堵塞

◦ 排卵问题

◦ 激素失调

◦ 很多与你相同的因素

　　※ 抽烟

　　※ 吸毒

　　※ 饮酒

　　※ 服药

　　※ 环境毒素（杀虫剂、重金属、空气污染）

　　※ 性传染病

　　※ 辐射

　　※ 营养不良

　　※ 缺少运动

　　※ 体重过重或过轻

◦ 子宫问题（子宫内膜异位症、囊肿、肌瘤、瘢痕组织）

◦ 妈妈或外婆孕期服用过己烯雌酚

◦ 她妈妈怀她时曾接触过环境中的毒素

◦ 年龄

◦ 压力

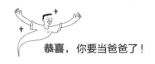

"老来得子"的利弊分析

第一次生育孩子的父母平均年龄在不断增长。现今 35 岁以上生育的母亲人数比 1970 年高出 40%，而 40 岁以上生育的母亲人数要高出 50%。尽管大部分人知道 35 岁以上的女性难以怀孕，而且流产、早产和婴儿先天缺陷的风险也很大，但是我们很少听说"大龄"父亲会对生育产生影响之类的事情发生。

其实，人们认为"老来得子"是很酷的，这是对他的阳刚之气的一次证明。（亚历克·鲍德温、大卫·鲍伊、米克·贾格尔、杰克·尼科尔森、大卫·莱特曼，以及埃里克·克拉普顿都是在 50 多岁的时候当爸爸的。巴勃罗·毕加索、范·莫里森、拉里·金、史蒂夫·马丁和克林特·伊斯特伍德都是在 60 多岁的时候当爸爸的。卓别林是在他 73 岁的时候当爸爸的，胡里奥·伊格莱西亚斯是在他 89 岁的时候当爸爸的。不胜枚举。）虽然老来得子的确是件很酷的事，它证明了男人的阳刚之气，但是有一些你应该注意的风险。概述如下：

- 英国布里斯托尔大学的研究人员发现，男性 24 岁左右时生育能力开始下降。也有研究称 35 或 40 岁时开始下降。但是，无论从什么时候开始，大部分专家都认同这个观点，那就是试图六个月之内受孕的概率，自此之后每年降低 2%。

- 精子数会随着年龄增长而减少，而且"小家伙们"会逐渐失去它们的速度和准确性，也就是说几乎没有精子能与卵子结合，即使到达了卵子所在的地方，也需要较长时间。

- 精子的质量也会下降，就是说，遇到了卵子的精子不太可能会使其受孕。根据法国研究人员斯蒂芬妮·贝洛克的研究，35 岁以上的男性不太可能使其伴侣受孕，40 岁以上的男性更加不太可能。

就算他们的伴侣真的受孕了，孕期流产的风险也会略微增加。

◎ 很多非常罕见的疾病和遗传病与父亲年长有关。例如，研究表明，与30岁以下的男性相比，40岁以上的男性生养的孩子更有可能得精神分裂症、侏儒症、心脏缺陷、面部畸形、自闭症、癫痫和一些儿童期癌症。年老的父亲年龄也与孩子智商较低、乳腺癌得病概率较高、寿命较短有关（对父亲45岁后生养的女儿而言）。

◎ 但是，再说一遍，这些症状都很罕见。而且，父亲的年龄和提高的风险之间的联系不大。但是，美国生殖医学学会还是规定40岁为捐赠精子的年龄上限，很多诊所上限更低。这是你要记住的事。

◎ 随着你的孩子长大，当人们猜测你是孩子的爷爷而不是爸爸时，你可能会不喜欢。

◎ 你的年龄更长之后，一些年轻爸爸能做的事，你在体力上可能吃不消，比如说滑滑板，让孩子骑在你背上，或者只是在地板上爬行，等等。

◎ 另一方面，年长的爸爸也有他的优势。在很多人看来，这些优势可远远比劣势要多得多。一般来说，年长的爸爸经济上更有保障，养家自然不在话下。

◎ 研究表明，年长的爸爸更有可能主动承担照顾孩子的责任，更加积极地融入家庭。

◎ 年长的爸爸可能比年轻爸爸更温暖，更会教育孩子，也更关注孩子。

◎ 年长的爸爸认为自己比年轻小伙子更有耐心、更成熟、更冷静。

◎ 另外还有迹象表明，爸爸年纪大的孩子在学校表现得更好。至少部分原因是因为以上所说。

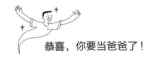
没事似的。真相并非如此。你可能会有以下反应：

- 不舒服、尴尬。那些体检真的会让人很不开心。

- 觉得自己机能不全。我们试图说服自己，尺寸并不重要，但是大部分男性还是想知道自己和别人比起来如何。听到平均精子数每毫升有 5000 万，但是你的精子数只有 1000 万，或是因为其他原因不能让你的伴侣怀孕，作为男人你会深受打击。

- 生气。不孕不育原因在你，你会对自己生气。如果原因在她，你会对她生气。

- 缺乏控制。我们应该是养家者／保护者，能解决所有问题。但是对于不孕不育，我们却无能为力。

- 悲伤、压抑。如果因妻子流产而失去孩子，你为实实在在发生的事情而难过。如果你还没有孩子，你也可能为不能传宗接代当父亲而难过，为由此而造成的未来潜在的损失而悲伤。

- 孤独。不孕夫妻中有很多男性没有可以倾诉的对象，至少他们自己认为没有。你不想和伴侣交谈，因为你知道你应该为她而坚强，你想保护她，你不想让她既要顾着自己，又要顾着你。而且，不孕不育这样敏感又隐私的话题，很难想象能喝着小酒交谈。

- 逃避。因为不孕不育会使自我形象和阳刚之气受到质疑，很多男性都选择远离伴侣，开始花大量时间工作或出去和朋友玩——去一些能自我掌控、因表现出色受到夸奖的地方。

- 内疚。因为不能实现伴侣想要当妈妈的愿望。

- 害怕。伴侣对这件事反应强烈，会暴露她的另一面，这是你从不知道却实实在在存在的一面。你可能会怀疑她对你的爱，不知道你们的关系是否会就此结束。

- 沮丧。曾经用来安慰你的伴侣的方法都失灵了。

- 防护心理。你会惊讶于人们表现出来的麻痹大意——大部分人可能是出于好心。很多人会给你很多有关如何怀孕的建议，有些人会跟你讲有关生育治疗的恐怖故事，你还会听到 15 分钟内怀孕的奇闻轶事。而你会使出浑身解数不让你的另一半听到这些，但是总有一些会传到她的耳朵。

● 性生活频繁。曾经你认为天天做爱就像一个美好的梦。但是在你面对不孕不育的时候，做爱的激情迅速退去，从亲密无间、如胶似漆转变为例行公事，让人不胜其烦。而你又没有人可以倾诉。谁会相信一个抱怨性生活太频繁的男人呢？

应对不孕不育

不孕不育会给你们的关系敲响警钟。但是意识到可能存在的困难，有渡过难关的适当方法，会使整个过程变得不是那么难熬。

● 互相支持。很多时候，你们俩可能会在不同的时候经历不同的事情，但是面对这件事，你们必须互相支持。无论如何，你们都要对彼此有耐心，彼此支持。家人和朋友不可避免地会询问你们什么时候要孩子，你们要统一口径，想出如何应对的办法。其实，除了你和伴侣的关系，不孕不育还会影响你和其他家庭成员以及朋友的关系。理解这件事并认识到你和她是彼此最亲密的盟友很关键。

● 严禁事后猜忌或自责。人们很容易陷入"本应、早该、早可以"这样的怪圈。不错，也许你们就不应该等这么久才成家生子。也许你的伴侣多年前不应该去堕胎。也许你应该很久以前就减肥或戒烟，或诸如此类的事。但是现在你们无能为力，对此自责，或使伴侣自责，完全是浪费时间和精力。

● 学习。向医生询问你能想到的每一个问题，阅读你手头得到的有关每件事情的书籍材料。但是，在使用这些资源之前你最好仔细考虑。因为不孕不育会使很多夫妇陷入绝境，你们会发现很多不乏"有保证的"方案，总觉得这些方案有用，结果钱用完了，情况

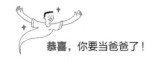

一些有用的术语

生育技术，像其他科学一样，也有它自己的专用术语。下面是一些你可能遇到的最常用术语。

- ART（辅助生育技术），即任何不需要性行为即能怀孕的方法。包括体外受精、供卵、供精、羟基前列腺素脱氢酶、代孕（见下文释义）。

- AI（人工授精——也叫作 IUI，即宫内人工授精）。技术含量最低的辅助生育技术就是直接将精子嵌入女性子宫内。

- 供卵（Donor eggs）。如果你伴侣的卵子不能受孕或是不健康，或者遗传性疾病的风险重大，那么医生就会使用捐卵者的卵子。捐献者的卵子通过体外受精联合胚胎移植技术（IVF）将会和你的或捐赠者的精子结合（俗称体外受精或试管婴儿）。

- 捐精（Donor sperm）。如果你的精子受损或不健康，医生会用他人的精子，而不是你的。捐献者的精子通过体外受精联合胚胎移植技术将会和你伴侣的或捐赠者的卵子结合。

- ICSI（单精子注射治疗/卵胞浆内单精子注射）。和体外受精的过程不一样。体外受精是在实验室把卵子和成千上万个精子放在一起，让它们自行结合。而 ICSI 是指医生或胚胎学家把单精子注入卵子内使其受。只有人工授精失败，并且男性精子数极少，精子运动性极弱，医生才会使用这种昂贵的方法。精子可以通过一般的方法（手淫）或两种特殊方法中的一种来采集，这两种特殊的方法是睾丸取精（TESE）和附睾取精（MESA），这两种方法能将精子直接移出睾丸。体外受精的概率为 75%。卵胞浆内单精子注射使受精有了保证。

- IVA（体外激活）。这是一项新技术，能帮助"原发性卵巢功能不全"或"卵巢储备功能下降"的女性。方法是从体外刺激卵巢产卵，然后把卵子再重新移植到输卵管。

◎ IVF（体外受精，也就是"试管婴儿"）。是指分别将卵子与精子取出后，置于试管或盘子内使其受精。受孕几天后，两到五个看起来（显微镜下）健康的胚胎就会被移植到母体子宫内。

◎ Ovulation（排卵）。一般女性周期开始前 12~14 天内，卵子会从卵巢中排出。卵子会从输卵管进入子宫，在这里等待和精子结合受精。

◎ PGD（胚胎植入前遗传学诊断）。很多胚胎不能植入子宫的主要原因就在于有某种染色体异常。医生通过 PGD 从遗传学角度分析每个胚胎，判断胚胎是否正常（他们能筛查大约 400 种疾病或染色体异常）。因为只有最健康的胚胎才会被植入，它们很有可能导致有效的怀孕，流产或出生缺陷的比例明显降低。

◎ 精液。带有精子的白色黏液（见下文）。精液能保护精子，帮助精子游向卵子。

◎ 精子。含男性 DNA 的细胞，能使卵子受孕。精子都很微小——在一滴精液里就有 3 亿个精子——看起来像蝌蚪，大大的头，长长的尾巴。每毫升精液平均精子数已从 50 年前的约 1 亿个下降到今天的约为 5000 万个。

◎ 代孕。本质上就是子宫出租。如果一位女性完不成怀孕的重任，可能会"委托"另一位女性代劳。有时候，孩子的遗传基因来自于代孕妈妈和委托代孕的爸爸。而在另外一些情况下，代孕妈妈可能和孩子根本就没有遗传关系，仅仅只是生身母亲。而且现在有了试管授精技术，它甚至能让代孕妈妈、遗传妈妈和委托妈妈都不是同一个人。这真的很疯狂。

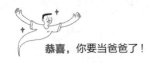

自慰一下

如果你们在一年内不能受孕，产科医生可能会建议生育治疗。第一步——因为这是最容易的——就是做精液分析。实验室会检查许多项目，包括精子数（精液量，精液内每毫升所含的精子数）、精子的形态（尺寸大小、形状、单个精子的外表）、精子的运动性（精子游动的速度、方向）。

采精（用来做分析或是人工授精）的方法有很多，几乎所有的方法都包括手淫。在大多数情况下，手淫在你的伴侣的产科医生的办公室进行。他们可能会留一间房，里面放着几本卷角的破烂黄色书刊（希望书页没有黏在一起），在那里你要通过手淫将精子射进一个干净的收集杯中。不能叫你的伴侣帮忙。记住：不要询问护士能否帮你之类的问题，稍稍幽默一下都不行。尤其是当你的伴侣发现你这样做的话，那就更不可能了。如果你需要其他的视觉刺激，你可以下载一些到你的平板电脑或智能手机里。

如果你不想在医生办公室采集你的精液样本，你可以在家里进行，只是你必须在一个小时之内将新鲜样本送到医院实验室。在家里你就可以有几种选择。你可以自己解决。或者让你的伴侣帮忙，她可以使用任何方法带你进入高潮，然后将样本收集到杯中。或者，你们可以通过性交，在高潮前抽出，把精子射进样本杯，或是性交时使用医生给你的特殊避孕套。

却并没有什么进展。

● 准备成功和失败。在做任何尝试之前，激动是自然的事。如果不成功，你们会感觉悲痛欲绝。一般来说，过程越复杂，费用越高，夫妻就越有压力。

● 开心地玩一玩。留出一些时间去看场电影，一起吃顿晚餐，去健身房锻炼。充分利用治疗之间的时间在车后座上充满激情地狂野做爱。不要让你的整个生活都围绕着治疗转。你必须抽出时间放纵一下自己。

• 设置极限。你愿意尽可能要一个孩子，但是有时间限制吗？有最高预算吗？

• 倾听，讨论，然后更多地倾听。询问伴侣她需要你做什么。告诉她，你需要她做什么。只要倾听。尽管在某种情况下，尽力解决她的问题或许有效，但是现在只会有百害而无一利。

• 远离那些很多人带着孩子出现的地方。当然，这种情况你很有可能无法避免，但是如果你觉得对你的心理健康有益，就不要不好意思拒绝邀请（或食言）。

• 不要多嘴。是否把不孕不育的事告诉大家是你的选择。有些夫妇想保密，有些则觉得说出来更好些。但是有一件事是肯定的：告诉别人不孕不育是谁的"错"绝对没有任何好处。

• 寻求支持。没有经历过不孕不育的人根本不知道不孕不育能给人带来多大的打击。你可以考虑参加互助团，这样你就可以和有同样经历的人联系了。

致 谢

这本书的第一版出版时，我还是一名初出茅庐的年轻作者，我没有想到这本书会受到读者如此的喜爱，也没有想到它会彻底改变我的生活。我也不知道多少人花费心血才最终促成了这本书的问世。事实上，有太多太多的人需要感谢，一一致谢似乎又不太可能，但我还是想竭力在此表达我的感激之情！安德里亚·亚当（Andrea Adam）阅读了所有初稿，一直给予我鼓励与帮助，在打磨我的想法时，她还加了一点自己的观点。大卫·科恩（David Cohen）、杰基·尼德曼（Jackie Needleman）、麦特（Matt）和珍妮斯·泰宁（Janice Tannin）等也通过提供故事、菜谱、建议和友情为第一版做出了贡献。杰出的研究助理克里·施瓦布（Keri Schwab）和梅根·李（Megan Lee），帮助我做出了一些非常棒的研究。注册理财规划师乔·皮兹尔（Joe Pitzl）（pitzlfinancial.com）和杰基·梅祖尔（Jackie Mazur）（guidemyfinances.com）对经济预算的有关章节进行了审阅，并提出了一些宝贵的建议。

在以前的版本中，在DrSpock.com的团队，特别是马乔里·格林菲尔德医学博士（Marjorie Greenfield，M.D.），审阅了和医学有关的一切章节。后面的版本，我有了一个医学审查委员会，就像是一个产科医生和生育专家库：埃兰·西姆克斯（Elan Simckes）、索尔·斯壮默（Saul Stromer）、苏珊·沃赫斯（Susan Warhus）、索

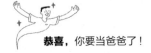

尔·魏因雷布（Saul Weinreb），尤其是莉萨·兰金（Lissa Rankin）。所有人都花了时间——很多很多时间——不仅核查了所有章节，同时也提供了他们独到的见解、智慧和故事。

幕后，我得到了阿布维尔出版社的鲍勃·艾布拉姆斯（Bob Abrams）和辛西娅·万斯·艾布拉姆斯（Cynthia Vance Abrams）的大力支持，他们的帮助，使我从一名涉世不深的作者成长为畅销书系的作者。杰基·狄克特（Jackie Decter）编辑了第一版，纠正了我的错误，在保持原文意思不变的情况下，对我的描述进行了润饰。苏珊·科斯特洛（Susan Costello）接过她的指挥棒，做了同样熟练的工作，帮我一如既往走在正轨上，然后没有停歇又开始了这一版的编辑润饰工作。西莉亚·富勒（Celia Fuller）、米莎·贝莱特斯基（Misha Beletsky）、艾达·罗德里格斯（Ada Rodriguez）是本书精心设计的幕后推手。妮科尔·兰克托特（Nicole Lanctot）认真协调诸多事宜。路易斯·库尔茨（Louise Kurtz）熟练地负责书籍的制作。纳丁·温斯（Nadine Winns）设法使我们的读者感到满意。吉姆·莱文（Jim Levine）（lgrliterary.com）和阿瑞艾娜·埃克斯塔特（Arielle Eckstut）（www.thebookdoctors.com）从一开始就在促成我和詹妮弗的联系，终于使整件事成为可能。从那时开始，梅利莎·罗兰德（Melissa Rowland）和迈克·科西亚（Miek Coccia）就一直在直接负责文书工作（你无法想象工作量之巨大）。当然，也要谢谢我的父母，他们问过我"想过专心写作会对你的职业发展有什么影响吗？"这个问题之后，就不辞辛劳地给予我支持。

但即使有这样的帮助，如果没有成千上万的准爸、奶爸和新妈妈们的建议、评论、抱怨（通常是有助益的），以及他们所提供的趣闻轶事，这本书不会有今天。最后特别感谢很多很多的爸爸审阅有关章节，提出许多宝贵建议。这些爸爸中包括威特·荷尼（Whit Honea）（@ whithonea；www. Whithonea.com）、克里斯·格雷迪

（Chris Grady）（@Lunarbaboon；www. Lunarbaboon.com）、"Blogness"
的乔尔·威利斯（Joel Willis）（tallsprout.com），特别是帕特·雅各布斯
（Pat Jacobs）（@justadad247；justadad247.com）。

阿明·布洛特

Armin A. Brott

图书在版编目（CIP）数据

恭喜，你要当爸爸了！／（美）阿明·布洛特,（美）詹妮弗·阿什著；王卫群译.
— 北京：北京联合出版公司，2019.2
ISBN 978-7-5596-2755-1

Ⅰ.①恭… Ⅱ.①阿… ②詹… ③王… Ⅲ.①妊娠期—妇幼保健—基本知识
Ⅳ.① R715.3

中国版本图书馆 CIP 数据核字（2018）第 243805 号

THE EXPECTANT FATHER : THE ULTIMATE GUIDE FOR DADS-TO-BE
（FOURTH EDITION）By ARMIN A. BROTT AND JENNIFER ASH
Text copyright © 2015，2010，2001，1995 Jennifer Ash and Armin A. Brott.
This edition arranged with ABBEVILLE PRESS，INC.，
Through BIG APPLE AGENCY，INC.，LABUAN，MALAYSLA.
Simplified Chinese translation copyright:
2018 Beijing Green Beans Book Co，Ltd.
All rights reserved.

北京市版权局著作权合同登记图字: 01-2018-8720

恭喜，你要当爸爸了！

总 策 划: 苏 元
责任编辑: 张 萌
特约编辑: 陈朝阳
装帧设计: 主语设计

北京联合出版公司出版
（北京市西城区德外大街 83 号楼 9 层 100088）
北京联合天畅文化传播公司发行
河北鹏润印刷有限公司印刷 新华书店经销
字数 260 千字 787mm×1092mm 1/16 22.75 印张
2019 年 2 月第 1 版 2019 年 2 月第 1 次印刷
ISBN 978-7-5596-2755-1
定价: 48.80 元